李時珍的中草藥筆記

中卷

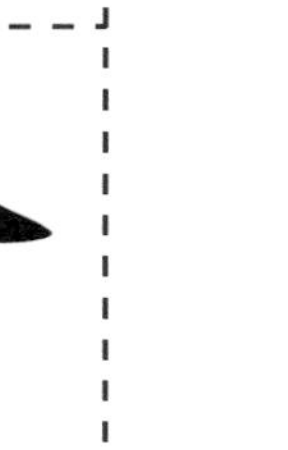

前言

中醫學是一門探究病因、研究病理以及治療疾病的學科。中醫學最早應用可追溯到原始社會；春秋戰國時，中醫學理論已初步形成。我們的祖先在外出尋找食物和狩獵時，食用或不經意間接觸了許多動物、植物。這些動物、植物有些會致人死亡或令人身體虛弱，祖先們經過長期的積累，學會了辨別、選擇無毒的動物、植物。

中醫學將人的身體看作是以形、氣、神為統一的整體，在陰陽五行的基礎上，通過四診法，即望、聞、問、切來診斷人體的疾病。人體內五臟六腑、氣血、關節經絡、津液的變化，邪正消長都會引發不同的問題，而治療人體疾病，則可使用食療、推拿、拔罐、中藥、針灸、按摩、氣功等方法。中醫預防與治療疾病，則主要採用天然的植物、動物、礦物藥材。這些流傳至今的疾病理論、治療手段、草藥用法，融匯了中華傳統的儒、佛、道文化，散佈於各族人民生活的土地上，不但是中華民族歷代人民的智慧與創造，從未斷絕地挽救著無數人的生命，也是祖先留給我們的寶貴遺產，需要子孫後代守護與繼承。

第一部中醫學專著《黃帝內經》的誕生，迄今已有兩千多年。歷代醫家學者開拓實踐、潛心著述，使得中醫學理論與實踐知識得到不斷地豐富和完善。明代醫藥學家李時珍，不僅是一位醫術高明的大夫，更心繫後世，用畢生精力撰寫了醫藥巨著——《本草綱目》。

《本草綱目》一書，集歷代前人藥學成就之大成，不僅考正了過去本草學中的若干錯誤，綜合了大量科學資料，更提出了較科學的藥物分類方法，融入了先進的生物進化思想，並反映了豐富的臨床實踐，被譽為「十六世紀的中國百科全書」。如何讓這誕生於十六世紀的醫藥典籍，能在二十一世紀的今天，進入更多人的視野，被更大範圍地應用，發揮其價值，極其值得思考。此時，經過精心籌畫和認真撰寫的，以《本草綱目》為藍本的《李時珍的中草藥筆記》系列叢書便應運而生。

本叢書所選的草藥均為《本草綱目》草部中所記載的藥物，書中主要的角色則借用了《本草綱目》的作者李時珍與其弟子龐憲的身份。參考眾多歷史記載與時人筆記語錄，書中的李時珍既是一位慈悲為懷、一心向醫、不畏艱難的濟世仁醫，同時又是一位謹慎細緻、慈愛體貼的慈父孝子，也是一位因材施教、寓教於樂的良師益友；而小徒弟龐憲則是一個乖巧有禮、聰明伶俐、潛心醫道，又有些粗心、莽撞、不拘小節的機靈小不點。

整套書以李時珍與徒弟龐憲對話的形式為主，生動再現了師徒倆採藥、認藥、製藥、看診、療病等過程。在師徒倆的日常生活中，穿插以《本草綱目》等經典醫籍中列舉的真實病例為原型而塑造的各色人物，描繪生動的故事，在故事中融匯草藥的形態特徵、生長境況、辨認方法、製作方式、用法用量等知識，藥方可從《神農本草經》、《傷寒雜病論》、《金匱要略》、《本草經注》、《本草綱目》等醫藥典籍中找到來源。每一味草藥講述一個小故事，每一個故事都散發著芬芳的藥香。

二〇一八年是偉大的醫藥學家李時珍誕辰五百周年，為了傳承中醫藥學這一具有悠久歷史的傳統文化，也為了更好地繼承李時珍以畢生精力為當世及後人造福的不朽財富，我們精心撰寫了這套書，期望可以為中醫藥學的重放光芒，為中醫學的推廣與普及，貢獻微薄之力。

我們在撰寫的過程中，參考了大量的醫藥典籍，並聘請中醫藥界資深的專業人士作為顧問，為全書把關。但疏漏不妥之處仍在所難免，我們也期望得到廣大讀者的指正，更期望與讀者進行中醫學知識上的探討。

《李時珍的中草藥筆記》編輯團隊

於北京

團隊成員（按姓氏筆劃排序）

于亞南、馬　華、馬丹丹、仇笑文、王　丹、王　俊、王　策、王小丹、王憶萍、王麗梅、王建民、王郁松、鄧西安、鄧麗麗、馮　倩、盧　月、盧維晨、白峻偉、任智標、劉　凱、劉　祥、劉衛華、劉士勳、劉雲生、劉偉翰、劉金玲、呂鳳濤、呂秀芳、孫　玉、孫瑗琨、齊　菲、佘海文、冷豔燕、吳　晉、宋　偉、張　坤、張　榮、張　琳、張廣偉、張月丹、張漢宜、張新利、李　妍、李　惠、李　翔、李小儒、李興華、李建軍、李桂方、李斯瑤、杜　宇、楊冬華、蘆　軍、蘇曉廷、連亞坤、鄒　江、鄒智峰、單偉超、周重建、林　恒、姜燕妮、戰偉超、段其民、趙白宇、趙梅紅、趙博宇、徐　娜、徐莎莎、耿赫兵、高　穩、高洪波、高楠楠、商　寧、矯清楠、龔晶于、董　萍、蔣紅濤、蔣思琪、竇博文、路　臻、廖秀軍、翟文慧、譚　娟、衡仕美、戴　軍、戴　峰、戴麗娜、戴曉波、鞠玲霞、魏麗軍、魏獻波

目錄

人物介紹

李時珍

明朝蘄州人，醫者仁心，時常幫助鄰里用隨手能取得的草藥，解決大小病痛，疑難雜症藥到病除。是中國史上著名的中醫學家、藥學家之一。所著《本草綱目》為本草藥學集大成者，影響後世深遠，與扁鵲、華佗、張仲景並稱中國古代四大名醫。

龐憲

中了毒被李時珍救回一命的小小少年，立志跟隨李時珍學習醫術而拜李時珍為師，是李時珍唯一的弟子。活潑可愛貪玩，對醫術的熱愛卻從未減退，努力學習中藥草理論，跟隨師父一起解決身旁所有人的健康煩惱。

吳氏

李時珍的妻子，龐憲的師娘，擁有一手好廚藝，對龐憲視如己出，溫柔又熱心。

李建元

李時珍的小兒子，自小受到父親而濡目染，對草藥醫學有極大的興趣，在課業學習之餘經常與龐憲一起探討中草藥知識，與龐憲是很好的朋友。

李建中

李時珍的大兒子，父親雖為醫者，但對於行醫沒有興趣，讀書立志考取功名。

中藥的計量單位

一兩≡37.5公克

一錢＝3.75公克

一分＝0.375公克

一厘＝0.0375公克

一斤＝16兩＝0.6公斤＝600公克

十厘為一分，十分為一錢，

十錢為一兩，十六兩為一斤。

※用藥需遵照專業醫師指示。

紫蘇

解鬱散寒的葉子

「哎呀，師父，我不行了、不行了。累死我了……歇會兒、歇會兒……。」龐憲一屁股坐在了地上，喘著粗氣說道。這天天氣好，李時珍便拉著徒弟在院子裡跑步，美其名曰「鍛煉身體」。

「你呀，小小年紀，體力便這般不好，還不如我這個『老年人』。」李時珍笑道。

「師父，您這叫老當益壯，我哪兒能跟您比啊！」龐憲一邊揪著衣衫一邊用手搧著風。

「我小的時候，每次去學堂，都要由縣城東門走到北門，可有錢人家的孩子不是騎著馬去就是乘著轎子。後來呀，我索性就跑著去上學。」李時珍突然回憶起兒時的事情，這應該是龐憲第一次聽他說起往事。

「徒兒還知道您在學堂上學之時就曾救過同學的性命，雖然那時候我還沒出生呢。」龐憲崇拜地望著李時珍，咧嘴笑道。

「對，憲兒什麼都知道，憲兒最厲害了！」李時珍笑道。

「師父，您現在怎麼總像哄小孩一樣跟我說話……。」

龐憲的話還未說完，便被上門看診的人打斷了。來的是一位老婦人，還帶著一個五六歲的男孩。這個男孩面色發黃，身形清瘦，從進門開始便不停地咳嗽。

「李大夫，我這孫兒總是咳嗽，尤其是最近，咳得越來越厲害，看了許多大夫也不見效。」老婦皺著眉頭憂慮地說道。

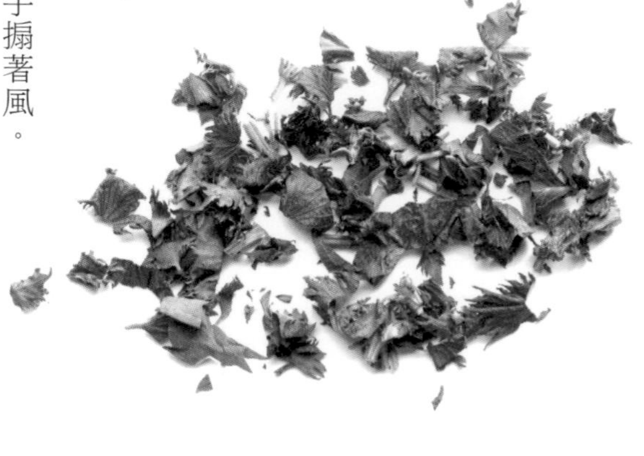

「先請坐。」李時珍伸出手向座位處讓了讓，隨後面向男孩問道，「你叫什麼名字？」

「我叫方拾憶！」男孩用略帶沙啞的聲音輕聲回答道。

「來，拾憶把手放在這裡，可不能亂動哦！」李時珍指著脈枕說道。

「大夫，憶兒這病要不要緊？還能治得好嗎？」老婦急切地問道。

李時珍微笑道：「不要緊的。這孩子脈搏較弱，舌苔薄且白，我聽他聲音微弱無力，且略帶沙啞，這是咳逆之症，也便是氣逆引起的咳嗽，久咳會傷及肺部，因此導致肺氣不足。治療此病需用一錢蘇子、一兩去皮去尖的杏仁，將其二者研磨成末，用溫水服下，每次服用一錢即可。」

「師父，這蘇子到底是什麼？我先前常在藥方中見到此藥。」龐憲緊接著問道。

「蘇子是紫蘇的成熟果實。紫蘇是一種直立的草本植物，並能散發香氣。它的莖有紫色和綠色兩種之分，並具四槽，且分枝較多，它最高能長至兩米。葉片有圓形以及闊卵形之分，葉子全為紫色或全為綠色，或

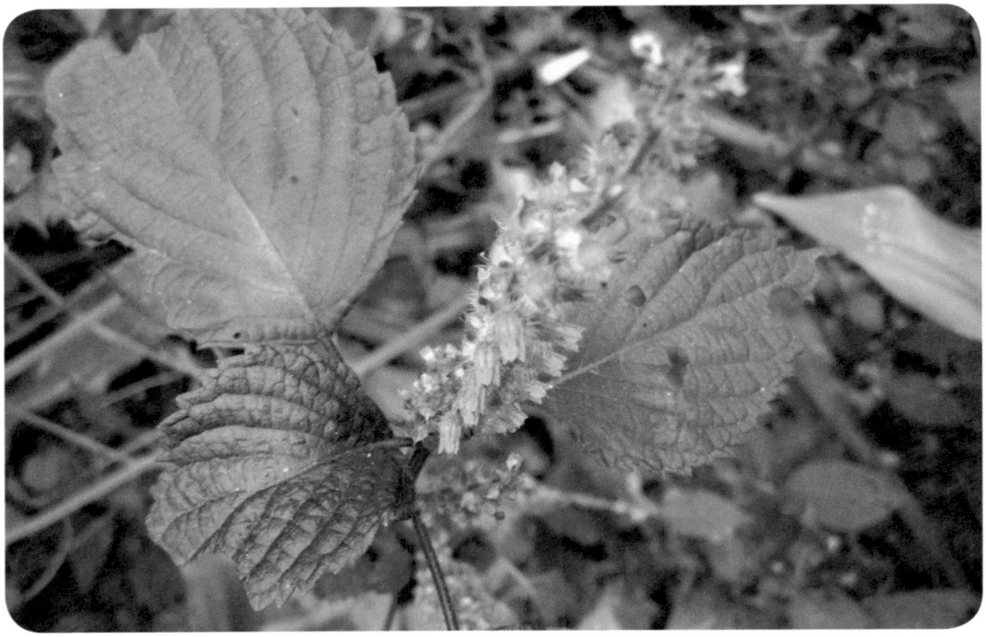

上綠下紫，其有膜質與草質之分，葉柄較長。紫蘇在每年八到十月開花，花朵生於頂端和葉腋，並全部聚集成總狀花序；其顏色為白色或粉色至紫色；花萼為鐘形；苞片為圓形或寬卵圓形。紫蘇的堅果為灰褐色的近球形，其上生有網狀紋路。」李時珍為徒弟解答道。

「那紫蘇有何藥性呢？是不是只有成熟果實可以入藥呀？」龐憲轉動小腦袋繼續向李時珍提問。

李時珍送了病人出門，回來便繼續向徒弟講解道：「紫蘇的葉、莖、果實均可入藥。我們常說的紫蘇通常指蘇葉。紫蘇性溫，味辛，它具有行氣寬中、解鬱、散表寒之效，對於脾胃氣滯、久咳、惡寒、腹痛、嘔吐等極為有效。而蘇子與白芥子、痲子仁、蘿蔔子等藥材相配伍，還可治療風寒濕痹、便秘、腳氣等症。」

「這紫蘇入藥是沒有禁忌的吧？」龐憲繼續問道。

「非也。《本草逢原》一書中說道，『性主疏泄，氣虛久嗽、陰虛喘逆、脾虛便滑者皆不可用』。」李時珍耐心解釋道。

「原來如此，這下徒兒明白了！」龐憲開心地說道。

止咳逆之症的蘇子藥方

對症 氣逆引起的咳嗽。

藥材 蘇子一錢、去皮去尖的杏仁一兩。

用法 將兩味藥研磨成末，用溫水服下，每次服用一錢即可。

菊

應對氣候變換的「大家族」

秋高氣爽，趁著這好時節，李時珍決定帶徒弟去外頭認識草藥，順便再採一些藥房裡常用的草藥回來。這一來一回，便要花上好幾天時間。

如此一來，家裡這大大小小的事便落在了李師母身上。也許是一連忙碌了幾日，又趕在這季節變換之時，師母竟也咳嗽了兩日。師母只覺得是小病，倒是不放在心上，小建元卻頗為不滿：「爹爹和憲哥哥出去玩了好幾日，也不帶上我！如今娘親都病了，還不見回來，哼！」看李時珍出去不帶上自己，小建元本就有情緒，現在母親病了，他頓時更加不開心。

「那日上課，先生給你留下的問題你可想明白了？你若在家能勤背些書，我便讓你爹爹下次也帶上你。」李師母看到小建元生悶氣的樣子，覺得既好笑又可愛，便笑著安慰他道。

「是不是元兒又在偷懶了？」正說著呢，李時珍和龐憲便回來了。李時珍背後還揹著一個背簍，裡頭滿滿當當的全是草藥。

「爹爹，您可回來了！」小建元看到爹爹回來，心裡止不住地高興，小跑著到爹爹身邊，又生氣地鼓著小臉道，「您可不知，娘親這幾日都忙病了。」

「你別聽元兒亂說，病倒是沒有，只是這兩日有些咳嗽罷了。」李師母不想李時珍擔心，口吻輕鬆地說。可李時珍一聽建元這麼說，連背上的背簍都顧不得放下，便急忙給妻子把脈。

「哎，瞧你急的，倒是把草藥先放下呀！」李師母一邊說著，一邊替李時珍把背簍取下來，安慰道，

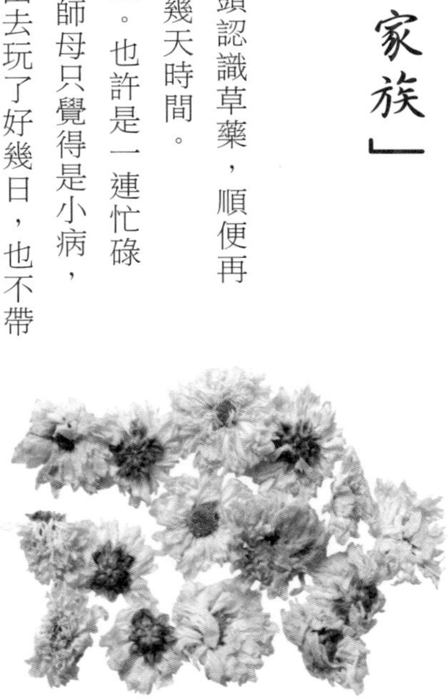

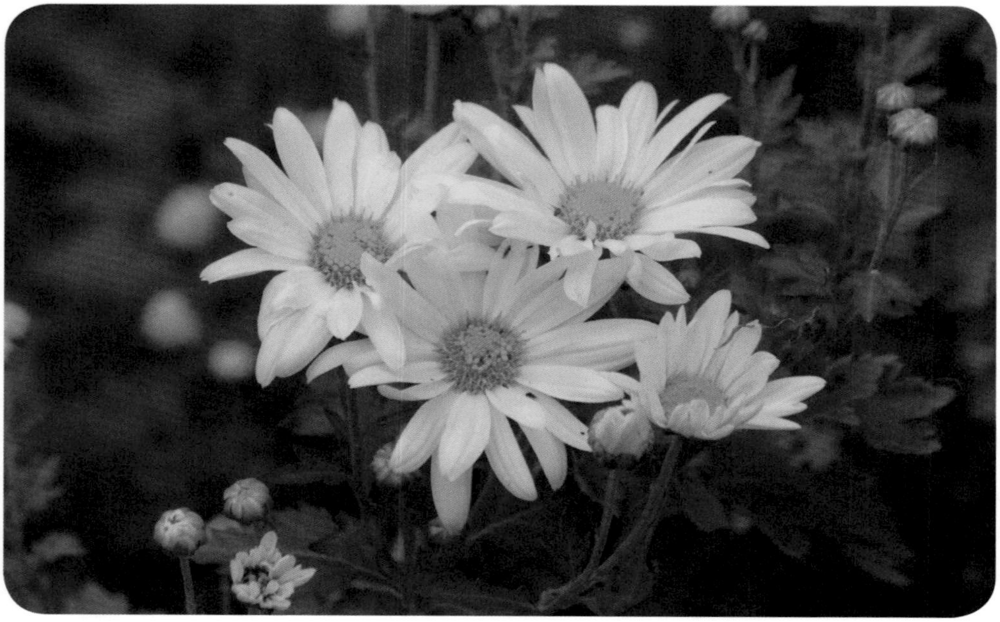

「我沒事，就是這天氣變幻無常。這秋季呀，忽冷忽熱的，叫人好不適應。」

「沒錯，夫人倒是說對了，你這咳嗽的確是由天氣引起的。人體有五臟，其中數肺臟最為嬌氣，秋季天氣多變，加上氣候乾燥，肺臟最容易受到病邪侵襲，從而引起肺功能失調，你這咳嗽便是因此而來。」李時珍此時對妻子的咳嗽已經清楚了七八分，懸著的心便也放下了。

「師父，那師母這咳嗽，應該要怎麼治呀？您倒是快些說。」龐憲在一旁聽著，看上去比李時珍還要著急。

李時珍拿起藥框，對徒弟道：「憲兒莫急，你可還記得昨日我們採的草藥裡，有菊這一味草藥？只需取上十克菊花，再加上桑葉、枇杷各五克，再研磨成粗末，用沸水沖飲即可。」

「我知道、我知道。」一旁的建元聽到菊這個字，便搶著發言道，「菊乃多年生草本植物。菊為大類，下又可分為許多種類。這些不同類型的菊花，長勢外觀不盡相同，又有許多不同的稱呼，就拿這杭白菊來說，」建元頓了頓，又接著說，「杭白菊，便是我們常說的甘菊，有大白菊和小白菊之分。小白菊植株莖梗較為纖細，匍匐生長，其花瓣短而厚實。那大白菊株型較為直立，莖幹十分粗壯，分枝較少，花型大。這杭白菊還可按等級分為三類，即為特級、一級和二級。特級的花形完整，花瓣十分厚實，其花朵大小也均勻。一般情況下，菊可沖水飲。特級杭白菊入水後花瓣呈玉白色，而花蕊卻為深黃色。一級杭白菊花型自然比不上特級的。不過好在其花型也算完整，花瓣厚實，花朵大小不如特級均勻，入水泡開後，花瓣白而花蕊黃，只是較特級的淺淡些。至於二級杭白菊，其花朵大小也不盡均勻，入水泡開後花瓣為灰白色，花蕊淺黃，與特級杭白菊的顏色區別較大。」

「不錯，菊確實是沖飲的好物。它可與多種花、茶一起泡水飲用，很是方便。譬如與少許金銀花、茉莉花一起泡水作茶飲，不僅有清熱解毒、降火的功效，還可防治風熱感冒，對咽喉腫痛者也有一定作用。」李時珍補充道。

「爹爹，我記得書裡還提到，這菊花入水後，還可加入蜂蜜一起飲用，有養肝明目、清心健腦、潤腸等功效，我可記得真切？」建元仰頭問父親道。

「不錯，看來元兒這幾日沒有偷懶，倒是有好好背書。」李時珍點頭肯定道。

建元聽父親這麼說，小心翼翼地提道：「那……下回你和憲哥哥出去採藥，帶上我好不好？」

「好！原來你惦記著這個呢！」李時珍摸著兒子的頭，笑道，「走，你按我方才說的，先去給你娘親沖上這一飲，下回啊，便讓你跟著。」李時珍話還沒說完，建元已往那藥房方向跑得不見人影了。

「這孩子！」屋中三人相視而笑，也往裡頭走去了。

對應氣候變換的菊花藥茶

對症

秋季天氣多變、氣候乾燥，肺臟最受到病邪侵襲，從而引起的肺功能失調、咳嗽。

藥材

菊花十克，上桑葉、枇杷各五克。

用法

將三味藥研磨成粗末，用沸水沖飲即可。

野菊

能克疔瘡的野花

近來，龐憲總是悶悶不樂，挑揀藥材時也常出神。李時珍看在眼裡，心裡想著莫非這孩子有什麼心事？手頭的活剛忙完，他便把龐憲喚來。

「憲兒，你這幾日總是出神，莫不是有什麼事情？說給為師聽聽。」李時珍把龐憲拉到自己身旁，順手接過龐憲手中的藥材。

「師父，我有一個好友，我前幾日去他家找他玩，他竟然不理我了。我心想莫非是我做錯了什麼事？可思來想去，又好像沒發生什麼呀。前幾日我倆還一起放風箏來著……。」龐憲眼眶微微泛紅，說著說著便低下了頭。

原來是以為自己被好朋友拋棄了！李時珍看到徒弟的反應，滿是心疼，「你們倆前幾日一起放風箏時，他可曾有什麼異樣？」李時珍關心地問道。

「沒有呀，我們還和往常一樣。」也許是出於醫者的直覺，李時珍接著又問道，「那他身體可有什麼不同，你是否注意到了？」

龐憲想也沒想便說道：「沒有……。」頓了頓，他又想起了什麼，「要說有什麼不同，那日他臉上好似泛著幾個紅點點，我還與他開玩笑來著。他倒是不在意，說過幾日就好了。」

「紅點點……說說，是何情況。」李時珍似乎發現了問題的所在，要龐憲繼續說下去。

「我想想……似乎是呈錐形，微隆起……其他的我是再也想不起來了。」龐憲撓撓頭，看樣子也是真的想不起別的了。李時珍聽完，心裡已經大概明白了，但仍需再確定一下，於是對龐憲說道：「憲兒，我們不

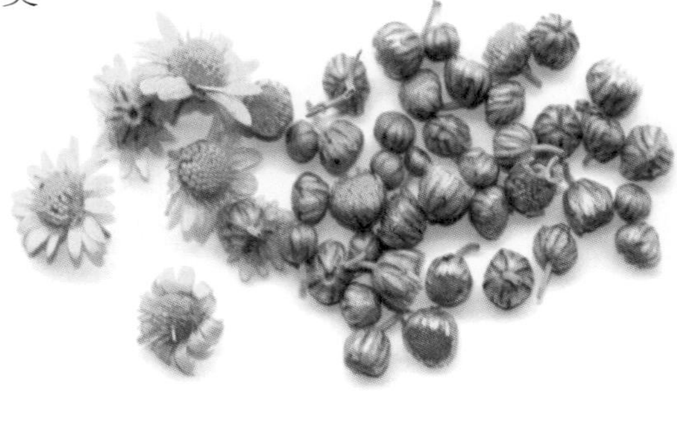

妨去探望你這個朋友。若我沒料錯，你這朋友大概是長了疔瘡，加上處理不及時，紅腫範圍便擴大了。」

龐憲立刻拍著腿站了起來：「師父您這麼一說，我倒是想起來了。那日我去找他，他躲在房裡不出來，我隱隱聽到他娘親好似說到疔瘡二字。原來如此！我顧著傷心，倒沒去細想這方面的原因。想來也是，他平時十分懶散，定然沒有及時去處理這些小紅點。但他又好面子，肯定是紅腫多了才不願見我。師父您快說說，這要如何治才好。」

李時珍看到小徒弟終於解開了心結，心裡很是歡喜，道：「這倒也簡單！你記得那日我們去採的野菊嗎？取少許，加上黃糖搗爛，敷於患處即可。」

「您說得可是那長得與菊花一般無二的野菊？它們大多不足一米高，莖基部常常呈匍匐狀，上部有分枝，不僅有棱角還有些白色的細柔毛。聞著有香氣。每節上只生有一葉，且多數呈卵形。細看時，會發現那葉片邊緣還有鋸齒。深綠色葉片表面有著細柔毛，但其背面的毛卻更為多些。週邊是淡黃色的舌狀花。其花冠為硫黃色，非常好看。」龐憲對師父描述了一遍野菊的特徵。

李時珍點點頭，道：「不錯，但它與菊花卻又大不

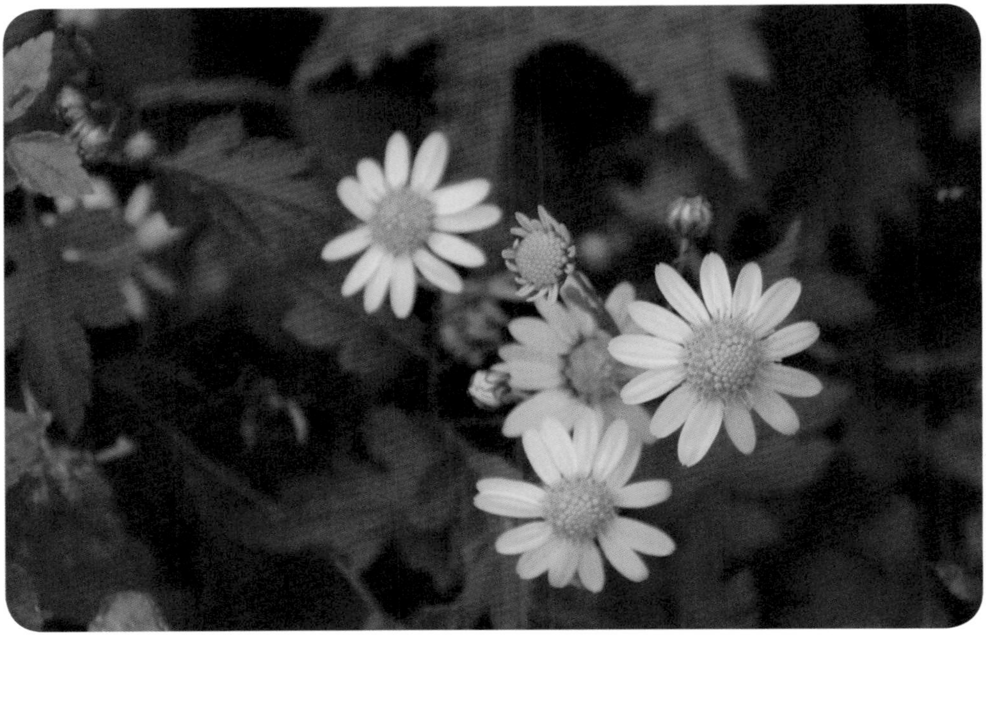

同，且有紅色與白色之分。它有著極高的藥用價值。譬如對治療方才所提的疔瘡便十分有用。因面部皮膚的汗腺十分豐富，且長期暴露於空氣中，易招致細菌等，並能引發一些炎症。而疔瘡便是其中的一種。野菊具有抗感染的功效，對皮膚之感染性紅腫十分有效，除加黃糖搗爛外，還可與酒一同煎煮，熱服取汗，再以渣敷患處即可。你的這個朋友，必是疔瘡不及時處理才導致病情加重的。」

「除此之外，它可還能用在別處？」龐憲斜著小腦袋，一幅意猶未盡的樣子，心中還在細細回味剛才師父說的話。

「《陸川本草》中提到『清熱解毒。治溫熱頭痛，赤眼，痢疾』。可見，野菊還有清熱去火之功效，可治頭目眩昏，痢疾等。也可治蛇咬，梅瘡。此外，它對治療咽喉腫痛也有一定作用，」李時珍頓了頓，接著道，「平日裡還可以用來泡茶，炎炎夏日裡喝上這麼一杯野菊茶，也是一番享受。」

「沒想到平日裡看上去默默無聞的野菊，竟有這麼大的用處！若服上這茶，相信不出幾日，他的紅腫即可消退了。」龐憲高興地說道。

「他若確實是這些個症狀，就好辦。你不妨取些野菊給他送去。切記用法和用量！」李時珍叮囑道。

「是，我這就去做。」龐憲話沒說完，人就不見了。看到鬱鬱多日的小徒弟終於綻開了笑顏，李時珍也歡喜起來。

蓍

全身均為寶的「占卜草」

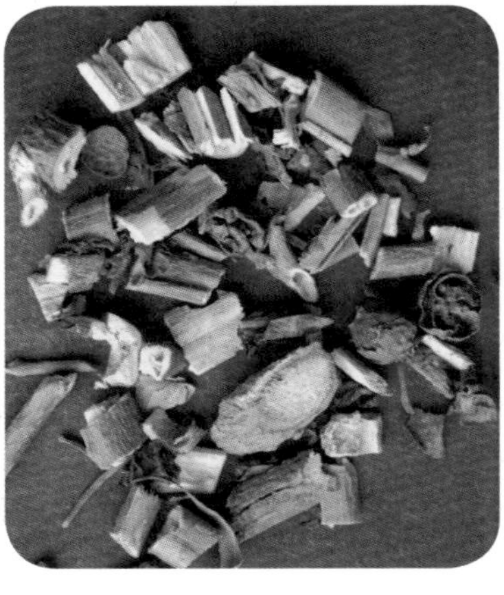

「師父、師父，快，您快過來瞧瞧！」

李時珍放下手中的書，就見龐憲急匆匆地向自己跑來，「何事？莫慌，你且慢慢說來。」

因為跑得太急，龐憲氣喘吁吁，道：「門口有一位老伯伯，雙手環抱著腹部半蹲著，神情看上去很是痛苦。」

「有這回事？快帶我去看看！」說話間，兩人已往外走去。

龐憲領著師父走到藥堂外的巷子口，那裡有一位老人家，黝黑的皮膚和臉上深深的皺紋讓他看上去十分蒼老。老大爺身旁還擱著兩個籮筐，裡頭是一些新鮮蔬果，看樣子他原來是要去趕集。

此時，老大爺蹲在牆角，身體蜷縮成一團，雙手緊捂著胃部，滿臉痛苦之色。李時珍一看這症狀，趕緊給老人家把脈，並很快就有了答案——老大爺這是胃病。

「大爺，你這是胃病犯了吧？」然後，李時珍吩咐龐憲搬把椅子過來。

恰好這時建元放學回家，看到父親和龐憲的身影，立刻走上前去，問道：「爹爹，這是發生了何事？」

「元兒你來得正好，現在，你去藥房取一至三錢蓍草，煎成湯後端過來。」建元一聽，趕緊衝向藥房。

「師父，蓍可是那常作占卜之用的蓍草？」龐憲聽到師父的吩咐，頓時被勾起了好奇心。

「看來憲兒懂的還真不少，連占卜用的草都曉得。那你可能說出它長什麼樣，有何功效？」李時珍一邊攙扶著老大爺坐下，一邊考察徒弟的草藥知識。

「這……待我想想，我前兩日還在書上看到來著。」龐憲撓了撓頭，眉頭緊皺，陷入了思考。

「小娃娃，讓我告訴你。」老大爺臉上的表情稍緩和了些，對師徒倆的話也饒有興趣，便主動為龐憲解答道，「蓍草為多年生草本，其高度不一，通常半米到一米高。其根狀莖非常短小，莖卻直立得很，細細看會發現，上面竟還生有細柔毛。蓍的葉子為條狀披針形，無葉柄。頭狀花序數量眾多，卻不大，它們聚集呈傘房狀；總苞是鐘狀的，可分為棕色或黃白色；總苞片有三層，為寬披針形，但邊緣的葉表皮較為寡薄。管狀花與舌狀花都是白色的，其中舌片呈卵圓形，頂端有三小齒。再來說那花藥，其基部鈍，頂端附片呈披針形，看上去特別得很。」老大爺一口氣說了這麼多，似乎也是一個癡迷藥學之人。說起草藥，他的病痛看起來似乎都好了許多。

李時珍認真聽完，又補充道：「《本經》中有言，『益氣充肌膚，明目聰慧先知。久服不饑不老輕身』，說的便是這蓍草。要知道，蓍可是寶物，它除了能緩解這胃痛外，還能解毒消腫，活血止痛。在野外如若遇毒蛇咬傷的情況，也不必驚慌，蓍在此處能派上大用場。」

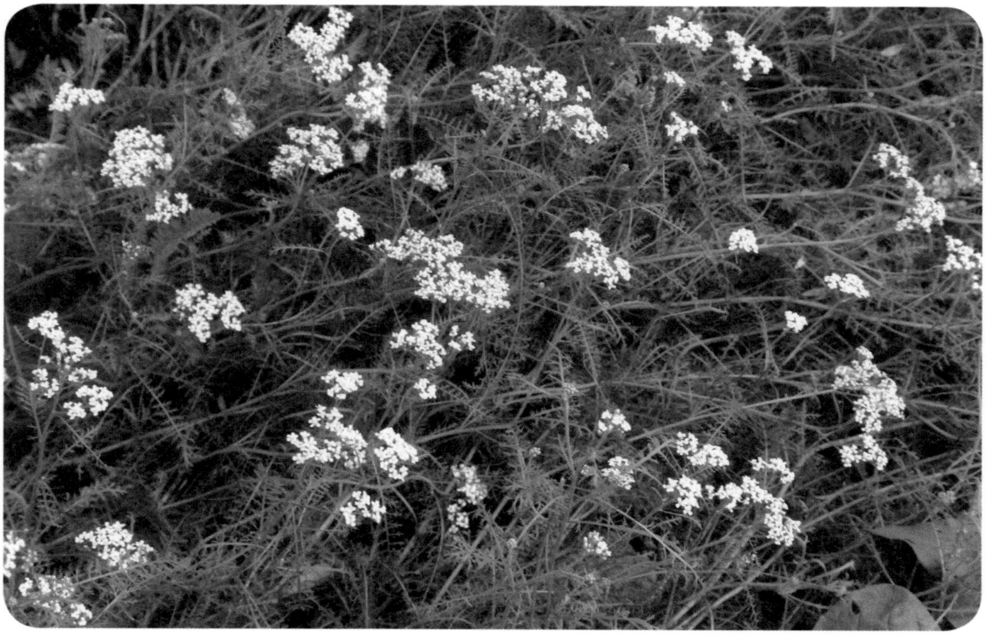

陰雨天氣，家中老人若有風濕痹痛之症，備上蓍草可供不時之需。蓍草全草均可入藥。其果實雖味苦，卻是性平之物，有著益氣明目之功效。若有視物昏花之症，便可用此物。蓍除了煎成藥湯，還可入丸、散。此外，其莖、葉還可以用來製作香料。」李時珍說完，看了一眼老大爺，便跟徒弟說，「方才老伯說得不錯，憲兒這下可記清楚了？」

「不敢不敢，我不過是久病成醫罷了。」老大爺謙虛道。

「憲兒，你去看看元兒的藥煎得如何了，也好認認這草藥。」李時珍吩咐道。

龐憲應了聲「是」，拔腿就往藥房跑去。沒想到一個普普通通的老大爺竟然這麼清楚藥草的特性，反觀自己，跟著師父學了這麼久，卻連蓍草的樣子都認不得。龐憲越想越羞愧，便在心裡暗下決心，要加倍努力學習。

艾

婦科疾病的救星

端午時節，家家戶戶掛起了艾葉，艾葉獨特的香氣縈繞著整條街。李時珍遠遠地便聽到龐憲的叫聲：「師父、師父，您看，大家都掛上艾葉了！我們也要掛上啦，我們還要做艾人，好驅除妖魔呢。」

李時珍無奈地搖搖頭，笑著說：「比起妖魔鬼怪啊，我們更應該先驅除一下『小妖』。憲兒可是忘了艾葉有驅蚊蠅、蟲蟻，淨化空氣的作用？」

龐憲一邊將手上的艾葉懸於門楣上，一邊道：「師父，我當然沒忘！我還知道它有順氣血、暖子宮和驅寒濕的作用呢。」

龐憲搬著梯子來到院門口，李時珍將艾葉遞給徒弟，看他把艾葉掛上牆，隨口便問道：「憲兒，你可有仔細觀察過艾葉？」

龐憲指著手中的艾葉，迫不及待地回答道：「當然當然！艾葉又名艾蒿，師父你看，艾的莖呈圓柱狀，上附縱棱，還分佈有互生的枝、葉或葉基。再看看其上部，帶有密密麻麻的柔毛。多為灰綠色或深黃色。艾葉的兩面也都帶有柔毛，展開後的葉片呈卵狀橢圓形。除了這些，我還知道艾也是會開花結果的！花、果期一般在九到十月，在夏季花未開時採摘最為適宜。它的花又分雌花與兩性花，是紫色的！聞起來，氣清香，味略苦。在成熟的花序裡，我們還能找到呈倒卵形的瘦果呢！」

李時珍聽了，欣慰地笑著：「憲兒說得沒錯，看來你觀察得很用心嘛！」

師徒倆正有說有笑，李師母從內屋端著粽子走出來：「憲兒，先下來，和師父過來吃粽子吧！」

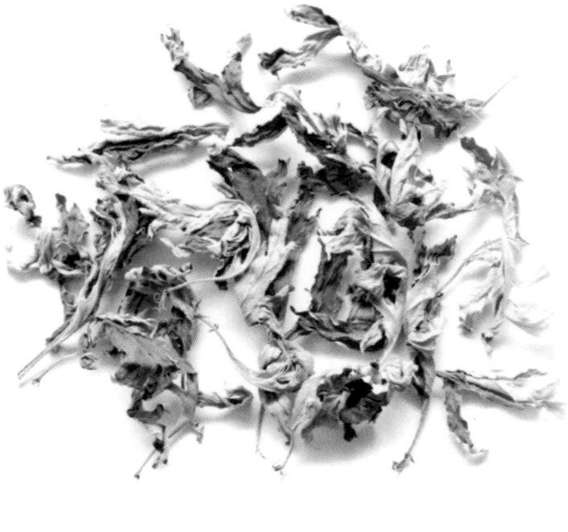

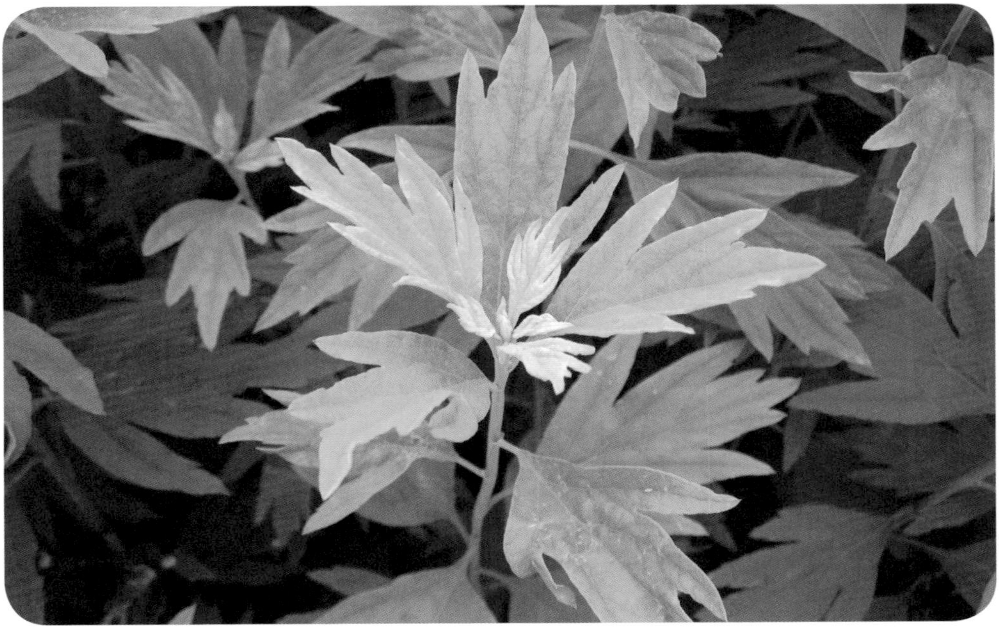

但比粽子更吸引龐憲注意力的卻是師母脖子上佩戴的虎形艾葉，龐憲稱讚道：「師母，您脖子上掛的飾品真好看。」

吳氏莞爾一笑：「這是用艾葉裁剪成小虎狀的小飾品。師母也為你做一個吧，辟邪求吉利呢。」

龐憲高興壞了，連忙謝謝師母。

這時，外面傳來一陣鼓聲和歡呼聲。

「想必是賽龍舟開始了，師母同我一起去瞧瞧吧。」龐憲開心地拉著師母往河邊走。

只見兩隊龍舟上坐滿了拿著划槳的人，蓄勢待發，站在岸邊的大漢腰間綁著紅帶，正賣力地打著鼓，圍觀群眾正興致勃勃地猜測哪個隊會贏。龐憲奮力擠進去才看清楚河面情況，也忍不住喊叫起來。正當大家都沉浸在這場比賽中時，旁邊的師母突然感到小腹一陣不適，緊接著一陣絞痛讓她臉色蒼白，龐憲一看情況不對，連忙把師母送回去。

李時珍一看妻子臉色蒼白，擔心地皺起眉：「夫人是來月事了嗎？」

吳氏點點頭，強擠出笑說：「沒事，不要太擔心。」

「下次夫人來潮前我先用艾灸為夫人調理一下吧。」李時珍還是很不放心。

龐憲好奇地問道：「師父，艾灸要如何治療啊？」

於是，李時珍將過程詳細講給龐憲聽。

「嗯，師父，我在《本草從新》中看到說『艾葉苦辛，生溫熟熱，純陽之性，能回垂絕之亡陽，通十二經，走三陰，理氣血，逐寒濕，暖子宮，止諸血，溫中開鬱，調經安胎，……以之艾火，能透諸經而除百病之說』。」龐憲聽了李時珍的講解後若有所思地說。

「的確是這樣的，憲兒。艾可謂是治婦科病的難得的良藥，而艾灸所用的艾條就是把艾葉搗碎成艾絨製成的。艾灸分為懸灸和實按灸，一般我們採取懸灸，取一段艾條點燃後，距離皮膚約二到三公分，小腿腓骨邊從後面腳踝向上延伸約四橫指的一豎條的地方微熏五到十五分鐘，直至皮膚紅暈為度。當然，要堅持艾灸才能將身子調理好的。對於婦科病來說，這是極好的治療方法。」李時珍拿出艾條為龐憲演示了一遍。

「它具有如此好的療效，那應該沒什麼副作用吧？」龐憲追問不停。

李時珍搖搖頭，嘆息道：「世上萬物都有正反兩面啊。古語道，是藥三分毒，艾灸也一樣啊。艾灸雖然具有益氣的功效，但是也能傷陰啊，有些患者是不能艾灸的，例如陰比較虛的或是火較旺的。」

龐憲懂事地點頭答道：「我今天又學到很多呢。師父您說過可以拿艾葉泡水通經活絡，有助於血液循環和安眠。師母今夜也可在洗腳水中放少許艾葉，有益安神。」

「嗯，憲兒說得很對……。」

茵陳蒿

治療風癢瘡疥的靈藥

一大早，李時珍便將茵陳蒿拿出來過篩，然後將其揀去雜質，除去殘根，並碾碎，再過羅去淨泥屑。龐憲看見後，丟下書跑過去看著李時珍過篩，問：「師父，這是茵陳蒿嗎？」

「沒錯。不過這次你怎麼這麼快就認出來了？」李時珍停下動作，笑著問。

龐憲歪著腦袋說：「憲兒剛好在書上看到，茵陳蒿的莖直立，木質化，表面有紫色縱條紋，多分枝。加之是這個季節收割的藥材，我猜應該是茵陳蒿。」

「的確，茵陳蒿的花期在九到十月，果期在十一到十二月，憲兒可以由此判斷。」李時珍對徒弟誇讚道。

「不止這些，它的葉片呈羽狀裂或掌狀裂，且有白色絹毛覆蓋。它的花是淡紫色的，管狀。果實瘦小無毛，是長圓形的。」龐憲自信地說道。

「看來憲兒確實有進步。和其他草藥有所區別的是，當它老了的時候，樹枝光滑，幼嫩枝則有灰白色細柔毛覆蓋。」李時珍補充道。看見徒弟圍著自己打轉，李時珍遂疑惑地問，「憲兒怎麼不繼續看書了？」

龐憲笑著說：「我想看看師父有沒有什麼需要幫忙的。」

「那正好，你替我將這個送去隔壁王爺爺家吧。」李時珍也不點破龐憲不想看書的小心思，而分配了一樁小事給他。

「是，師父。」龐憲一蹦一跳地拿著茵陳蒿去了。

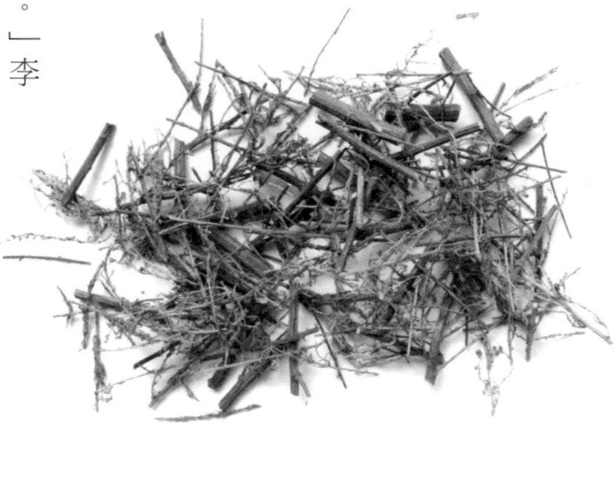

誰知龐憲並未見到王爺爺，只見到了王爺爺的孫子。於是，龐憲便將茵陳蒿交給他說：「聽聞王爺爺患風癢瘡疥多日，師父囑咐我將這茵陳蒿拿給他，讓他用茵陳蒿煮出濃汁用來洗澡，很快就會病好。」

事情辦妥之後，龐憲開心地回到院子裡，對李時珍說道：「師父，我已經按照您說的講給王爺爺的孫子聽了。不過，除了治療風癢瘡疥的效用之外，我還從《食醫心鏡》中看到說茵陳蒿『除大熱黃疸，傷寒頭痛，風熱瘴瘧，利小便。以茵陳細切，煮羹食之。生食亦宜』。這麼看來，茵陳蒿還能煮成茵陳蒿羹啊！這樣喝藥就不會覺得苦了。」

李時珍笑著說：「沒錯，茵陳蒿味微苦，性平，歸經入肝，有瀉火、平肝、化痰、止咳發汗等功效。當然，配伍的藥不同，治療效果也不一樣啊。比如配車前子可以清熱解毒，通尿利尿；配大黃可以治療黃疸。或者拿一把茵陳蒿，同一塊生薑共搗爛，放在胸前四肢，日日擦之即可。」

「對了師父，那它的用量是多少呢？」龐憲著急地問。

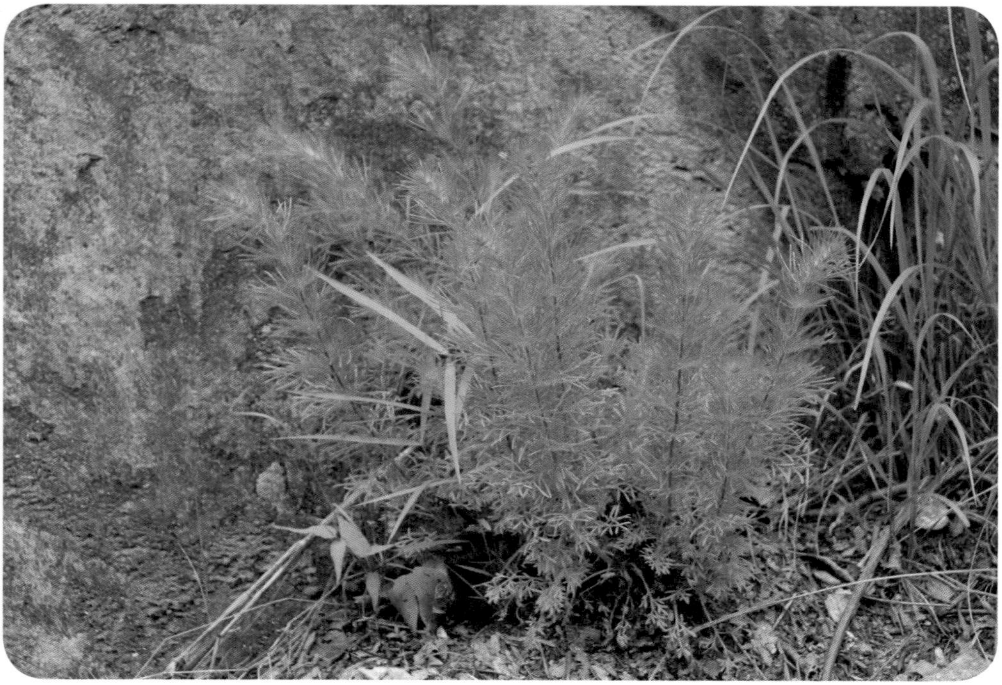

「它和一般的草藥差不多，可內服可外用。內服的話，取約六到八株煎湯服下，至於外用，則煎成水洗。」李時珍解答道。

「那它有什麼禁忌嗎？」龐憲歪著腦袋問。

「是藥三分毒。蓄血發黃，無濕氣的患者是絕對不能用的。」李時珍強調道。

「好的，憲兒明白。」龐憲一臉認真地答道。

青蒿

消熱祛暑的「臭」藥

這日，李時珍出外診回來，見龐憲正昏昏沉沉地躺在搖椅上，懷裡還抱著書本。李時珍搖了搖椅子對龐憲說：「你若是累了，到屋裡睡去吧。現在暑氣這麼大，怎能躺在外面呢？」

「師父，我覺得頭好暈好沉。」龐憲睜開朦朧的雙眼對李時珍說。

李時珍用手背碰了碰龐憲的額頭，微熱。他皺著眉對龐憲說：「想必你這是暑邪發熱，先進屋吧。」

說著，李時珍拿起一些鮮青蒿，取約五株的量洗淨，直接絞成汁盛在碗裡，道：「把它喝了就會好點了。」

龐憲捏著鼻子喝完後，過了一會兒，果然感覺好了許多，這才想起來問李時珍：「師父，這是什麼藥啊？」

李時珍用手指了指那鮮綠色的植株說：「這是青蒿。」

龐憲聞言認真研究了起來，說：「我在書上看見，說江東人呼其為蒿，北人呼為青蒿，原來它這麼苦。」

「沒錯，青蒿性寒味苦，歸肝、膽經，因此青蒿也被稱為臭蒿或苦蒿。」李時珍一邊揀去雜質，一邊對龐憲說，「先除去青蒿的殘根，然後水淋濕潤後切斷曬乾，對於治療發熱、虛熱、骨蒸勞熱以及濕熱黃疸都是十分有用的。」

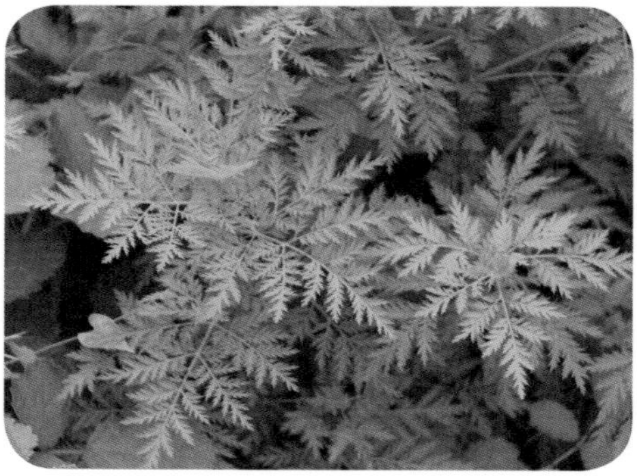

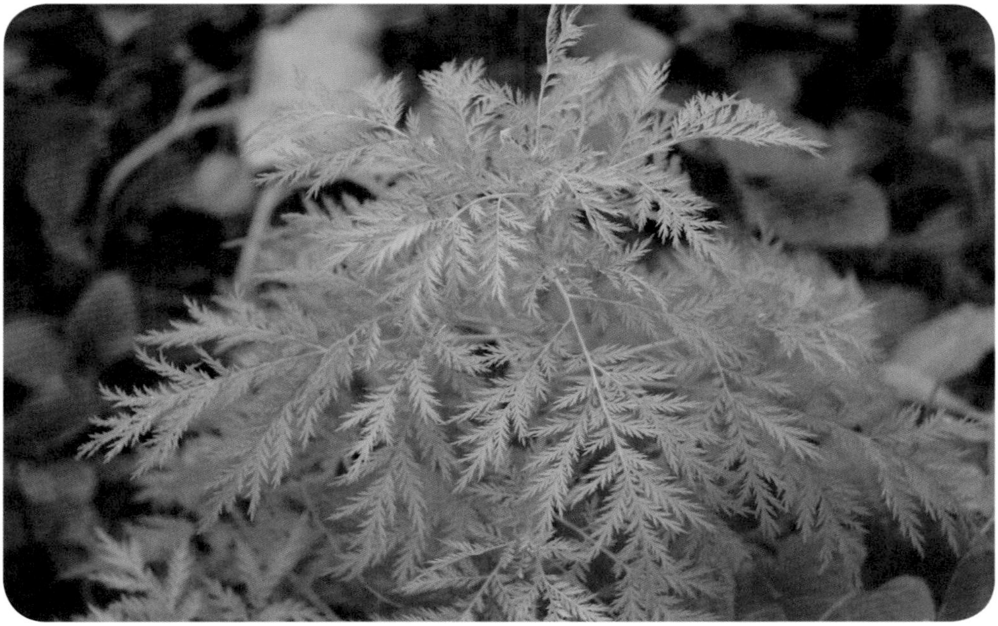

龐憲不禁驚嘆道：「原來這青蒿的作用這麼大啊！書上說青蒿也是抗瘧疾的良藥，對嗎師父？」

「看來你最近有用功讀書，是的。」李時珍笑著說。

「《肘後方》有寫，『取大約一隻手握住的量，加大約四碗水，搗汁服之。或是煎湯，但是不宜煎太久』。師父，這味藥還有別的用量和用法嗎？」龐憲研究草藥的勁頭一來，一定要打破沙鍋問到底。

每當這時，李時珍總是不厭其煩地回答小徒弟的問題。他回答道：「是的，草藥的用量也隨草藥的搭配而不同。《仁存方》寫道，要用五月五日天未明時候採的陰乾的青蒿四兩，加桂心一兩，一起研成末。未發前，酒服二錢。而《經驗方》中則說用端午日採陰乾的青蒿葉，取桂心等分，一起研成末。每服一錢；若是先寒用熱酒，先熱則用冷酒，發日五更服之；切忌發物。青蒿不僅可以內服，亦可外用。譬如被毒蜂螫了，可將青蒿嚼碎貼傷口上。再如耳出膿汁，可將青蒿研成末，用棉花沾了之後納入耳中。又或是牙齒腫痛，可以用青蒿煎水漱之。」

「師父懂得真多，可是青蒿長得和其他草藥真像，太容易混淆了。」龐憲撐著小腦袋問。

「這就得多用心了。」李時珍拿起一株青蒿對龐憲說，「青蒿的莖是直立的，上部多為分枝，具有縱棱線。其中有個明顯的特徵，就是它的質地很硬，很容易折斷，且斷面中部有髓。憲兒你試試看。」

龐憲拿起一株青蒿，輕輕一折便聽到清脆的折斷聲，他笑著說：「果然如師父所言。」

李時珍追問徒弟：「那你看看它還有什麼不同之處嗎？」

龐憲細細端詳，用手觸摸青蒿葉子後，答道：「青蒿的葉子是互生的，顏色和一般植株一樣都是暗綠色或棕綠色，但是它捲縮容易碎。一片完整的葉子呈三回羽狀深裂，兩面有短毛覆蓋。」接著他又聞了聞味道，繼續說，「青蒿的氣味也很容易辨別。它的氣味特異，味微苦，有種撲面而來的清涼感。」

「憲兒觀察力也越發強了。從氣味上辨別草藥，確實是個好方法，但也需要敏銳的嗅覺。青蒿是以色綠，葉多，香氣濃者為佳。」李時珍摸著龐憲的小腦袋笑著說。

消暑祛暑的青蒿藥方

對症

暑邪發熱，造成頭暈低燒等中暑症狀。

藥材

新鮮青蒿五株。

用法

將新鮮青蒿洗淨，直接絞成汁喝下。

黃花蒿

風寒驚熱的特效藥

一大早，龐憲就隨李時珍一起上山採藥，卻不慎被一條小蛇咬傷，嚇得哭了起來。李時珍見旁邊剛好有黃花蒿，便立即採了一些，找了塊乾淨石頭將其搗爛，敷在龐憲被蛇咬的傷口上。李時珍安慰龐憲道：「別怕別怕，這蛇是無毒的，用黃花蒿敷了之後就會好的。」

龐憲慢慢停止了哭泣，哽咽著問李時珍：「師父，這是什麼草藥啊？這麼厲害，現在我好像沒那麼痛了。」

「這是黃花蒿，生長分佈廣，要是有人不慎被蛇咬傷，可以用它來敷傷口。如果皮膚濕癢，也可以用黃花蒿煎水洗。」李時珍答道。

「我明白了。」龐憲這才仔細看了看師父採的黃花蒿，又說，「師父，這黃花蒿和青蒿長得好像啊。」

「的確，但仔細觀察還是可以辨別出來的。和青蒿相比，黃花蒿色綠帶淡黃。」李時珍拿起草藥對徒弟講解，「黃花蒿全體幾乎沒有毛。莖和青蒿一樣是直立圓柱形，表面有縱淺槽。幼株綠色，老時就變成了枯黃色。」

龐憲摸了摸它的果實，補充說道：「黃花蒿的果實是淡褐色微小的卵狀，表面有隆起的縱條紋。黃花蒿的下部和青蒿一樣木質化，容易折斷，且上部多分枝。莖葉是互生的。葉子是上面綠色，下面為黃綠色。莖上部的葉，越向上越小，分裂更細。」

「憲兒觀察得不錯。」李時珍誇獎徒弟，又笑著說，「受了傷還能鎮定地觀察，這份心境值得表揚。還

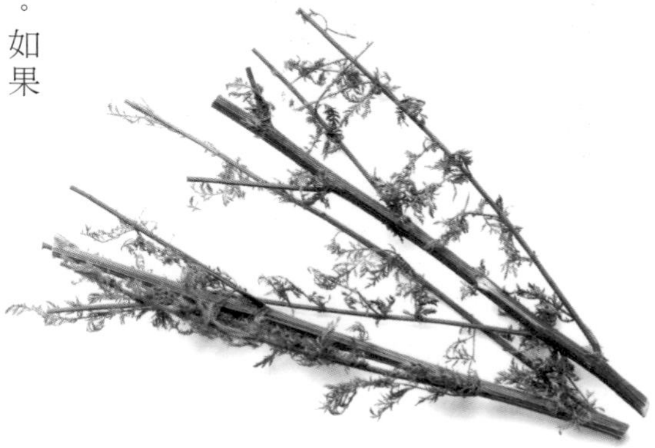

有，黃花蒿的花期是八到十月，果期是十到十一月。味苦，性涼，無毒。此外，黃花蒿的葉子對於小兒風寒驚熱也是十分有療效的。」

聽到李時珍的表揚，龐憲開心地笑了笑，腳上似乎也沒那麼疼了，他這才平復了心情，對師父說：「一次受傷卻讓憲兒又學到了新的草藥知識，也是值得的。」

師徒二人採完藥就回去了。

李時珍剛踏人家裡，吳氏便出來說道：「張大娘帶她兒子來看病，一大早就在等你了。」

李時珍連忙走了進去，張大娘一見到李時珍便哭喊道：「大夫，您快看看我兒怎麼了！」

李時珍診斷後，對張大娘說：「不礙事，是小兒熱瀉。取黃花蒿、鳳尾草、馬齒莧各二錢，一起煎服喝下就沒事了。若是草藥有剩也不用扔，如果出現暑熱發痧，胸悶腹痛的症狀，可以取鮮黃花蒿嫩葉五錢至一兩或種子五錢，煎服喝下即可。」

張大娘認真記下後，連忙道謝，拿著藥帶著兒子回家了。

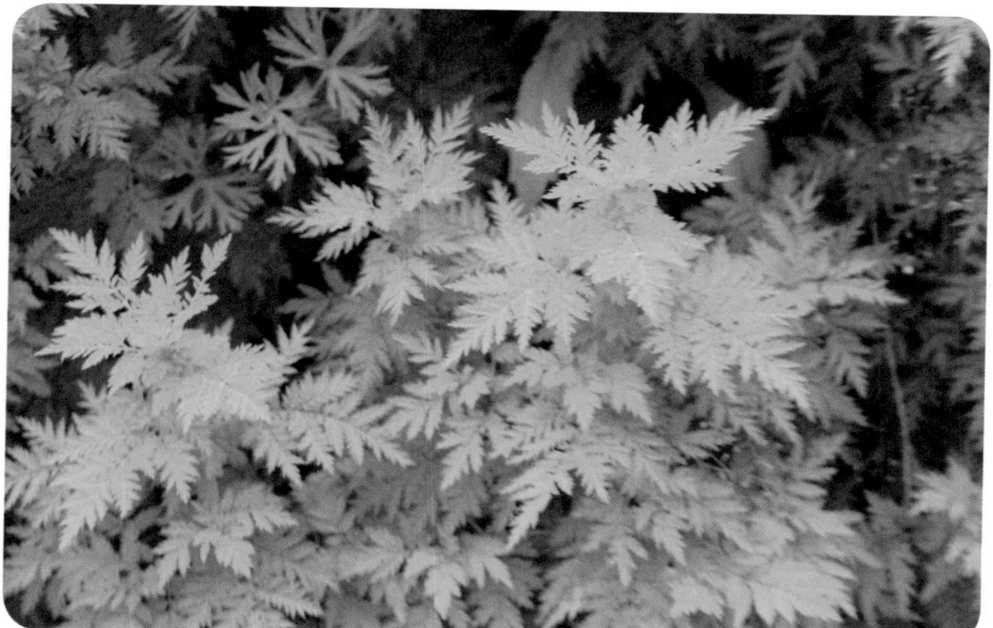

白蒿

止咳的「涼」藥

龐憲在院子裡打理著草藥，見到白蒿已經長高了許多，就對著白蒿發起了呆。李時珍見龐憲愣愣地看著草藥，便過去問：「你在想什麼呢？」

龐憲轉頭一看是李時珍，忙解釋道：「師父，憲兒在看白蒿，沒想到它一下子長這麼高了。」

「那為師可要考考你了。憲兒，你來說一下白蒿的形體特徵。」李時珍說。

龐憲後悔沒仔細觀察，只能支支吾吾道：「白蒿的莖上覆蓋有白毛，多分枝。高……高約至膝蓋，葉子、葉子是羽狀的，縱稜明顯，且有……且有絨毛覆蓋。」

李時珍聽完後，搖搖扇子說：「你說得可是漏洞百出啊，看來沒有好好溫習功課。」

龐憲只好低頭認錯：「師父我錯了。」

李時珍看著年紀尚小的龐憲，耐心地教導道：「草藥的形態特徵是不能混淆的，用藥之事人命關天，必須嚴謹對待。來，為師教你。觀察的時候從莖到葉到花和果實都要看仔細。白蒿又稱為白艾蒿。看這白蒿有一條單一的主根。它的莖下部是木質化的。葉子互生，約手指長度。底部有個類似羽毛分裂狀的假託葉。」李時珍將上部的葉子推至一邊，好讓龐憲看清楚，才又繼續說道，「它的果實很瘦小，呈狹長的倒卵狀。」

龐憲認真地觀察著，突然興奮地說：「師父，我還看到了！有黃褐色的縱紋。」

「不錯。它的花期在八到九月，而果期則是九到十月。你採些白蒿，隨我出診一趟。」李時珍道。

龐憲聽到李時珍要帶他出診，高興地問：「師父，您要去哪兒看診？」

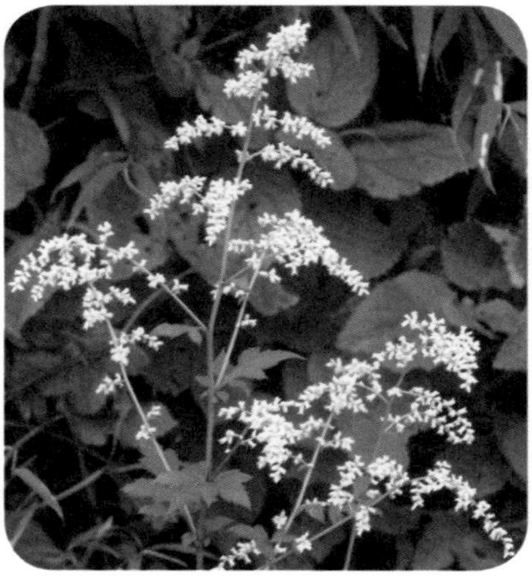

「前日東村曾奶奶的孫子咳嗽老不好。正好這白蒿味苦、微甘，性涼，無毒，對於咳嗽，咽喉痛十分有用，可清熱解毒，涼血止血。」李時珍答道。

「原來如此，那它也是煎成湯藥服用嗎？」龐憲問。

李時珍點頭，道：「是的，取四到八株白蒿煎湯。若是新鮮白蒿數量則要加倍，也可搗成汁喝，或是研成末，用於外傷出血。」

「《本經》中說，『五臟邪氣，風寒濕痹，補中益氣，長毛發令黑，療心懸，少食常饑。久服輕身，耳目聰明不老』。」龐憲一邊採白蒿，一邊叨念著。

「沒錯，這白蒿也可以用作補益藥。可以取適量白蒿搗成汁去熱黃及心痛；或是取白蒿的千葉研成末；若是夏日暴水痢，以米飲和一匙，空腹服下去十分有效。而且燒灰淋煎可以治淋瀝。」李時珍對徒弟說。

「這白蒿的功效真多啊，師父！」龐憲感慨道。

李時珍笑了笑，又說：「不止這些呢。搭配不同的藥材便有不一樣的功效。滿目有瘡者也可用白蒿。」

龐憲一聽感興趣極了，連忙問李時珍用量如何定。

李時珍知道龐憲一定會刨根問底，遂告訴他：「取白艾蒿十束，煮成汁後取出汁來，以曲及米，就如釀酒法一樣釀成藥酒，酒釀好後再取藥酒稍稍飲，便可藥到病除。」

說完，李時珍便帶著龐憲出去看診了。

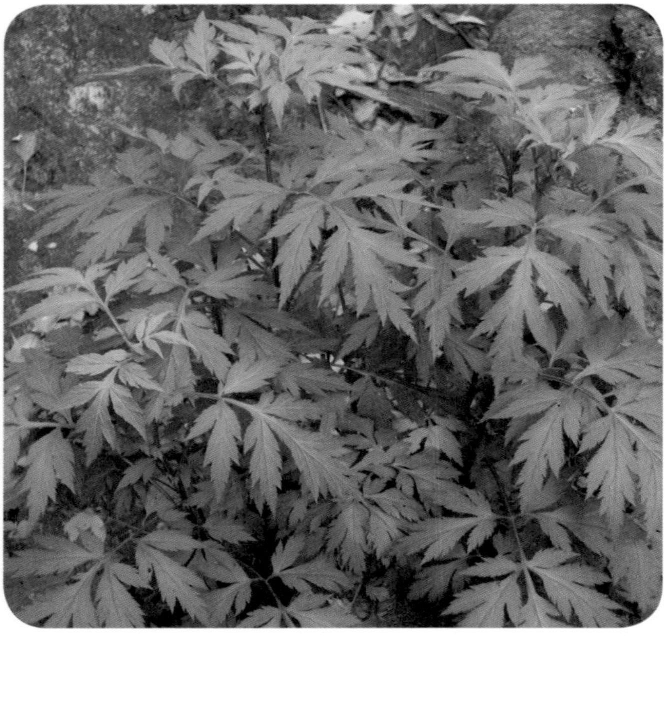

角蒿

巧治咳嗽的花朵

五月剛到，太陽的光芒就給大地上的一切鍍上了一層金光。不同於春日的清爽，也不同於盛夏的炎熱，初夏往往充滿活力，又不至於令人倍感燥熱，是十分適合外出踏青的時候。

這一天，李時珍興致勃勃地帶著建元和龐憲一同外出踏青。「元兒、憲兒，這次踏青，我有個任務要交給你們。今天，你們每個人要採一籮筐鮮花回來。」才到一個滿山鮮花的小山坡，李時珍就給徒弟和兒子下達了任務。

「鮮花有何難？這裡漫山遍野都是鮮花。」建元仰著頭，並不以為然。

李時珍一臉嚴肅地對兩個孩子吩咐道：「可不是隨便什麼鮮花都算數的。今天，我要你們採的是這樣的花：它的植株是直立的，身上有許多柔柔軟軟的細毛。它的莖呈圓柱形，帶有條紋。基部長有對生的葉子，同時分枝上也有互生的葉子。總體而言，它的莖葉很類似於青蒿。一般來說，一株植株的花朵數量在四到十八朵，花冠往往是紅色或者是帶著淺淺的紫紅色。蘇恭曾言其『葉似白蒿，花如瞿麥，紅赤可愛，子似王不留行，黑色作角』。你們可聽懂了？一會你們倆就比比誰摘得多。」

建元聽得一頭霧水，而龐憲卻早已聽明白了師父的要求，便問道：「師父，您說的可是角蒿？」李時珍聞言笑了笑，只讓他們快點去採。

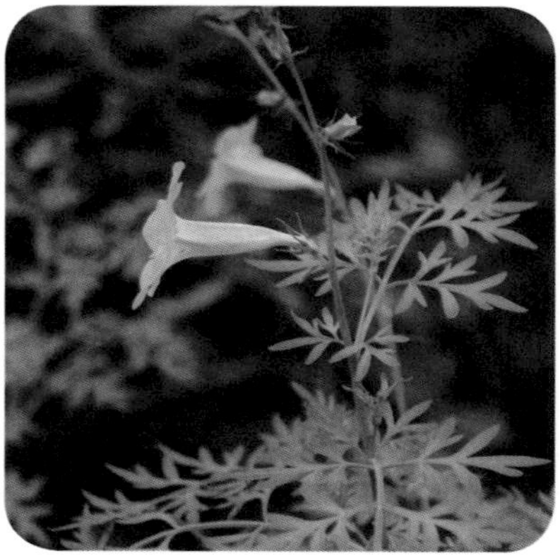

過了好一會，建元和龐憲各自揹了滿滿一籮筐的角蒿花回來。只見建元把見到的所有的紫色的、紅色的花都採了回來；而龐憲雖然採的花不比建元多，但每朵都是貨真價實的角蒿，並且還都是帶莖的。看到這一

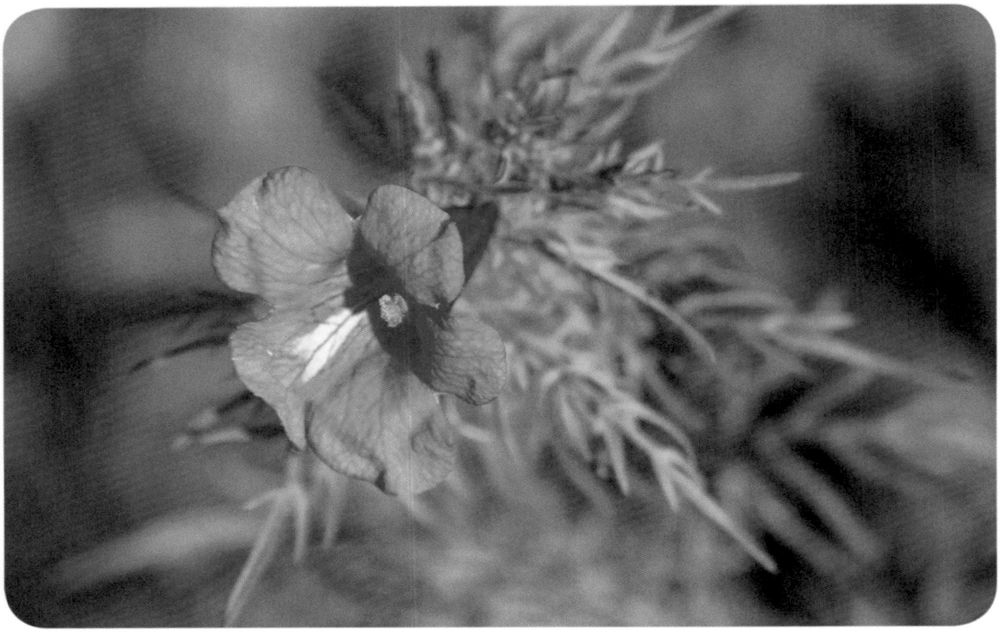

情形，李時珍不由感嘆道：「哎，建元啊，看來以後你得好好向你憲哥哥學習了。你看看你採的花……。」

建元聞言，羞得將頭埋得低低的。龐憲見狀，急忙維護道：「建元還小，等他長大些，肯定能認識很多藥材的。今後我也會督促他好好學習草藥的，師父放心。現在，角蒿我們採回來了，不如師父給我們講講吧。」

「其實，角蒿不僅長得美，還是一味好藥材。《千金方》裡就記載：『口瘡不瘥，入胸中並生者。不拘大人、小兒，以角蒿灰塗之，有汁吐去，一宿效。』一般情況下，可以用角蒿治療風濕性關節痛、筋骨拘攣、口瘡、咳嗽、月經不調、虛弱、中耳炎等病症。更準確地說，其實角蒿的不同部位有不同的療效，例如它的種子就是治療中耳炎的一味好藥；而它的根部則可以治療腹脹、胸悶等症……，這些你們要仔細記著。」李時珍拿起一朵角蒿花，認真地講解道。

「那角蒿是可以直接入藥嗎？」建元問道。

「那可不行。回去後，我們還得將它們洗乾淨，曬乾備用。」龐憲忙說道。

「沒錯，曬乾後還得篩去雜質，切成一段一段儲存起來。我記得建元娘親最近有點咳嗽，正好可以用它入藥來治療。」李時珍讚賞地摸了摸龐憲的頭，補充道。

馬先蒿

瘋癩疾的剋星

天朗氣清，又正是春暖花開的季節。建元早早起來，見天氣如此好，便拉著龐憲說：「憲哥哥，今天天氣這麼好，我們上山去玩玩吧。」

龐憲無奈地搖搖頭說：「建元乖，不鬧。我還要完成師父的任務呢，不能和你出去玩。」

奈何建元鐵了心要出去玩。最終在建元的死纏爛打之下，龐憲只得和建元上山了。

經過一片草地時，見到一片鮮豔的紫花繽紛地開放著，很是好看。建元開心極了，指著花簇對龐憲說：「憲哥哥，這是什麼花啊？好漂亮。為什麼它開得比其他花要早早呢？」

「這是馬先蒿。」龐憲認真看了看後說。

「可是元兒覺得它像茺蔚啊。」建元疑惑地對龐憲說。

龐憲笑著說：「這二者初生時是很像，但這不是茺蔚。《別錄》裡蘇恭先生說：『葉大如茺蔚，花紅白色。二月、八月採莖葉，陰乾用。八月、九月實熟，俗謂之虎麻是也。一名馬新蒿，所在有之。茺蔚苗短小，其子夏中熟。二物初生，極相似也。』你看它的葉子有對生、互生或輪生，形狀是羽毛狀的分裂。花還有紅色或粉紅色，花冠的變化也很大，底部有時還帶有尖尖的刺。再者，從種子上也可以看得出，種子的皮是不同的，你摸摸看。」龐憲將建元的手放在馬先蒿的種子上，然後笑著問，「是不是摸起來像網狀或是條紋的？」

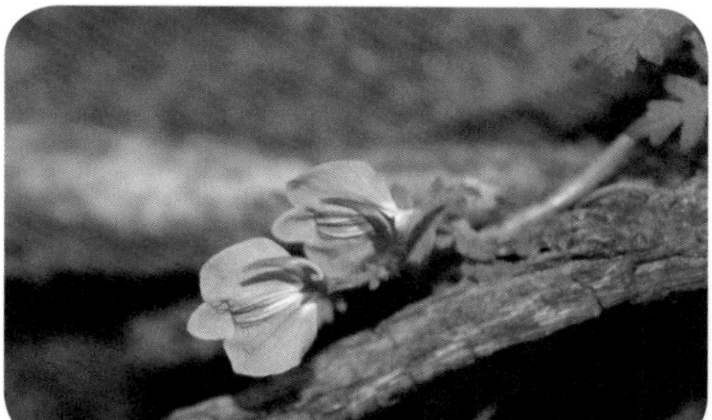

建元小孩子脾氣一上來，就是不肯承認自己不對，說：「我覺得它就是茺蔚！」

「馬先蒿的花期比一般高山花季要早，五月至六月底就開花。而且你看這片土壤肥厚且有充足的陽光，是最適合馬先蒿的生長環境了。」龐憲只好耐心地繼續向建元解釋。

誰知建元仍在賭氣，氣鼓鼓地說：「我不信，我要回去問爹爹。」於是龐憲只好採了幾株開紫花的草帶回去。

回去後，李時珍聽了緣由，笑著說：「我原只聽說過有小兒辯日，沒想到咱們家是小兒辯草了！其實憲兒沒有錯，這的確是馬先蒿。」

聽到連父親都說那紫花植株是馬先蒿了，建元這才認錯。

李時珍對建元說：「建元要多向憲兒學習，就不會認錯啦！這馬先蒿啊，還可以治許多病。」

聽了師父的話，龐憲自信地接過話：「憲兒知道，《肘後方》有言：『大瘋癩疾，骨肉疽敗，眉須墮落，身體癢痛：以馬先蒿，炒搗末。每服方寸匕，食前溫酒下，一日三服，一年都瘥。』」

建元被繞得頭暈眼花，急忙問道：「憲哥哥說

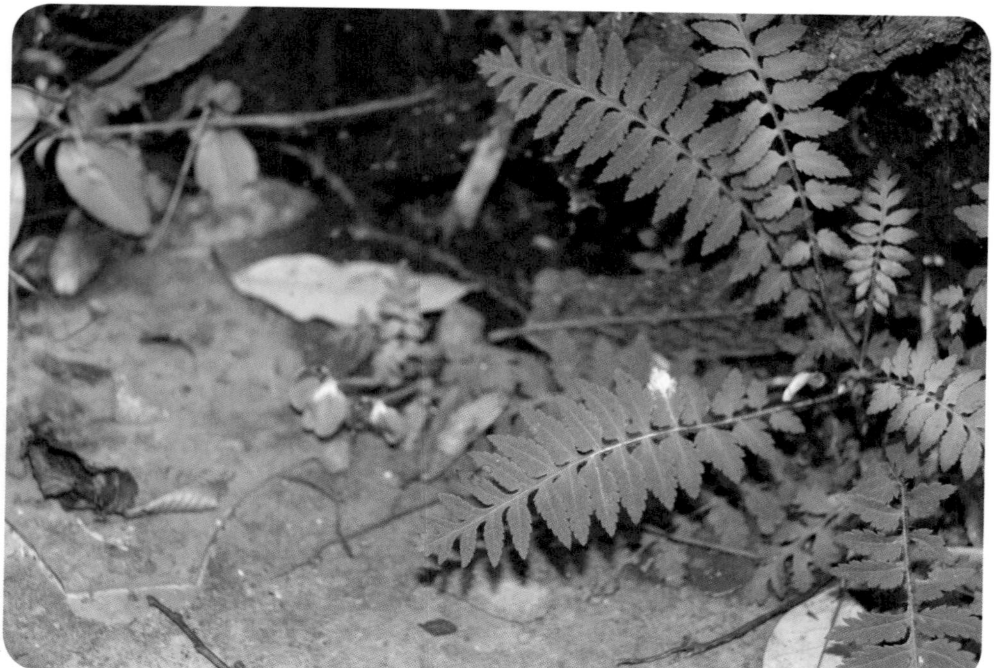

的什麼意思呀？」

龐憲笑著說：「這段話的意思是說當患有瘋癲疾的時候，可以將馬先蒿搗成碎末服用。」

李時珍欣慰地笑了笑：「憲兒說得沒錯。馬先蒿味苦，性平，無毒。除了以上所說，馬先蒿還可以祛風濕，利小便，並且外用可治瘡疥和殺蟲。取五到八株馬先蒿煎成湯藥服下即可，外用則取適量，煎水洗患處。」

李時珍才說完，龐憲突然想起什麼似的，說：「難怪師父讓患有風濕病的王大娘多種馬先蒿，真是既養眼又可治病。」

「憲兒觀察得不錯。」李時珍越發滿意自己的徒弟了。

陰地蕨

解蛇毒的「神仙草」

秋日已漸漸進入尾聲，天也黑得越發早了。這一天，李時珍帶著龐憲出診，回來時，夜幕已經降臨，月亮也悄悄爬到了半空中。誰知，就在師徒倆路過一座小山坡時，李時珍不慎踩到了一條軟軟的東西，被狠狠咬了一口。李時珍借著月光發現，那竟是一條毒蛇。

他趕緊從身上的衣服上扯下一塊布，勒住傷口上方，避免毒液蔓延，然後又對一旁驚慌失措的龐憲道：「憲兒，你且借著月光在這附近找找有沒有陰地蕨。」

這時的龐憲早已經嚇壞了，他顫抖著聲音道：「徒兒不知陰地蕨是什麼模樣。」說著，眼淚就下來了。

李時珍拍拍徒弟的肩膀，讓他鎮定下來，告訴他：「為師記得有人對陰地蕨的描述是：生高山石上，根如簪，上有毛，節如蠶，葉似卷柏。一般來說，陰地蕨的莖不長，呈直立的根狀。總葉柄也很短小，不過二到四公分而已，呈淺白色。植株上有營養葉。營養葉的葉柄光滑無毛且又細又長，三到八公分，甚至有的可能長於八公分。它們通常帶有淺淺的紅棕色，並有縱條紋。一般而言，陰地蕨的葉片長度在八到十公分，寬度在十到十二公分，呈闊三角形。葉片是黃綠或灰綠色的，且葉尖短小，微微蜷縮著。」李時珍細細將陰地蕨的形態特徵講了一遍，然後又催促道，「快去找找吧，這附近應該有。」

「是，師父！」龐憲擦了擦眼角的淚，趕緊在四周找了起來，不出一會，果真找到了陰地蕨。於是，他顧不得其他，徒手挖了許多回來。

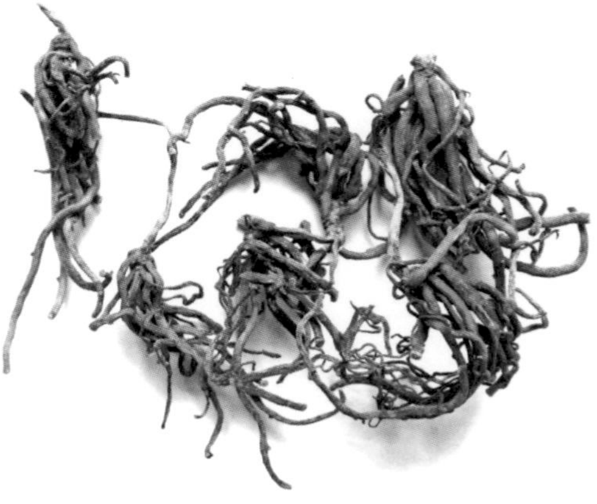

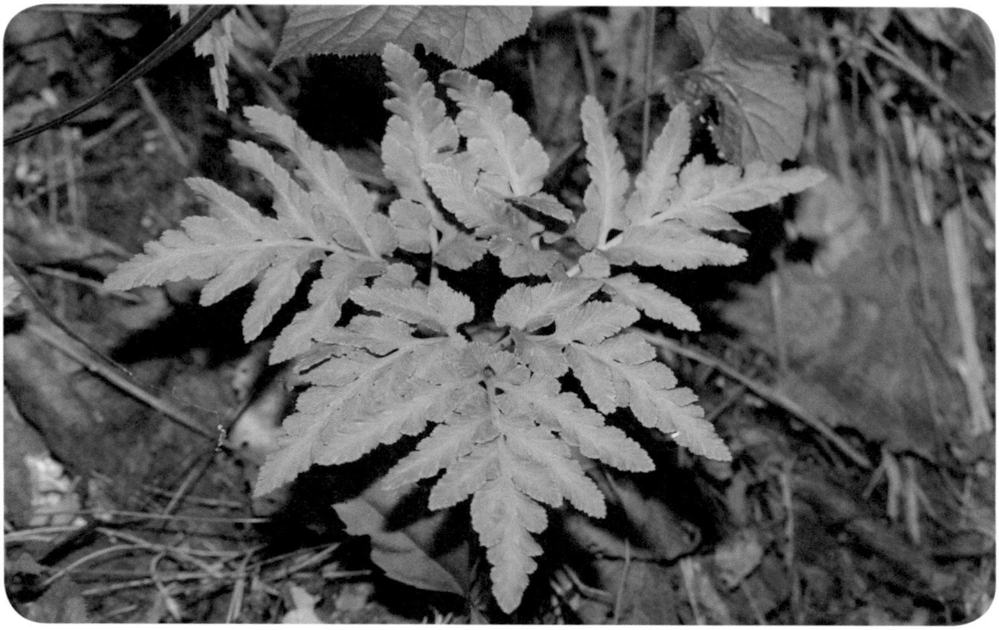

李時珍接過陰地蕨，認真分辨了一下，確認無誤，便扯下些許陰地蕨葉子放入口中咀嚼。嚼了一會以後，他將那些葉子都吐了出來，抹在傷口上，做好這一切，他才抬頭安慰龐憲：「好了，為師就地休息一下即可，憲兒不必害怕。」為了轉移徒弟的注意力，李時珍又開口道，「師父給你講講這陰地蕨好了。」

龐憲點頭：「還請師父教導。」

「書中曾記載，『陰地蕨可治腎虧及肺病吐血，散目中雲翳，療月瘕病；外包瘡毒』。總的來說，陰地蕨有清熱解毒的功效，可用於癇疾、毒蛇咬傷、眼睛翳障以及小孩高熱驚搐、百日咳等病症的治療。像我這樣被毒蛇咬傷者，可以取些新鮮的陰地蕨搗爛，外敷。除了外敷，陰地蕨還可以內服，只需取十五到三十克新鮮的陰地蕨煎湯就可以了。師父知道憲兒擔心，但是，憲兒也要知道，像我們這樣常年上山採藥的人，遇到毒蛇是再正常不過的事，絕對不能慌亂。由此擴展到其他事情上也是一樣的，慌亂只會讓你失了神智。行醫者最怕的就是慌慌張張，失了判斷，憲兒可曉得？」李時珍循循善誘。

「憲兒受教了。以後不會再像剛才那樣遇事方寸大亂了。我要做個像師父一樣的好大夫懸壺濟世！」龐憲目光堅毅地說。

牡蒿

祛除濕疹的妙藥

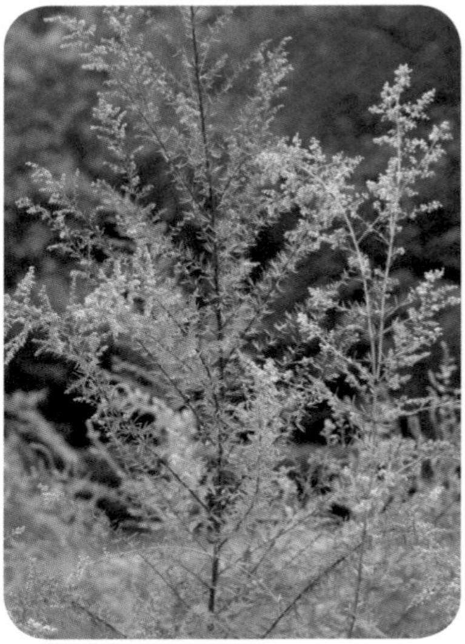

這日一早，龐憲就被身上劇烈的搔癢感折騰醒了，他仔細看了看自己的皮膚，頓時嚇壞了——皮膚上一片一片紅紅的，十分可怕。於是，他趕緊來到師父房間求助。

「怕是得了濕疹。」李時珍仔細研究了一下，說道。

「那可怎麼辦？憲兒癢得不得了。」龐憲一邊抓一邊問。

「不許亂抓！走，我記得院子裡種了一些牡蒿，專治濕疹，我帶你去找些來。」李時珍拍掉龐憲四處亂抓的手，道。

「牡蒿長什麼樣子呢？」龐憲問。

「牡蒿的植株高五十到一百五十公分。其莖是直立的，非常粗壯，看上去有點像根，並且上面一般會有一些營養枝。莖的上部有展開或直立的分枝。有的分枝上覆蓋有稀疏的柔毛，有的則沒有。它的下部有些倒卵形或者寬匙形的葉子。那些葉子大概三到八公分那麼長，寬度一到二公分。如今是金秋十月，正是牡蒿的花、果期。你可以留心看看那些帶花帶果的植物，那些有很多頭狀卵形或近球形的花序的很可能就是牡蒿。不過也要仔細觀察，牡蒿的總苞呈球形或者橢圓形，不帶毛。至於果子，你認真看看會發現：牡蒿有倒卵形的小瘦果，果子上沒有毛。古人云，『生苗，其葉扁而本狹，未有禿歧。嫩時可茹。鹿食九草，其一也。秋開細黃花，結實大如車前實，而內子微細不可見，故人以為無子也』。」李時珍細緻地指導著龐憲如何識別，並讓他自己去找牡蒿來。

「我找到了。」龐憲興奮地舉著牡蒿喊道。

「沒錯，是它。憲兒可覺得為師過於苛刻，在你身染濕疹時，還讓你自己找藥用？」李時珍慈愛地看著徒弟，認真地問道。

「徒兒知道，師父也是為了讓徒兒靜下心來，不亂抓自己。」龐憲笑嘻嘻地回答道，「師父，不如，您再跟我講講牡蒿的藥用知識吧。」

「牡蒿味道苦中帶有點點甘味，性溫，沒有毒，全草都可以作藥用。一般情況下是在還沒有開花的時候採集，並在夏季曬乾備用。《別錄》裡記載的是『充肌膚，益氣，令人暴肥。不可久服，血脈滿盛』。通常，我們說牡蒿可以解表、殺蟲，對於感冒、咳嗽、潮熱、口瘡、濕疹等症有較好的療效。」李時珍一邊認真講解，一邊將牡蒿放進水中，用水煎煮。

過了一會，牡蒿水終於煮好了。龐憲本以為是要拿來喝的，誰知道，師父卻用藥水仔細給他擦洗了一遍身子。李時珍邊擦洗邊告訴他：「濕疹其實並不可怕，最重要的就是不要去抓撓，因為抓撓可能導致感染，不利於痊癒，並且還可能留下疤痕。要想治好它有很多方子，今天，為師教你的治濕疹方子是：用牡蒿煎成的水清洗患處。」

「那，師父，牡蒿能吃嗎？」龐憲一臉饞樣兒。

「當然可以。它可以用來煎湯，也可以搗汁。此外，還可以炒成一道小菜，吃法可多著呢。要不，今晚讓你師母給你炒牡蒿吃？」李時珍笑著問。

「好呀好呀！」龐憲立即歡欣鼓舞道。

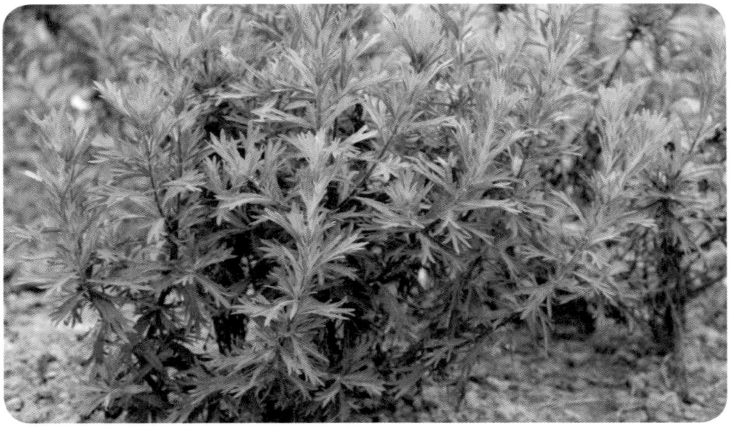

益母草

專治婦科病的聖藥

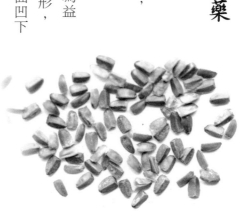

清晨，龐憲見師母正在院子裡採摘什麼，就好奇地跑過去問：「師母，您在採什麼呀？」

李師母見是龐憲，便笑著答道：「益母草啊！」

龐憲驚訝道：「原來益母草長這樣啊！平日裡只在書上見過，我還以為益母草是稀罕的東西呢。書上說益母草在幼苗期沒有莖，底部的葉子是圓心形，邊緣有淺淺的裂痕。到了花前期時，莖呈方柱形，上部有許多的分枝，四面凹下成縱溝；表面為青綠色。葉子是交互對生的，且有柄。」

聽到二人的對話，李時珍走過來補充道：「憲兒看得不夠仔細哦。益母草下部的莖生葉長得有點像手掌狀，上部的葉子是羽狀的，有或深或淺的裂痕。葉片全緣或少數邊緣鋸齒。葉片質鮮嫩。你揉揉看，會有汁液滲出來。再過段時間，葉子對生的中間的根莖上會有紅色的小花朵。」

聽了師父的話，龐憲用手輕輕撚了一下益母草的葉片，果然有新鮮汁液流出。

李師母接過話道：「其實這益母草生於山野荒地、田埂、草地等，是到處都有的。夏季時，益母草生長茂盛，一般花未全開時就可以採摘了。對於婦人來說，益母草可是用處不小呢。」

「確實，益母草又叫茺蔚，味辛，性平，無毒。用於活血、祛瘀、瘀血腹痛，可治療崩中漏下、尿血、瀉血，尤其可治療婦女月經不調等，可謂是歷代治療婦科病的要藥。」李時珍說。

李師母點點頭說：「還記得張嫂剛生完兒子的時候，出現產後暈血及產後腹痛的症狀，後來也是用益母

草治好的。因此無論是乾的益母草還是新鮮的益母草，都可以多採集一些，以備不時之需。」

「那師母，這益母草該如何處理啊？」龐憲忙問道。

「益母草都需要除去雜質，迅速洗淨。想要做成乾益母草的話，則還需要潤透，然後切成小段，最後乾燥。」吳氏將平日裡的做法細細講給龐憲聽。

龐憲又好奇地問：「那它的用法用量呢？它還需要與藥配伍一起服用嗎？」

李時珍看著勤奮好學的龐憲，耐心地講道：「益母草可內服，也可外用。用時，只需取二到五錢煎湯或研末即可。若是搗爛或研末調敷，則可治跌打損傷。它可單用，也可配白茅根、澤蘭等使用，以治療水腫和小便不利。」

龐憲突然想起什麼，大聲說：「我記起來了！師父囑咐憲兒看的《本草衍義》寫道：『治產前產後諸疾，行血養血；難產作膏服。』」

李時珍點點頭：「沒錯，憲兒。女性想調理月經時，也可以將益母草做成菜肴調理，你師母就做過。這菜做起來也不難，只需將來開花的鮮益母草切碎，然後與雞蛋攪拌下鍋即可。想治療產後腹痛的話，可選擇將益母草煮成汁服用。此外，也可以將其搗碎敷疔瘡。」

「那孕婦是否可用呢？」龐憲疑惑地撓撓頭。

「憲兒問得好！雖然益母草有利尿消腫的功效，但是它主破血，具有收縮子宮的作用，因此孕婦需慎服。」李時珍對龐憲說。

「是，憲兒明白了。」龐憲忙認真地點頭道。

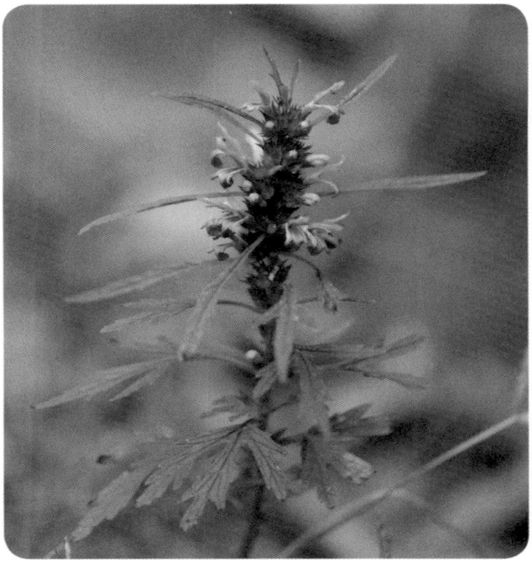

夏枯草

清肝降火之草

早春的一個清晨，龐憲隨李時珍從外面採藥回來。這時，吳氏端來了兩碗剛做好的湯，説道：「憲兒採藥累了吧，快坐下來喝湯吧。」

龐憲喝了一口後，開心地問：「師母，這是什麼湯？真好喝啊！」

吳氏笑著説：「這個是用夏枯草的花穗和瘦肉燉的湯。你覺得好喝就多喝點。」

「夏枯草？」龐憲呢喃道，「怎麼那麼熟悉呢？好像在哪兒聽過。」

「憲兒，你這記性可不好啊。」李時珍在身後説道，「剛剛隨為師去採藥時，不是看到了嗎？」

「哦！我想起來了！是那種莖很高很直，節上生須，底部有許多的分枝，頂部還長著黃褐色小堅果和淡紫色的花的植物嗎？」龐憲説完，仰頭看向師父。

李時珍回答道：「正是，這就是夏枯草。它性寒，味苦。葉子呈卵形或橢圓披針形，花柱纖細，花盤近平頂。夏枯草的花期是四到六月，到了夏至便枯萎了，可以説是其花如名。而它的果期是七到十月。蘇頌曰：『冬至後生，葉似旋複。三、四月開花，作穗紫白色，似丹參花，結子亦作穗。五月便枯，四月採之。』這夏枯草的適應性很強，生長過程中一般不會遭受病蟲害。」

龐憲歪著小腦袋，滿腹狐疑：「味苦？可我剛剛喝的湯味道可鮮美了。」

「那是因為嫩苗用水浸過後，可以去掉它的苦味。其嫩葉莖除了可以用來煲湯，還可以用油鹽拌、熗、

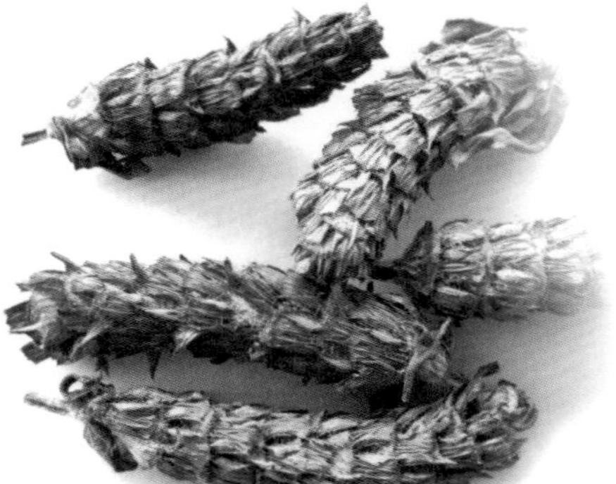

醃、炒等。不僅吃起來味美，還可防病治病呢。」李時珍笑著說。

龐憲埋頭將碗裡的湯喝乾淨，擦擦嘴說：「師父，我在《滇南本草》看到說夏枯草有祛肝風，行經絡，治口眼歪斜的作用。」

「是的。除此之外啊，它還有清火明目、清熱解毒的作用呢。」李時珍補充說道。

「原來這夏枯草功效這麼多啊。」龐憲感嘆道。

正說著，吳氏走過來說：「上次我們借了隔壁王奶奶家的鹽，為表感謝，憲兒幫我盛一些湯帶過去吧，正好這湯還有許多。」

龐憲開心地答應，然後便穿上鞋，帶上湯往王奶奶家跑。誰知一進門，沒見王奶奶，倒是看到了王爺爺正躺在搖椅上。龐憲連忙跑過去，問：「爺爺，您怎麼躺在院子裡呢？」

王爺爺一看是龐憲，摸著他的小腦袋說：「爺爺年紀大了，眼睛不好使，差點沒看出來是你。我這會兒頭目眩暈，所以躺著休息呢。」

「爺爺，這夏枯草湯正好可以清肝明目，而且味道也極好。我師父也說了，夏枯草可以治頭暈目眩。您先喝了這湯，我回去給您拿些夏枯草來。」

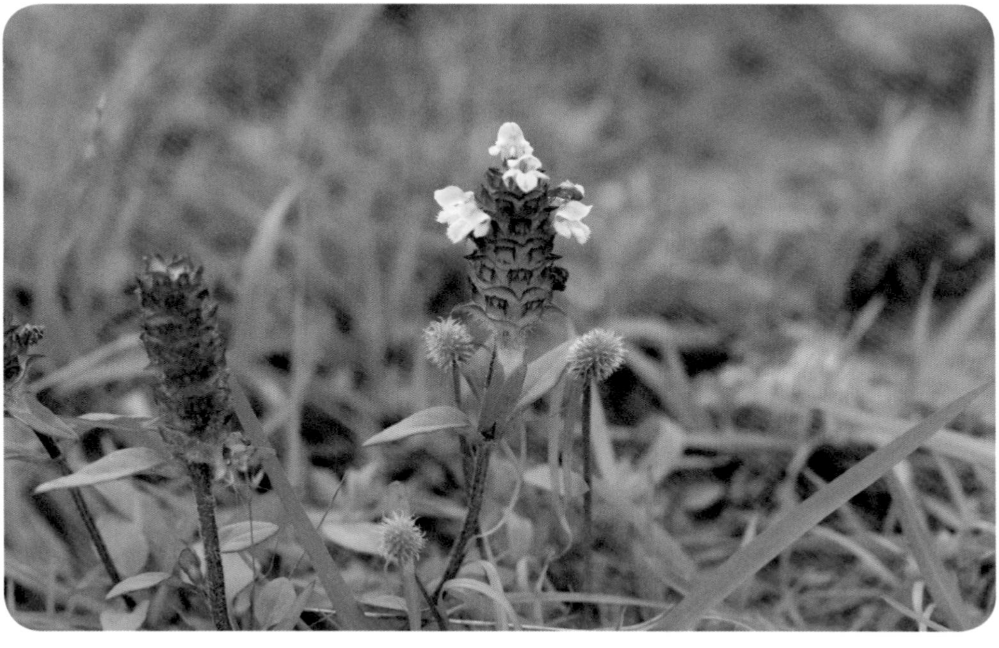

王爺爺忙接過湯，高興地說：「憲兒真懂事。有這心就行了，不用再麻煩了。」

不過龐憲不聽爺爺說完就跑了回去，將藥房剩下的夏枯草帶在身上。出門前他思考了一下，問李時珍：「師父，夏枯草可以用來治頭暈目眩，可我卻不知它的用量，還得請教一下師父。」

「取夏枯草一百克，加冰糖二十五克，用開水沖燉，飯後喝下即可。」說完，李時珍問道：「憲兒這是要拿給王爺爺嗎？」

「原來這麼簡單啊。」龐憲回答說，「是的，剛剛送湯過去的時候，爺爺說他眼目不清，頭目暈眩。」

「那要挑色紫褐、穗大的夏枯草為佳。取夏枯草二十五克，香附子五十克，一起碾成粉末。每服五克，用臘茶（茶的一種）調下。這個方子可以用來治肝虛目睛疼。還有，你要記得提醒王爺爺，濕氣重、脾胃虛弱的人或患風濕的人是不能隨便用夏枯草的。」李時珍叮囑龐憲。

「好的，我記住啦！」龐憲一邊說一邊往王爺爺家跑去。

夏枯草明目藥方

對症

肝虛引起的眼疼、視線模糊。

藥材

夏枯草二十五克，香附子五十克。

用法

將兩味藥研磨成末，每服五克，用臘茶（茶的一種）調下。

劉寄奴草

能破血的怪藥

這日，龐憲隨李時珍一同去義診。義診結束，在回家的路上，龐憲好奇地問李時珍：「師父，你剛剛給那位夫人服用的是什麼草藥啊？」

李時珍答道：「那是劉寄奴草，江東也有人稱它作烏藤菜。」

「好奇怪的草藥名啊，倒像是人名。」龐憲轉動著小眼睛說道。

李時珍見龐憲好奇的樣子，準備將劉寄奴草的歷史講給他聽時，沒想到，龐憲倒先說出來了：「師父我想起來了！南朝時宋高祖的小字就是寄奴，他和這種草之間不會有什麼聯繫吧？」

李時珍激賞地看了看徒弟說道：「憲兒果真聰明！傳說宋高祖劉裕小時候，一次上山割草時射殺了一條大蛇，等到第二天再去的時候，正好撞見了幾個童子在搗藥。他問童子在做什麼，童子說：『我主為劉寄奴所射，今合藥敷之。』宋高祖心裡一想，該不會是他昨日殺的那條大蛇吧？於是，宋高祖問童子為何不殺了他報仇，你猜童子說了什麼？」

龐憲聽得入迷，癡癡地搖搖頭。李時珍笑著說：「童子就說道：『寄奴王者，不可殺也。』然後，宋高祖就叱走了童子，自己將草藥拿走。往後每每征戰沙場時，若遇到金瘡出血的情況，他就會用這草藥敷傷口，傷口很快就會癒合。於是，後人就把這種草叫作劉寄奴草。」

「原來如此。由此來看，劉寄奴草除了剛剛師父用的破血通經，通婦人經脈癥結的作用外，還可以用於跌打損傷，金瘡出血，對嗎？」龐憲問道。

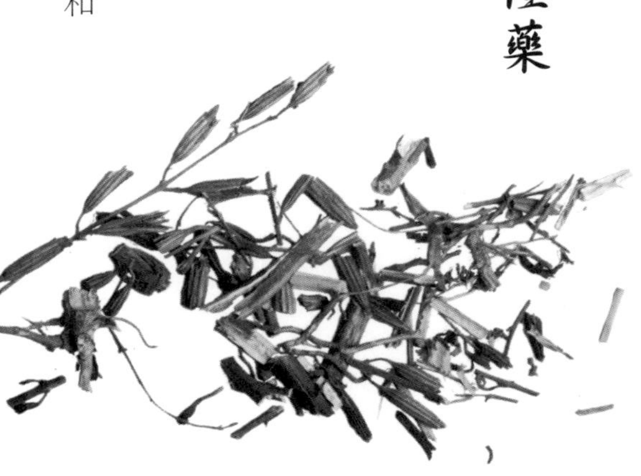

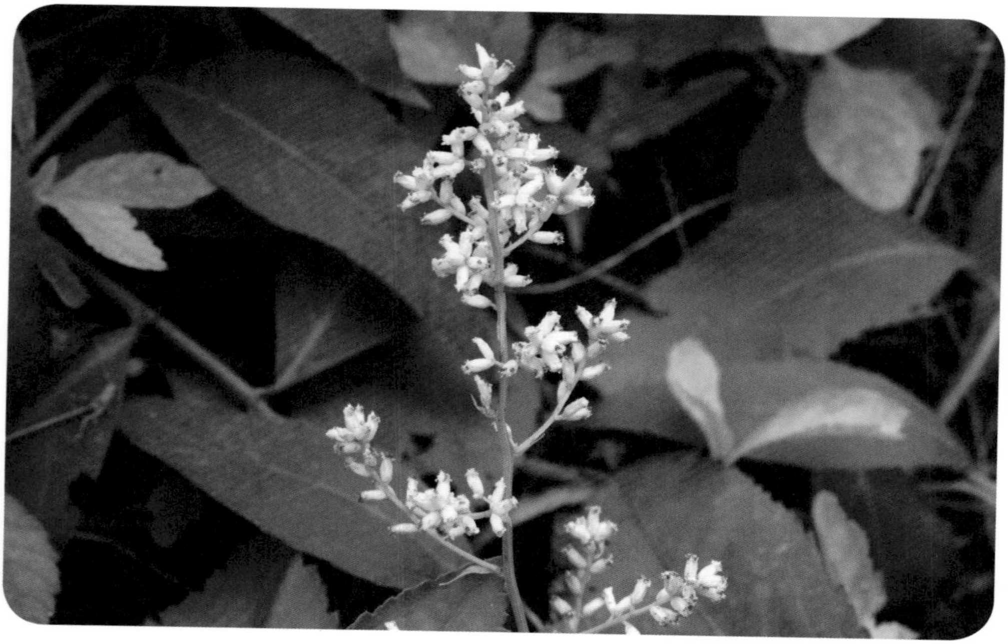

李時珍點點頭，欣慰地說：「不錯。劉寄奴草味苦，性溫。內服取五到八株煎服即可，外用則搗爛後敷在傷口上，或研成末灑在傷口上。你還記得上次建元大小便出血嗎？」

龐憲若有所悟：「難道這劉寄奴草還可以用來治療大小便出血嗎？」

「沒錯，對於大小便出血，《集簡方》中有附方：『劉寄奴為末，茶調空心服二錢，即止。』」李時珍緩緩道來。

「這劉寄奴草真神奇，配合不同的藥物就可以治療不同的疾病。如果只拿一種草藥則利用有限，要是結合多種草藥，則可以物盡其能。」龐憲似乎明白了些什麼。

李時珍滿意地撫了撫徒弟的小腦袋：「憲兒說得沒錯。劉寄奴草的莖、葉、花、子皆可用。若血氣漲滿，則可以用劉寄奴草的穗實研成末，用酒煎服，每服三錢即可，但不可過多，否則會讓人嘔吐。此乃破血之藥。」

龐憲饒有興致地問：「師父，我想仔細看看它的樣子，不知道在哪兒採？」

李時珍一看龐憲如此好奇，便停了下來，向反方向走去，並對龐憲說道：「這附近就有，為師帶你去採些回來。」

龐憲開心地隨李時珍來到一條小道上。李時珍指著那叢有著白色小花點綴的草說：「憲兒看，這就是劉寄奴草。」

龐憲蹲下來細看，邊看邊道：「師父，它的莖長得有點像艾蒿，而淡紫色的根又好似萵苣。」

李時珍點點頭，也跟著蹲下來，指著它的根部對龐憲說：「你看，它的主根還是比較明顯的，側根很多。一開始的時候，它的根莖帶有短短的絨毛，後來會自動脫落。你可以摸摸看。」

龐憲觸摸了劉寄奴草的根莖，果然有絨毛觸感，便又觸摸了其葉子，說：「師父，它的葉子好像山蘭草那樣又尖又長。其表面濃綠色，背面則是淺色。葉子雖然幾乎沒有毛，可是卻有白色的腺點和小凹點。」

「是的。它乾了之後，會變成黑色。在分枝處，可見或緊密或疏鬆地排列的小花。通常，一枝分枝可以攢簇十幾朵小花。白瓣黃蕊的小花就像小菊花一樣。花落之後有白絮，就像苦花的白絮那般。果實很小且稍壓扁，呈倒卵形或長圓形。春天開始長出小苗，四月開出小碎黃白的花；七月開始結實；六到七月可以採苗及花、子，可通用。因此，它的花期在七到九月，果期在八到十月。」李時珍一一向龐憲解答。

「太好了，師父，今日我又學到了一種草藥！」龐憲歡呼雀躍。

旋覆花

消痰、治咳喘的奇花

金秋十月，秋高氣爽。這日，李時珍帶著妻兒與徒弟一同外出踏青。一路上，建元蹦蹦跳跳，這裡看看，那裡瞧瞧，十分歡喜。

突然，他驚喜地指著一處黃色的花兒喊道：「看！菊花！」

龐憲聽了，跑過去仔細端詳了一會，沉吟道：「這黃色小花形狀如傘房，總苞呈半圓形，苞片有三片。花序頂生且多枝，有雄蕊五，雌蕊一，以及舌狀花一層。植株高為二十到六十公分，帶有細密的絨毛。葉子互生，長四到十公分，寬一到三公分。看上去，大多為長橢圓狀，也有些呈卵狀披針形……，這是旋覆花呀！建元，你認錯了。」

「不對，它明明就是菊花。你才認錯了！」建元反駁道。

「才不是菊花，不信的話，你問師父！」龐憲也不甘示弱。

於是，兩人雙雙將目光投向了李時珍。

李時珍一直旁觀他們的爭論，倒也沒說什麼。既然他們都向他詢問結果，他自然要為他們講解一番：「書中說，『花綠繁茂，圓而覆下，故曰旋覆』。你們倆說得都不錯，但也不全對。這的確是旋覆花，但是，它也屬於菊科的。所以元兒說它像菊花也是沒錯的。」

「原來是這樣。師父，我看植株上有些長卵圓形，還帶著棱的東西，那是什麼呢？」龐憲問。

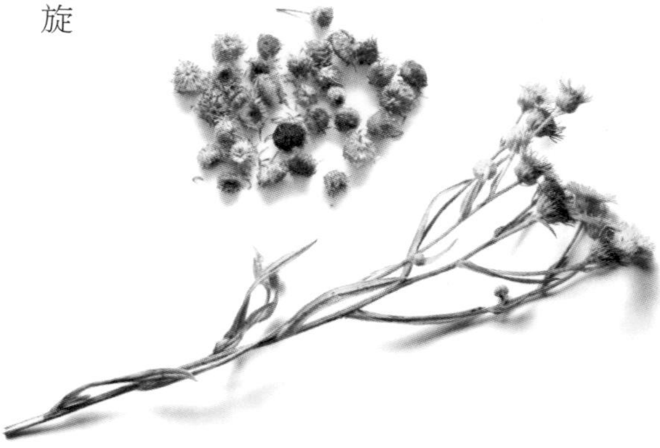

「如今是十月，正值旋覆花的果期，你說那是什麼？」李時珍含笑反問。

「是果子！旋覆花的花、果期竟然在一起！」龐憲又是一臉驚奇。

「恰好重疊罷了。旋覆花的花期為七到十月，果期為八到十一月。因此你們才恰好能看到花果同在。」李時珍頓了頓，繼續說，「不過，憲兒，為師現在要考考你。旋覆花是一味藥你可知道？其藥用方法你又知多少？」

「徒兒記得《別錄》中寫了它可『消胸上痰結，唾如膠漆，心脅痰水』，應該是對咳喘有一定效用的。」龐憲仔細回憶道。

「嗯，不錯。旋覆花確實有這樣的效用。要想治療風痰嘔逆，飲食不下等症狀，可以用一錢旋覆花、一錢枇杷葉、一錢川芎、一錢細辛、一錢赤茯苓和一錢五分的前胡與薑、棗一同煎服。」李時珍點了點頭，繼續問，「還有呢？」

「還有？」龐憲撓了撓頭，表示不知道了。

「你可要仔細記下，旋覆花的用處可有不少。它可治療脅下脹滿、大腹水腫、軟堅、頭風等，還可明目、通血脈、祛濕、拔毒、消腫。此外，你還得記著：旋覆花雖性溫，但卻帶有些許毒素。陰虛、勞咳、風熱燥咳的患者切記不能用此藥。但凡涉虛的患者也不能過多服用。你記住了嗎？」李時珍囑咐道。

「徒兒記住了。」龐憲鄭重地點了點頭。

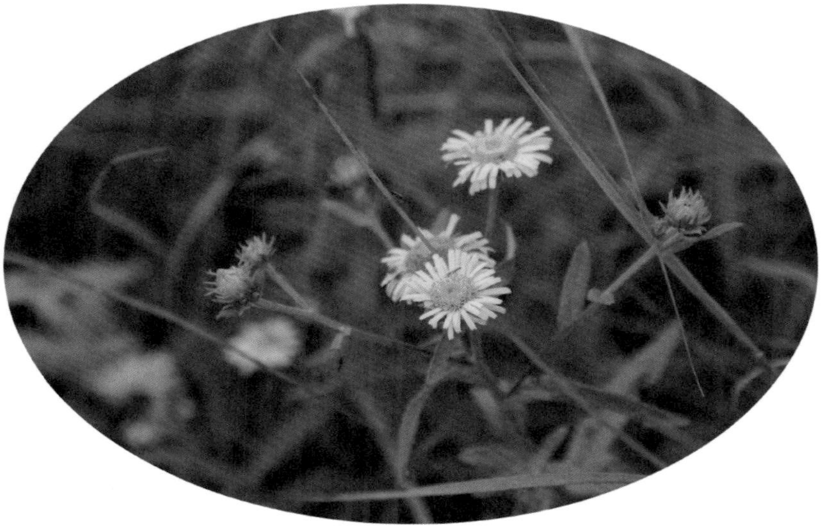

「瞧瞧這兩個藥癡！我們是來踏青的，你們若總是圍著那旋覆花授課，天就要黑了。」李師母看著這一老一小兩個藥癡，不禁搖頭失笑。

「好好好，走吧！」李時珍無奈地應承著，拍了拍龐憲的肩膀，示意他該繼續往前走了。

治療風痰嘔逆的旋覆花藥方

對症

風痰嘔逆，飲食不下等症狀。

藥材

旋覆花、枇杷葉、川芎、細辛、赤茯苓各一錢，前胡與薑、棗一錢五分。

用法

將所有藥煎服飲下。

青葙

止鼻血的黑種子

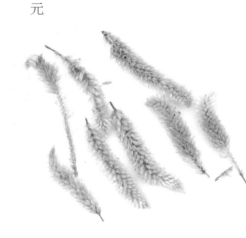

「憲兒，過來幫忙。」院子裡，李時珍一邊準備炒一樣黑色的東西，一邊呼喚著龐憲。

「爹爹，是要加鹽嗎？」在一旁的建元一臉天真地問道。

「傻元兒，師父這是要炒藥呢，哪裡需要加鹽！」龐憲走來正好聽到建元的「傻話」，不禁笑話道。

「元兒才不傻。憲哥哥既然知道得多，那你告訴元兒，爹爹要炒的是何種藥材。」建元聽到龐憲的打趣，便嘟起嘴反問道。

「看這樣子，應是一種黑色的種子。你看，相對邊緣而言，其中心較厚，呈扁圓形。半徑為零點五到零點七五毫米，厚度僅為零點五毫米。」說著，龐憲伸手小心地捏起了一顆，繼續觀察道，「表面光滑且帶有一定光澤，側邊還有一個稍稍有點陷進去的臍點。想來，應該是青葙的種子。」

龐憲話音剛落，就見李時珍滿意地點了點頭。龐憲見了，又逗建元道：「元兒，你的問題，我可是答對了。那也請你回答我一個問題：這青葙長什麼樣子，你可知道？」

建元自然是答不上來的，一雙烏溜溜的眼睛直盯著自己父親，分明是在求救。

「元兒還得多向你憲哥哥學學啊，這題就由為父來替你答吧。通常情況下，青葙高不過一米，植株上不見任何毛。其莖十分筆直，且有紅色或綠色的、帶有明顯條紋的分枝。青葙的葉子一般是矩圓披針形，長度為五到八公分，寬度為一到三公分。說起來，它的苗、葉、花和果實都和雞冠花的別無二致。若非要說有什

麼差別，那就當屬花穗了。青葙的花穗一般生長在梢間，尖長四到五寸，形狀看上去就跟兔尾巴似的，呈水紅色或者黃白色。我現在準備炒的青葙的種子就隱藏在青葙的穗裡。」說完，李時珍嘆了口氣。

龐憲聽得津津有味，而建元卻早坐不住了，他嚷道：「憲哥哥，該你答題了。既然是一味藥物，那你來說說這青葙的藥用好了。」

龐憲聽了建元的提問，胸有成竹地答道：「青葙味苦，略寒，無毒。全草都可入藥，且不同部位有不同的用途。例如，它的種子可以祛風熱、清肝火，對目赤腫痛、鼻衄、疥癩等症有著極好的療效。又如，青葙的莖、葉及根有燥濕清熱、殺蟲的功效，可用於痔瘡、外傷出血、眩暈等症的治療。我還記得前段時間在《貞元廣利方》中看到一個方子，說用青葙子汁三合，灌入鼻中，用來治療鼻衄不止。像前段時間建元鼻子出血不止的情況，就可用青葙來治療。若是建元能懂這些，當時就不會嚇得哇哇大哭了。」說著，龐憲還不忘打趣建元。

建元聞言羞紅了臉，忙躲進屋裡去了。

李時珍望著小建元跑遠的背影，不由得深深嘆了口氣，心想：這小子什麼時候才能認真學些草藥知識呀。龐憲似乎看穿了師父的心思，便安慰道：「建元雖然年紀小，但對草藥很感興趣。想來，用不了多久，他就會收心學習的。師父不用過於憂心。」李時珍聞言，收回目光，對龐憲道：「希望如此。我的憲兒和元兒都是要承我所學的，切莫讓我失望啊。」

「徒兒曉得的，將來定要做個濟世救人的好大夫。」龐憲一字一頓，認真地回應道。

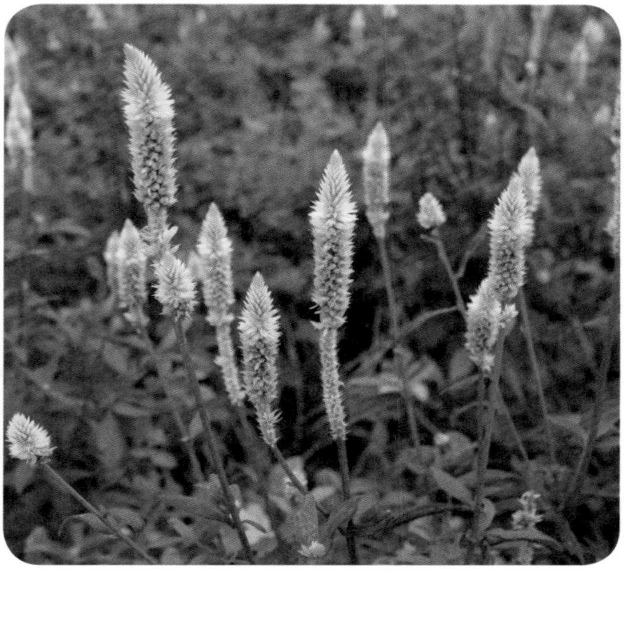

雞冠

痔漏下血的剋星

「師父，今日徒兒碰到一件怪事。」龐憲帶著醫書來到李時珍身旁，表情嚴肅地說道。

「什麼怪事？」李時珍見龐憲如此嚴肅，心知他是求學來了，便正色問道。

「我在看藥書時，看到有一味名為雞冠的藥。這雞冠明明是公雞的一塊肉，卻為何被列入草藥中？難道是徒兒之前對草藥的理解有所偏差嗎？」龐憲擰著眉，十分不解地問道。

「其實啊，這草藥書裡所謂的雞冠可不是我們日常所說的公雞的雞冠，而是指一種植物。」李時珍解釋著，並伸手招呼龐憲坐下。

「植物？難道那植物長得如同雞冠一般，才得名雞冠？」龐憲追問道。

「憲兒真是聰慧。雞冠的花一般多為紅色，呈雞冠狀，因而得名雞冠花。」

「師父再給我講講雞冠的外形吧，我還從未見過呢。」龐憲搖著李時珍的手臂，撒嬌道。

「好好好。既然說到雞冠花，那就先從花說起。雞冠花的花期很長，七到十二月都屬於它的花期。雞冠花並不只是紅色，還有黃、紫、白、橙等色。若仔細觀察雞冠花，你會發現，雞冠花的花序其實是穗狀的，上緣有褶皺，並且密密麻麻排布著一些線狀的鱗片。其花冠的絨毛裡藏有一些細小的紫黑色的呈扁圓形的東西，那是雞冠的種子。雞冠的莖可謂粗壯無比，整株高可達一米……，看你這麼有興趣，待有機會，師父在院子裡種一些雞冠花也無妨。」龐憲如此好學，李時珍自然要滿足他的好奇心。

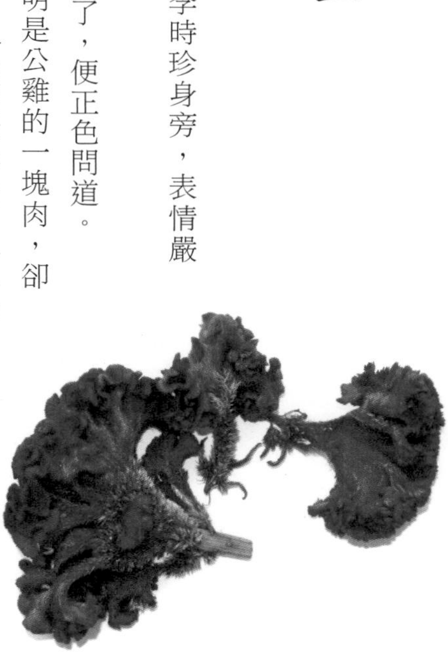

「真的？」聽了李時珍的話，龐憲的眼睛瞬間亮了起來。

「師父何時騙過你？這雞冠養起來也不難。它怕旱，喜陽，對土壤沒有什麼過於嚴苛的要求。我們這院子拿來種它，綽綽有餘了。不過……。」李時珍停了一下，故意賣了個關子道，「要想種雞冠花，憲兒還得將雞冠的藥用效果背一遍給為師聽聽。」

「沒問題。」龐憲站了起來，對答如流，「書中寫過，雞冠味甘，性涼，有涼血的效果。主要用於痔漏下血，血淋，咳血等症。我還記得《玉楸藥解》是這麼記載的：『雞冠可清風退熱，止衄斂營。』」

「嗯，不錯，那用法呢？」李時珍點了點頭，繼續問。

「雞冠可內服，也可外用。內服又可分煎湯、制藥丸或藥散等入藥方式。外用嘛，就是用雞冠煮水熏洗即可。」說著說著，龐憲似乎想起了什麼，便降低了聲量對李時珍道，「師父，我記得上回楊大哥來看病，說自己深受痔漏下血的困擾，那麼這病是否也可以用雞冠入藥？」

「嗯，確實如此，我當時給他開的藥裡就有雞冠。只不過當時憲兒只顧著玩，沒有注意罷了。」李時珍給了龐憲一個肯定的答覆，也不忘指出他的小紕漏。

「下次師父給病人診治時，憲兒會認真學的。」龐憲調皮地吐了吐舌頭，又急著追問，「師父，您的問題，憲兒全答上來了，那您說的種雞冠花可還算數？」

「當然算數，等到來年春天，師父與你一同種。」李時珍對徒弟許諾道。

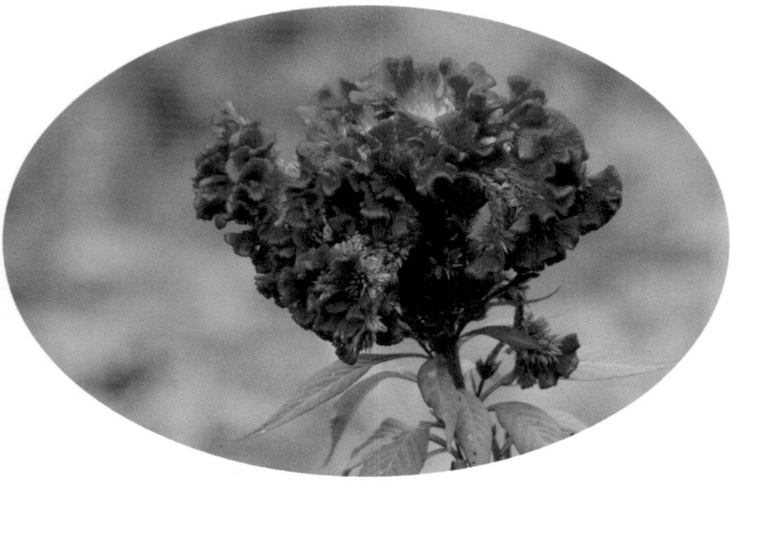

紅藍花

產後恢復的急救花

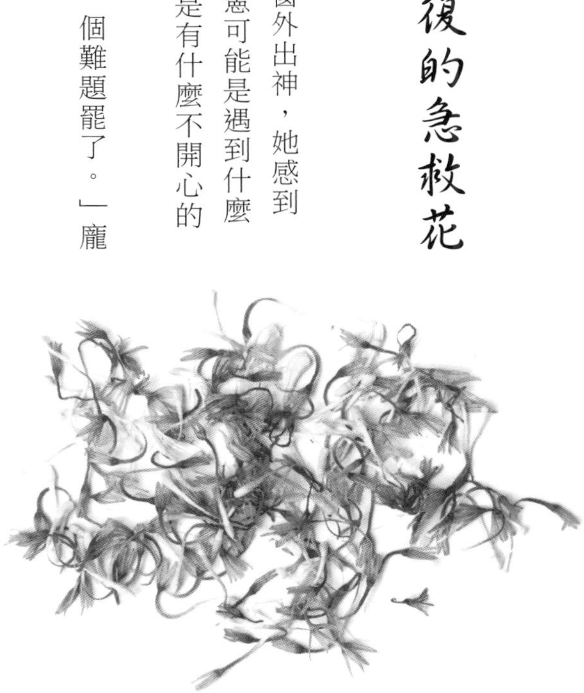

這一天，吳氏見到龐憲手裡拿著書，卻歪著腦袋望著窗外出神，她感到十分奇怪，因為平日，龐憲極少在看書時走神。吳氏想龐憲可能是遇到什麼事了，便關切地問：「憲兒、憲兒，你在想什麼呢？是不是有什麼不開心的事？不妨跟師母說說，師母幫你解決。」

「嗯，師母。不不不，憲兒沒有煩心事，只是在思考一個難題罷了。」龐憲被師母的問話打斷了思緒，這才回過神來，忙回答道。

「哦？什麼難題？」吳氏笑著問。

「憲兒在想，這世上可有藍色的花？若有，為何我從未見過？」龐憲歪著腦袋說道。

「藍色的花？師母也未曾見過，不如去問問你師父？」吳氏提議道。

於是，龐憲在師母的提議下，前去向李時珍求教。

李時珍答道：「想來應該是有的，只是我們見識太少罷了。不過憲兒為何突然有此一問？」

龐憲回答：「我看書裡有一味叫紅藍花的藥材，心想可能是指紅藍相間的花，所以十分好奇。」

「哈哈，紅藍花哪裡是指紅藍相間的花。這紅藍花別名『黃藍』，難道便指的是黃藍相間的花嗎？」李時珍被龐憲天真的提問逗得發笑。

「那紅藍花長什麼樣子呢？」龐憲紅著臉問。

「其實，紅藍花指的就是紅花。一般來說，我們可以在二月、八月、十二月的雨後播種。其種植方法有

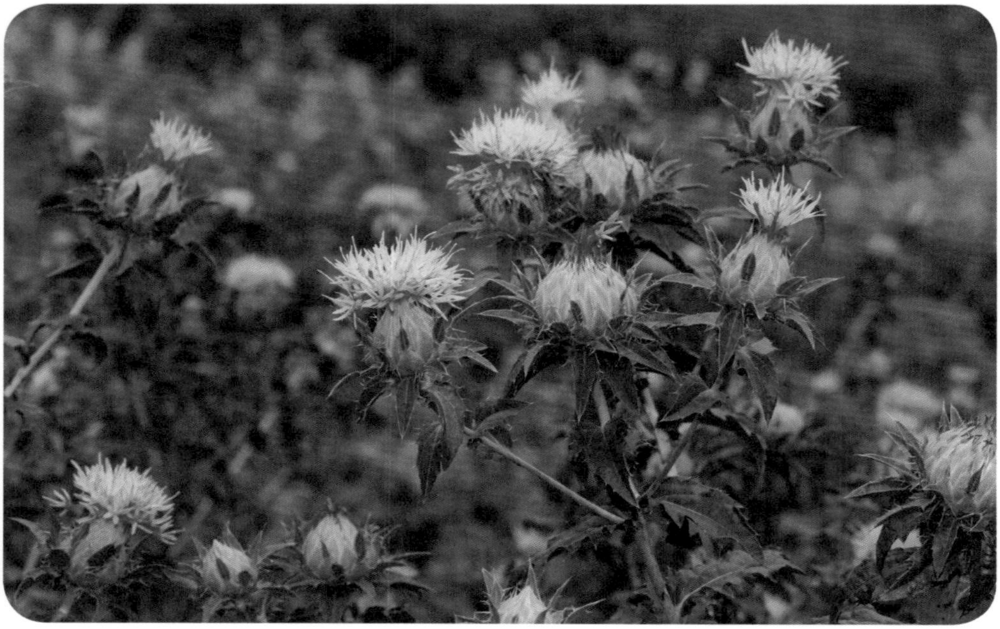

點類似於種麻，且它們剛剛萌發的嫩葉和嫩苗都可以拿來進食。仔細看來，紅藍花的葉子跟小薊的葉子十分相似。到了每年五月份時，紅藍花就開花了，所開的花與大薊的花一樣紅火。要注意的是，紅藍花的花底帶刺，所以採摘時應當分外小心。」李時珍答道。

「既然紅藍花指的是紅花，那為什麼有藍這麼一說呢？」龐憲還是十分疑惑。

「《開寶》一書中提到『其花紅色，葉頗似藍，故有藍名』。現在憲兒可曉得了？」李時珍笑著問。

「原來如此！」龐憲聽後恍然大悟。

「既然憲兒閱讀了與紅藍花相關的知識，那為師要考考你：紅藍花有何用處？」李時珍不緊不慢地問道。

龐憲略想了想，便開口答道：「紅藍花味辛，性溫，沒有毒，主要用於產婦生產後可能出現的血暈口噤、肚子疼痛等症的治療，和燕脂的效果差不多。崔元亮《海上方》就詳細記錄了一個方子，『治喉痹，壅塞不通者。取紅藍花搗，絞取汁一小升服之，以瘥為度。如冬月無濕花，可浸乾者濃絞取汁，如前服之，極驗。但咽喉塞服之皆瘥。亦療婦人產運絕者』。此外，將紅藍花花苗搗爛，敷在遊腫上還能消腫呢！」

「不錯！憲兒看得很仔細！」李時珍不吝誇獎，「只是有一點憲兒說錯了。事實上，這燕脂其實就是紅藍花製成的。」

「那麼，紅藍花具體應該怎麼用呢？曬乾還是鮮用，或者……。」憲兒疑惑地問道。

「有的人會將紅藍花搗汁使用，也有的人會將其曝乾留用。」李時珍回答。

就這樣，師徒倆一問一答，好一番樂融融的景象。

番紅花

治月經不調的破血之花

「哇！畫上的番紅花可真美，神似鬱金香！不知道真實的番紅花是否也這麼美！」龐憲支著腦袋，一邊看書一邊感慨道。

「番紅花確實很美！以前為師外出遊歷時也曾見過番紅花。現實中的番紅花比起這畫可謂是有過之而無不及。」李時珍一臉神往地回憶道。突然他又問徒弟，「不過，你可知番紅花還有另一個名字？那個名字廣為人知呢。」

「憲兒見識淺薄，不知這番紅花還有什麼別名。」龐憲誠懇地說道。

「番紅花又叫藏紅花。」李時珍揭曉了答案。

「什麼？藏紅花！那可是罪惡之花！」龐憲大吃一驚。

「此話怎講？」李時珍對龐憲的話十分不解。

「憲兒知道，從古至今許多女子的流產都與藏紅花有關！所以，這花實在是害胎兒性命的罪惡之花。」龐憲義憤填膺地回答。

「哈哈，憲兒這是戲折子看多了吧。不過，此話也有一定的道理。孕婦最好不要服用番紅花，因為番紅花有破血的功效。」李時珍哈哈大笑，然後認真為龐憲講解道，「一般而言，製成中藥的番紅花性平；嘗起來苦中帶有些許甘味；聞起來則有一股奇特香味，且略微有些刺激感。它有著極好的活血化瘀、止痛、涼血解毒、安神等功效，常常被用於治療胸膈痞悶、溫毒發斑、血滯、月經不調、驚悸發狂、產後惡露不盡等症。」

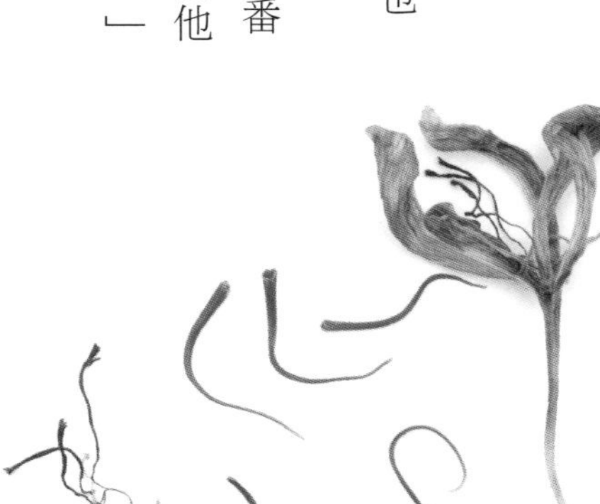

「那麼，番紅花為何是我們日常所見的那樣呢？」龐憲一臉不解地問師父。

「什麼樣？」李時珍一時沒反應過來。

「藥櫃裡的番紅花都是暗紅色，呈鬆散的線狀。每根番紅花的長度在三十毫米左右。質地鬆軟，體輕而有光澤或油潤感。憲兒怎麼想也想不明白，一株貌似鬱金香的花兒是如何變成線狀藥材的呀？」

龐憲越說越覺得奇怪。

「傻憲兒，一般而言，番紅花入藥僅僅是它的柱頭部分。在炮製時，我們只需仔細挑出原藥材，去掉雜質，烘曬乾燥即可。在儲存時，需注意的是要將其儲存於乾燥密閉的容器內，並放置在陰涼、乾燥、無光的地方。如今有不少迷了心竅的藥販子拿假的番紅花來哄騙他人。憲兒要記住，鑒別真假番紅花其實十分簡單。你只需將番紅花放進水去，用湯匙輕攪一番就能見分曉。真的番紅花一般不會輕易斷碎，而假的番紅花則非常容易斷碎。」李時珍摸了摸龐憲的頭，細緻地解說道。

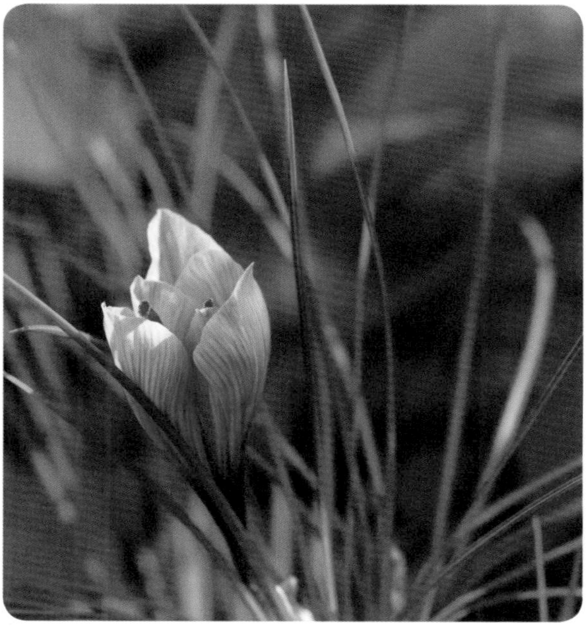

「憲兒懂了！謝謝師父教誨！」龐憲鄭重其事地說。

「既然憲兒懂了，那師父考考你：番紅花可治療月經不調，那麼月經過多的人是否也可用它來調節呢？」李時珍問道。

「我覺得不能。因為番紅花本身就有破血的功效，如若月經過多的人服用，恐怕會加重其症。」

「不錯，憲兒學得很快。」李時珍對龐憲的回答十分滿意。

大薊、小薊

涼血止血的「姐妹藥」

這日，李時珍見孩子們在院子裡打鬧，便招呼他們過來，問道：「憲兒、元兒，前些日子讓你們好好學習《別錄》裡的內容，現在你們學得如何了？」

「憲兒已經認真讀完一遍了。」龐憲恭敬地回答道。

「元兒也讀了。」建元不甘落後。

「既然如此，我今日就要考考你們，看看你們學得如何。」李時珍說。

「請師父(爹爹)出題。」龐憲與建元齊聲回應。

「嗯，看到你們兩兄弟，我倒想起了兩味藥材——大薊、小薊。那我就問問你們有關大薊、小薊的問題。」李時珍看著他們倆，發問，「這大薊、小薊都有涼血止血之用，那它們到底有什麼異同呢？」

「我知道。大薊、小薊都是菊科多年生的植物，差別就在於大薊是宿根草本，而小薊是草本植物。此外，大薊、小薊的根的形狀也有所不同。大薊的根為簇生、長紡錘形，小薊的根細長、沒有紡錘，且呈塊狀。」建元搶先一步答道。

「我也知道，大薊、小薊的莖也有所不同。大薊的莖高為五十到一百公分，而小薊的莖高卻往往不過五十公分。不過，它們有個共同點，莖上都覆蓋著白色的柔毛。」龐憲答道。

「葉子也是不一樣的。大薊的葉子是倒卵狀的長橢圓形，而小薊的葉子是披針形的。此外，大薊的葉子

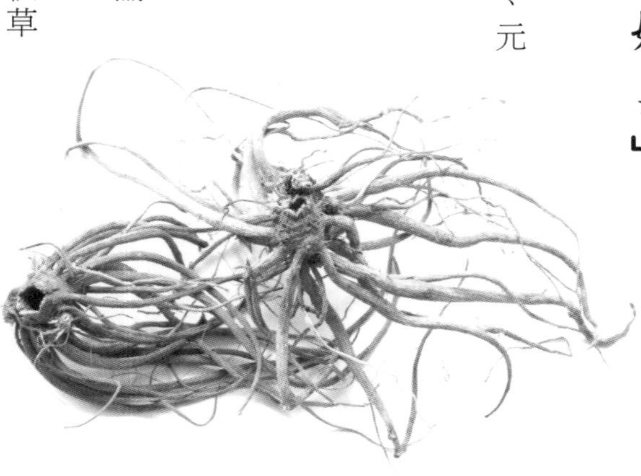

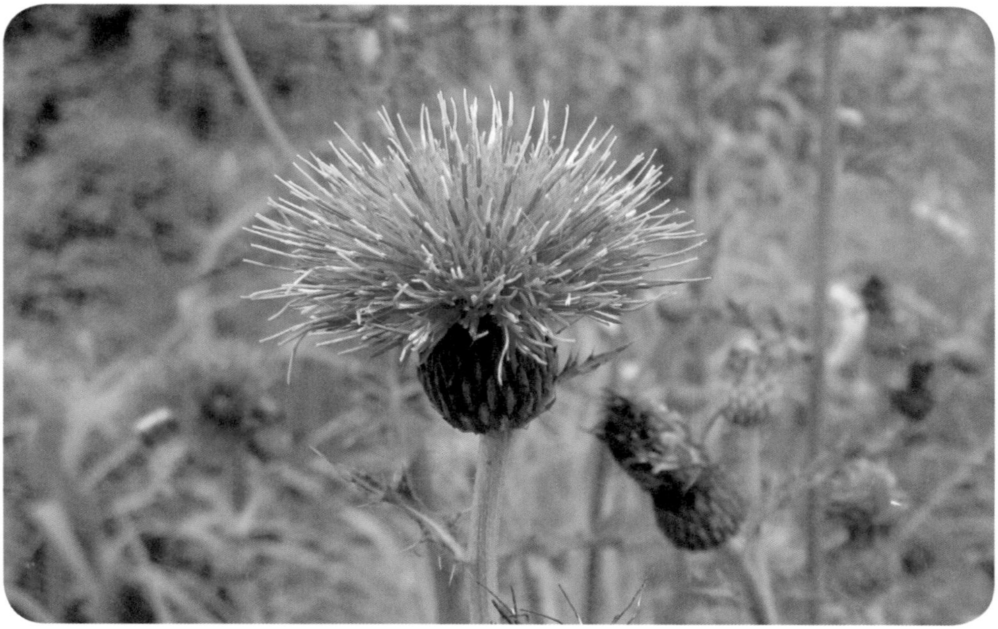

邊緣往往有參差不齊的淺裂以及小刺；小薊葉子則是全緣或疏齒狀的。雖然小薊葉子的邊緣也有針刺，但是其長度卻遠遠短於大薊。兩者的相同點就是它們的葉子都是互生的。」建元補充道。

「不僅如此，花的雌雄也略有差異。大薊的花是兩性花，而小薊是雌雄異株的單性花。」龐憲說得十分仔細。

「哦？那它們的藥用呢？是否有差別？」李時珍認真聽完也不表態，繼續問道。

「不都是涼血止血嗎？」建元心直口快地反問道。

「似乎確實略有差別。我記得《新修本草》裡倒是提過，『大薊、小薊葉雖相似，功力有殊。大薊生山谷，根療癰腫，小薊生平澤，不能消腫，而俱能破血』。這麼看來，大薊、小薊確實在藥用上有些許差別。」龐憲沉吟道。

「沒錯，大薊能夠很好地散瘀消腫，而小薊更偏向於治療血淋和血尿等症。」孩子們把草藥知識記得如此熟練，已經不錯了。至於實際運用，他們當然也不可能知道太多，李時珍不再難為他們，繼續講解道，「當然，有的時候，大薊小薊也是可以同時入藥的。例如治療嘔血時，就可以取小薊、大薊以及側柏葉各九克，與仙鶴草、焦梔子各十二克一同煎煮服用。」

「原來還有這樣的差別。」建元懵懵懂懂道。

「所以呀，學習藥物時還要細心。看似相似的兩味藥物，即使功效相似，專攻的方向也未必相同，絕不能一概而論。你們記住了嗎？」李時珍表情嚴肅地告誡著兩個孩子。

「記住了！」建元與龐憲齊聲回答道。

涼血止血的小薊、大薊藥方

對症

嘔血之症。

藥材

小薊、大薊以及側柏葉各九克，仙鶴草、焦梔子各十二克。

用法

將所有藥材以水煎煮服用。

續斷

續筋骨的「還魂丹」

這日，李時珍出診剛回來，吳氏就急切地上前詢問情況：「方大爺情況如何了？」

「師母為何如此焦急？」龐憲對此深感奇怪。往日，師父也常常出診，卻不見師母如此心急。

「憲兒有所不知，這方大爺前幾日跌傷了。要知道，老人家的筋骨可不比少年郎，跌傷之後恢復起來比較慢。」師母見龐憲疑惑，便解釋道。

「原來是這樣，那方大爺還好嗎？」龐憲聽了也關心地問道。

「沒有大礙。我已經給他開了『還魂丹』。」李時珍安撫道。

「『還魂丹』？」龐憲驚得張大嘴巴。

「沒錯，是『還魂丹』。」看到龐憲如此驚訝，李時珍覺得好笑，便又故意強調了一遍。

「不就是續斷嗎？憲兒別聽你師父賣關子。」師母聽了也在一旁笑道。

「師母是指《桐君藥錄》裡所說的，『葉細莖如荏，大根本，黃白有汁，七月、八月採根。今皆用莖葉節節斷，皮黃皺，狀如雞腳者，又呼為桑上寄生』的續斷？」龐憲隨口便念出了書中的句子。

「正是。」李時珍道。

「那為何師父說是還魂丹？」龐憲還是不解。

「續斷可補肝腎、續筋骨，又有南草、龍豆等別稱。傳說它能夠起死回生，因而還被稱為『還魂

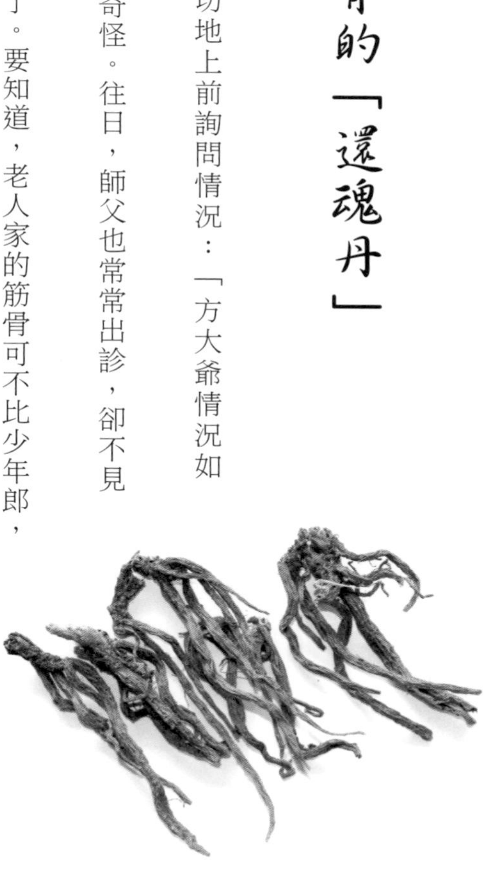

丹』。」李時珍耐心地回答道。

「那這續斷真的有起死回生的神奇功效嗎？」龐憲眼巴巴地盯著李時珍問道。

「所謂起死回生不過是人們的美好願景罷了。續斷主要是調血脈、續筋骨等效果，常被用於腰酸背痛、胎漏、遺精、不舉、跌打損傷、癰疽瘡腫等症的治療。就拿方大爺的病症為例，我給他開了續斷、當歸、木瓜、黃芪等藥同用，來緩解他跌傷後出現的筋縮疼痛等症。要知道，續斷的活血化瘀效果是非常好的。」李時珍摸著龐憲的頭，詳細解釋道。

「沒想到這麼不起眼的藥材還有如此神效。」龐憲由衷地讚嘆道。

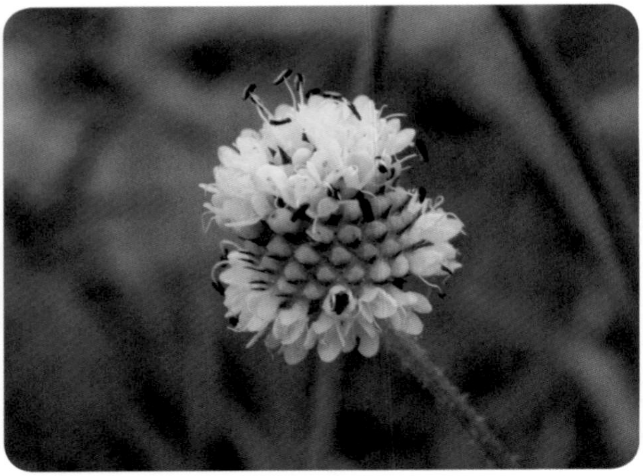

「你可別看續斷乾癟且多褶皺，看上去跟小腐木別無二致。這不過是植物續斷的根部在進行乾燥加工後所得的產物罷了。續斷植株一般高大粗壯，有的高可達兩米以上，就算矮一點的也有五十公分。每年四月左右，續斷花開。其花呈紅白色，看起來與益母草的花十分相似。」為了讓徒弟理解得更透徹，說著李時珍還伸手比畫了起來。

「那新鮮的續斷有什麼用處嗎？」龐憲問。

「新鮮續斷也有一定用處，但其用處並不如乾燥的續斷根那麼廣泛。大多數情況下，人們會將新鮮的續斷草搗爛，取其汁水來用。內服可治療小兒淋瀝；外用則是用於跌打損傷，閃朒骨等症。」李時珍解答道。

「這『還魂丹』可真神奇。」龐憲眨巴著眼睛道。

「神奇的草藥多著呢，憲兒的見識還不夠廣，要努力啊！」李時珍拍了拍龐憲的腦袋，激勵道。

漏蘆

活血下乳的「漏蘆湯」

「師父，師父……。」龐憲在院子裡大喊著。

「為師在廂房裡。」李時珍回應道。

「師父，您怎麼在這呢？鎮西頭的李奶奶請您過去瞧病。」龐憲一把扯起師父，著急地說。

「好，你去收拾用具，在院子裡等我。我很快就來。」李時珍吩咐道。

沒一會兒，李時珍與龐憲來到了李奶奶家，李奶奶心急如焚地在門口徘徊著，見李時珍來了，急忙迎了上來。

「哎呀，李大夫啊，可把您給盼來了！」李時珍與龐憲跟隨李奶奶向屋內走去，「三天前，我這孫媳婦生了個大胖小子。本來是件喜事兒，但沒想到她卻沒有奶水餵養我的小曾孫，真是急死人了！若是我的小曾孫、出了什麼差錯，我……我……。」

李時珍急忙安撫李奶奶：「您放心，婦女生產後不下奶是很常見的情況，您不要過於擔心。」

聽過李時珍的話，李奶奶焦急的情緒才有所緩解，「有你這位名醫在，我放心！我相信你！」

說話的空隙，龐憲已經將看診的用具擺放好。李時珍為病人把過脈後，說：「李奶奶，您孫媳婦的病為氣脈壅塞，她產下孩子後氣血虧虛，導致部分經絡凝滯，產生瘀血，瘀血停留在身體內，引發氣脈的阻塞，氣血無法順暢地運行，因而出現了乳內脹痛、乳汁不下的症狀，這……。」

「哎喲，這病聽起來很嚴重啊。不會有什麼危險吧？」李奶奶緊張地問道。

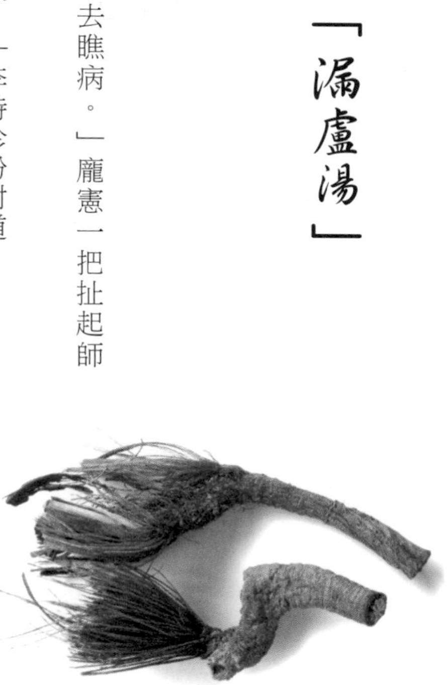

李時珍微微笑了笑，道：「您先別著急，聽我把話說完。治療這一病症，需飲用漏盧湯，即取一百五十克漏盧，十條炙過的蛇蛻，十個用急火燒存性的瓜蔞，將這三味研為細末，每次以溫酒調和服下二錢，服用時不限時辰。還有一點，服用漏盧湯的同時要多吃些熱羹湯，它能將藥效發揮至最大。」

「這……哎喲，李大夫，你一下說了這麼多，老婆子我也記不住啊。」李奶奶眉頭緊鎖著。

李時珍微笑道：「李奶奶，您放心吧，一會兒我讓憲兒將調好的湯藥送來。服用方法也會寫在紙上，只要按照藥方服藥就可以了。」

「好好好，真是謝謝你啊！李大夫！」李奶奶隨即露出了開心的笑容。

「師父，漏盧是什麼啊？」回去的路上，龐憲忍不住問道。

「漏盧是一種清熱解毒、活血通乳、消癰以及疏通經絡的草藥。它性寒，味苦，能歸胃經。」李時珍一口氣答道。

「我知道，漏盧可以治療乳汁不通。」龐憲搶先說道。

李時珍點點頭：「沒錯。除此之外，它還可以治療乳癰腫痛、瘰鬁病、濕痹拘攣、癰疽發背、目赤腫痛、跌打損傷、痢疾、蛔蟲病、風濕、痲痹等。」

「師父，漏盧長什麼樣子呢？」龐憲十分好奇這味草藥。

「漏盧是一種多年生的草本植物，最高可長至一米，它具有粗厚的根狀莖，莖直立生長，且不具分枝，有些簇生，有些則為單生。葉片有基生和莖生之分，多為長橢圓形、橢圓形、倒披針形，質地較

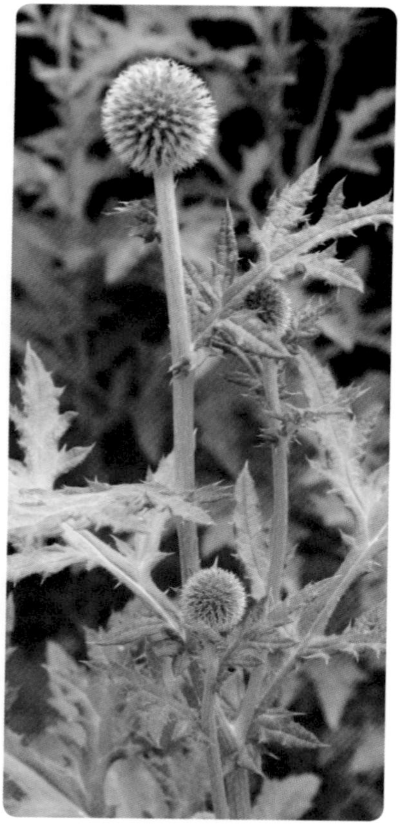

軟，上下全為灰白色。漏盧的花期為四到九月，花朵生於頂端，形成頭狀花序且單生；苞片呈覆瓦狀；花朵呈兩性，紫紅色的花冠較長。漏盧具瘦果，楔形，有果緣生於頂端，其上長有褐色的冠毛。」李時珍詳細地解答道。

龐憲這才恍然大悟，道：「原來漏盧是這個模樣啊！對了，《本經》上說『主皮膚熱，惡瘡疽痔，濕痹，下乳汁』，這是指漏盧這味藥材嗎？」

「沒錯。如果有人患了瘰鬁，可將等量漏盧、紫花地丁、連翹、貝母、甘草、金銀花、夏枯草煎水服用。如果有人皮膚瘙癢，可取漏盧、白鮮皮、荊芥、牛膝、枸杞子、當歸、浮萍、蘄蛇各一兩，甘草六錢，苦參二兩一同浸酒蒸飲。」李時珍補充道。

龐憲認真點了點頭。

「回到家後，為李家孫媳婦煎藥的任務就交給你啦！」李時珍笑著說道。

「放心吧師父，我保證完成任務！」龐憲回答道。

漏盧湯

對症

產下孩子後氣血虧虛，導致部分經絡凝滯，產生瘀血，瘀血停留在身體內，引發氣脈的阻塞，氣血無法順暢地運行，因而出現了乳內脹痛、乳汁不下的症狀。

藥材

漏盧一百五十克，炙過的蛇蛻十條，用急火燒存性的瓜蔞十個。

用法

將這三味藥材研為細末，每次以溫酒調和服下二錢，服用時不限時辰。服用漏盧湯的同時要多吃些熱羹湯，它能將藥效發揮至最大。

飛廉

「挑剔」的下乳汁藥

李時珍與吳氏向來恩愛，可這日兩人卻鬧了彆扭。吳氏委屈得坐在屋內偷偷落淚，李時珍也不去安慰，只是獨自在門外曬草藥。龐憲跑進跑出，勸了許久都不見好。

「師父，到底是怎麼了？好端端的，您為何與師母置氣？」思來想去，龐憲終於鼓起勇氣，想先問清楚事情的來龍去脈。

「為師先問你，你可知道飛廉？」李時珍也不回答龐憲的問題，反而問了龐憲一個「不相關」的問題。

「我記得陶弘景曾說『飛廉，處處有，極似苦芙，惟葉下附莖，輕有皮起似箭羽，葉又多刻缺，花紫色。今既別有漏盧，則非此別名爾』。在我的記憶中，飛廉的植株高度不一。有的大概是五十公分高，有的可以長到一到二米。其莖是直立著的，上面附有縱溝棱和一些向下延伸的綠色翅。這些翅上又分別帶有一些小刺。莖的上端有分枝，下端則是互生的橢圓狀披針葉。這些葉子的邊緣常有一些長短不一的細刺。其花期在夏秋之際，有五裂花瓣。飛廉花的花絲上帶有毛，花藥是合生的，花柱又細又長，有兩裂柱頭。一般，我們可以在路邊的草叢裡見到它。憲兒說得可對？」龐憲一邊回憶書中內容，一邊回答。

「嗯，那這飛廉有何用處？」李時珍微微點了點頭，又問。

「飛廉味苦，性平。憲兒記得《別錄》裡說過，『飛廉治頭眩頂重，皮間風邪如蜂螫針刺，魚子細起』。想來，飛廉的用處不外乎祛風，利濕，可用於風熱感冒、痹痛、尿路感染、尿血、白帶異常、跌打損傷、湯火傷等症的治療。不過，憲兒也記得《別錄》裡似乎還說過飛廉可以用來下乳汁。」

「你自己聽聽！憲兒也說了可以下乳汁！那我把它拿給吳家小娘子有什麼錯？我這不也是好心嗎？」吳

氏聽了龐憲的回答便從屋內衝了出來，委屈地說。

「好心是好心，可你的好心容易辦壞事！」李時珍一臉怒氣地說道，「自古以來，有關『飛廉是否有毒』的問題從未有過準確定論。且不說有沒有毒，你可知道服用飛廉是有禁忌的？那些血虛或者脾胃不好的人在使用飛廉時需格外謹慎。此外，它還忌諱與麻黃一同入藥。這些你都知道嗎？你叮囑患者了嗎？你這可不是在幫人，而是害人。萬一吳家小娘子有個三長兩短，那可怎麼辦呢？」

眼看師父師母又要吵起來，龐憲趕緊搶先道：「師父，不知者無罪。我現在趕過去叮囑吳家人謹慎用藥就好，師父消消氣！」然後，他又跑到師母身邊，低聲勸慰，「師母，您也知道的，師父對待醫藥向來認真，您就別生氣了。」

妻子心知自己夫君脾氣，也知道自己做得確實不妥，便沒再爭論，自顧自道：「我自己送的藥，自己去囑咐。」說著，就往吳家走去。

李時珍見妻子確實知錯了，也不好再對她發火，便追上去道：「我也隨你去看看，順便看看需不需要再開點其他的藥。」夫妻二人這才和好。

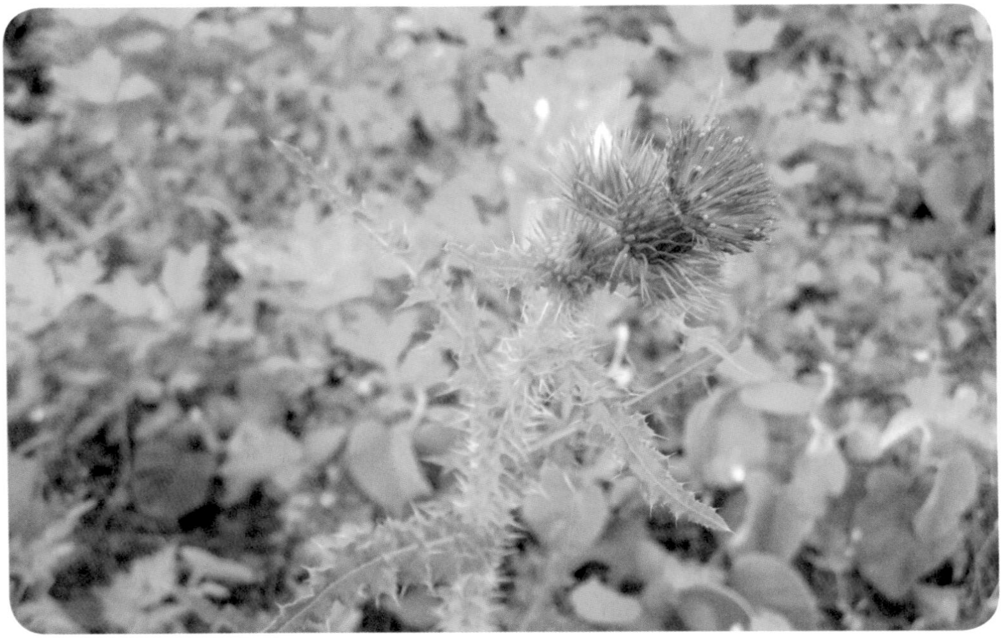

苧麻

先兆流產的救星

「肖家少夫人出事了！師父，快去救命！」龐憲急急忙忙往家裡跑，邊跑還邊喊著。

屋內的李時珍聽了這話，也嚇了一跳。要知道，肖家少夫人可正身懷六甲呢！於是，他急忙抓上一把草藥，背上藥箱跟著龐憲一路小跑趕往肖家。

來到肖家，只見肖家人個個急得團團轉。當他們看到李時珍時，彷彿看到了救命稻草一般，紛紛上前，你一言我一語道：「少夫人突然腹痛不已！」、「還見血了！」、「如今母子情況未卜！」

李時珍聽了個大概，心裡也有了數，便先給肖家少夫人診脈。很快，他便有了答案——「少夫人出現先兆流產了。」

「流產？」一聽李時珍的診斷，肖家人頓時慌亂起來。

「大家少安毋躁。先兆流產不過是說出現流產症狀，並非真的流產。」龐憲見狀，忙提高了音量安撫大家。肖家人聽後，才稍稍安靜了下來。

李時珍看到龐憲能有如此舉動，感到十分欣慰。他整理了一下剛剛帶來的那些草藥，又隨手寫了張藥方：「苧根去黑皮切二斤，銀一斤，水九升，煎四升。每服以水一升，入酒半升，煎一升，分作二服。」寫完之後，他把藥方交給肖家人道，「按方煎煮服用，可安胎。不過切記：少夫人正在孕期，不宜操勞。如有其他情況，請及時來找我。」

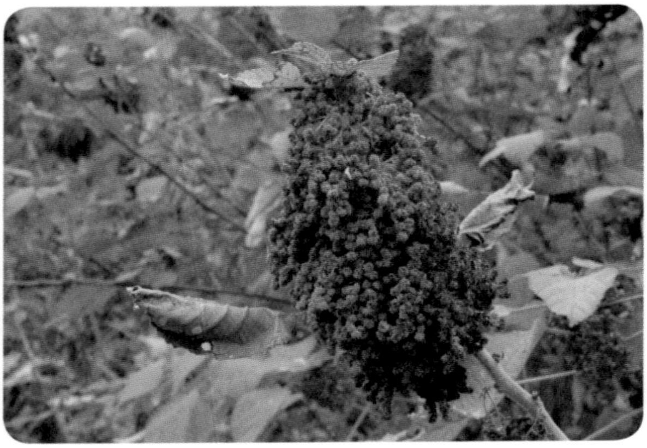

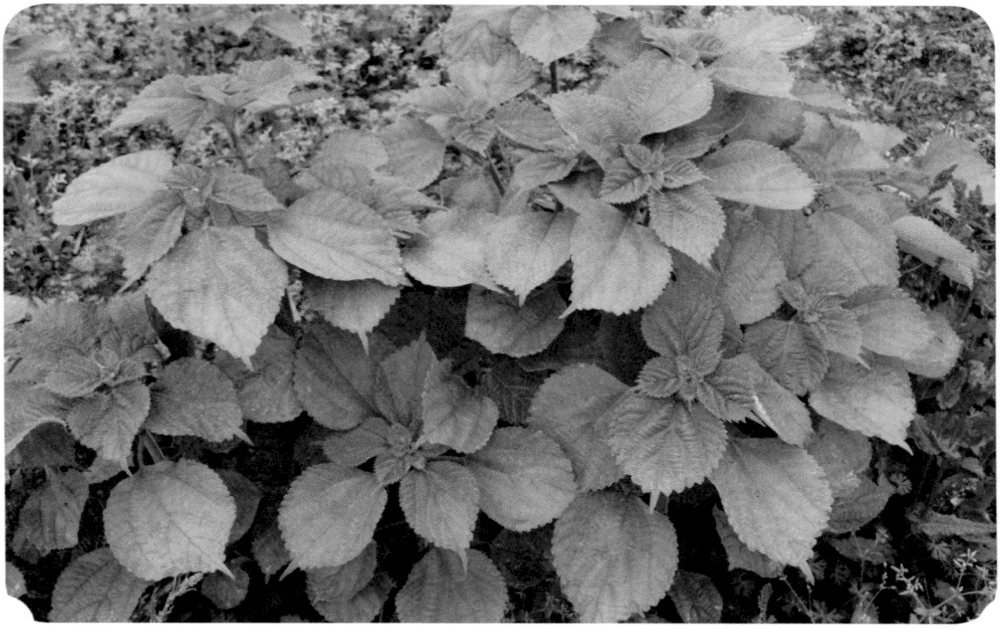

李時珍的醫術在當地一向很有名氣。有了他這番話，肖家人也就安心了。

等到師徒倆從肖家走出來，龐憲便問：「師父，您拿的那些根狀藥材是什麼呀？」

「那是苧麻的根。苧麻在地下有地下莖和根，二者共同形成了一個非常強大的根　。《梅師方》裡有寫，它可治『妊娠胎動，忽下黃汁如膠，或如小豆汁，腹痛不可忍者』。我剛剛聽你說肖家少夫人有事，便下意識取了一些苧麻根，果真派上用場了。當然，苧麻不止根部可入藥，其他部位也有藥用。總的來說，它可以安胎，治療漏胎下血，緩解產後抑鬱以及天行熱疾，還能防治毒箭以及蚊蟲叮咬。」李時珍講解道。

「苧麻這麼有用，不知道究竟長什麼樣子。」龐憲聽了李時珍的介紹，更加好奇了。

「一般而言，苧麻的高度為一到二米。無論是莖，還是花序，或者葉柄都密集生長著柔毛。它的葉子是互生的，呈寬卵形或者近似於圓形。而且，其葉表面並不光滑。苧麻是雌雄同株的植物，花、果期為七到十月。一般來說，苧麻果呈橢圓形，大概只有一點五毫米那麼長。」李時珍耐心地講解給龐憲聽。

「原來是這樣子。我似乎已經能夠想像出苧麻長什麼樣了！」龐憲十分欣喜地嚷道。

「既然如此，那為師再給你講講你不知道的事。你覺得苧麻除了入藥，還可以做什麼？」李時珍問道。

「據師父所說，苧麻的根系那麼強大。若是種在耕作的農田上，應當能有很好的固土力吧，可以保證土壤不流失。」龐憲斟酌了一會，小心答道。

「哈哈，憲兒真是個聰慧的孩子。」李時珍拊掌誇獎道，「你說得沒錯，苧麻確實有很強的固土力。的確，它一身都是寶！它的葉子很有營養，用來做家畜的飼料再好不過了。至於麻骨，可用來造紙、製作傢俱，還可以釀酒、制糖。你說，它是不是一個寶貝？」

「哇！小小的苧麻原來這麼多用處呀！」龐憲聽了，不由得感嘆。

苘麻

中耳炎的剋星

這天，李時珍與龐憲出診回家的路上偶遇一位婦人。那婦人抱著一個孩子，哭得十分淒慘。都說醫者仁心，見此情景，李時珍當然不可能無動於衷。於是，他上前問道：「不知夫人為何如此難過？」

「這位老先生，事情是這樣的。我這孩子前兩天總哭鬧，說是耳朵疼。我本來以為只是小毛病，沒想到這兩天他竟漸漸聽不清聲音了，怕不是耳聾吧……孩子還小，這可怎麼辦呀……。」婦人說著，又痛哭起來。

「夫人別急。我是一名大夫，不妨讓我給孩子瞧瞧。」李時珍安撫道。

「果真如此？那有勞大夫了！」婦人一聽這話，眼裡頓時有了希望。

接著，李時珍一番望聞問切下來，病情也就基本確定了。他對那婦人說：「令郎所患的是中耳炎，不算嚴重，也不至於耳聾。還請夫人放心。」然後，他又向龐憲招了招手道，「憲兒，剛剛一路走來，我似乎見到路旁有些苘麻。本來想著家中還有一些，就沒採。現在看來，你還得跑一趟，採些來給這位夫人的小孩治病。」

「苘麻長什麼樣子呢？」龐憲撓撓頭，問道。

「苘麻是亞灌木狀的草本，其高度為一到二米，莖枝覆蓋著柔軟的毛，葉子多為五到十公分的圓心形，邊緣帶有鋸齒。葉子的兩面都帶有細密的柔毛。葉柄也有類似的柔毛，長度為三到十二公分。如今，正值七月，正是苘麻花期。你也可以通過花朵來判斷它。苘麻的花一般都長在葉腋處。花梗上有柔毛，總長度為一到十三公分；花萼長得有點像杯子，花瓣為倒卵形，呈黃色。」李時珍細細講解，然後從包裹裡拿出紙筆書

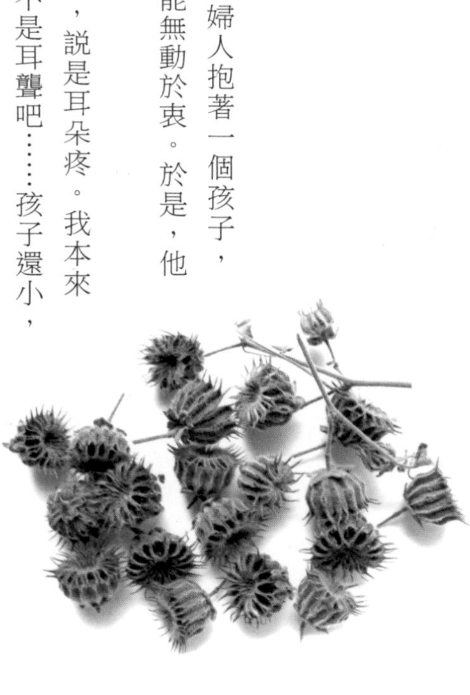

寫藥方：取六錢苘麻煎湯服用。

龐憲將李時珍的話牢記於心，並很快就將苘麻帶了回來。他氣喘吁吁地問：「師父，師父，是這個嗎？」李時珍仔細看了看，點了點頭道：「沒錯，就是它！」接著，他又將苘麻和藥方交給了那位婦人，「夫人，這是苘麻和藥方。還請收好，回去按方煎煮，按時給孩子服下就好。不必過於擔心。」

「謝謝大夫！大夫大恩大德此生難忘！」那婦人趕忙接過了李時珍遞過來的東西，又落下淚，感激之情無以言表。

「夫人言重了。救治患者本就是我們為醫者的職責。天色也不早了，您也早些回家吧。」就這樣，師徒倆辭別了婦人，踏上了回家之路。

路上，龐憲格外歡喜，一直嘰嘰喳喳地問東問西：「師父，這苘麻除了治中耳炎還可以治療其他病嗎？」、「師父，苘麻有沒有果子呀？」、「師父，苘麻子跟苘麻又是什麼關係呢？」

「苘麻有清熱利濕、解毒開竅的效用。像我們平時所說的耳鳴、耳聾、睾丸炎、化膿性扁桃體炎等病症都可以用它來治療。《上海常用中草藥》有記載，『苘麻全草可解毒，祛風。治痢疾，中耳炎，耳鳴，耳聾，關節酸痛』。」李時珍不慌不忙地逐一解答道，「苘麻當然也有果子。果期為八到九月。其果為半球形的蒴果。至於，你所問的苘麻子嘛，顧名思義就是苘麻的種子，也稱青麻子……。」

師徒倆一問一答走在路上。夕陽西下，暮靄拉長了他們的背影……。

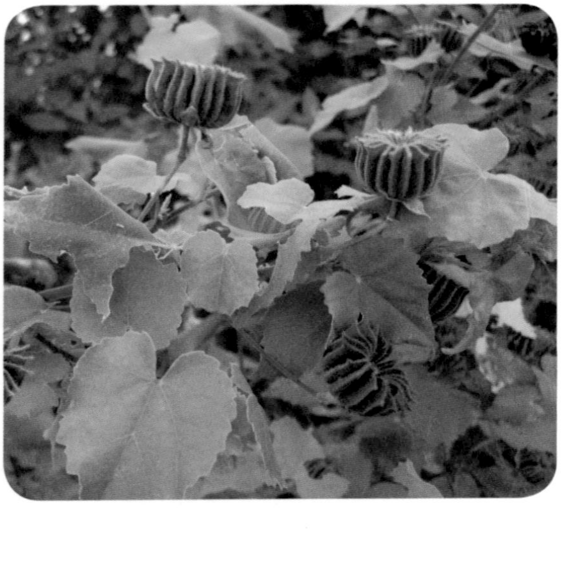

葫蘆巴

全株含香的腳氣藥

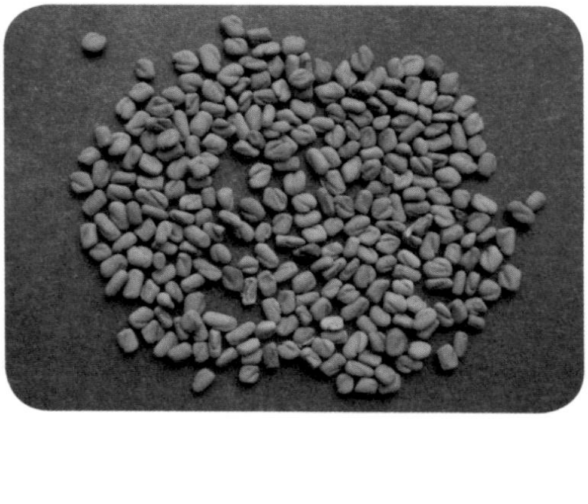

一日，林員外的夫人突然神神秘秘地來到李時珍家中求醫。只見她臉頰微紅，吞吞吐吐道：「李大夫，我……我……我想來跟您求個方子。」

李時珍素來見慣了各種難以啟齒病症的患者，也不急著追問，只讓林夫人先坐下，慢慢道來。

「我……我的腳似乎染上了腳氣。您說，我一個女人家……唉……。」林夫人情緒低沉，終於開口說出了自己的病症。

「原來是足癬。這倒不是什麼難治的病症，不過我還得看看你的具體情況。」李時珍道。

林夫人猶豫許久，這才褪去鞋襪，露出一雙小腳。那雙腳顯然已被抓得通紅，腳趾間可見水皰和白軟的死皮，甚至還有糜爛的跡象。隨著鞋襪褪去，散發出一股難聞的氣味。林夫人的臉越發紅了。

「嗯，確實是足癬。無妨，不是什麼大病。你先回去，明日來取藥即可。」李時珍見林夫人如此羞愧便安撫道。

送走了林夫人，龐憲趕忙湊上來問：「師父，為何要讓林夫人明日來取藥?現在不能配藥給她嗎？」

「你先隨我去後山坡採一味藥，到時候你就知道了。記著，那株草藥有二十到八十公分高，莖直，且帶有稀疏的細毛。葉子呈長卵形，或呈卵狀披針形。葉子兩邊都帶有稀疏的柔毛。若是五月時，你可能還可以看到一些白色或淺黃色的花。這些花的基部略顯紫色。這次，我們只需取其種子即可，你可別採錯了。」李時珍提了竹簍，對龐憲說道。

兩個時辰後，師徒倆滿載而歸。龐憲手裡拿著一捧種子，仔細聞了聞，嘆道：「哇，好香呢！」

「那是自然。這是葫蘆巴，全草都帶香的。」李時珍微微一笑。

「那我們這不是已經採到葫蘆巴了嗎？為何還要讓林夫人明日再來。剛剛讓她在家中稍候，我趕緊採完回來不就好了。怎又讓她再跑一趟？」龐憲越發感到奇怪。

「這個藥可不是一採到就能用的。《楊氏家藏方》中說，『葫蘆巴（酒浸一宿，焙）、破故紙（炒香）各四兩。為末。以木瓜切頂去瓤，安藥在內令滿，用頂合住簽定，爛蒸，搗丸梧子大。每服七十丸，空心溫酒下』。所以啊，要明日才能取藥。」李時珍正色道。

「原來是這樣。那師父，這葫蘆巴除了治腳氣，還能用來治什麼呢？」龐憲虛心請教。

「這葫蘆巴的用處真不少。它可以補腎陽、袪寒濕，在治療寒疝、陽痿、腎虛、膀胱氣等方面都很不錯的。不僅如此，由於葫蘆巴秸稈和籽帶有濃郁持久的香味，可以用來防腐、殺菌、消毒，也可以用來熏香房間、衣物等等。」李時珍認認真真地解答道。

「那我要回去取些葫蘆巴秸稈給師母！」龐憲拍了拍自己的腦袋，趕忙往回跑。

「你慢點跑，小心別摔著！」李時珍不禁失笑，大聲對龐憲的背影喊道。

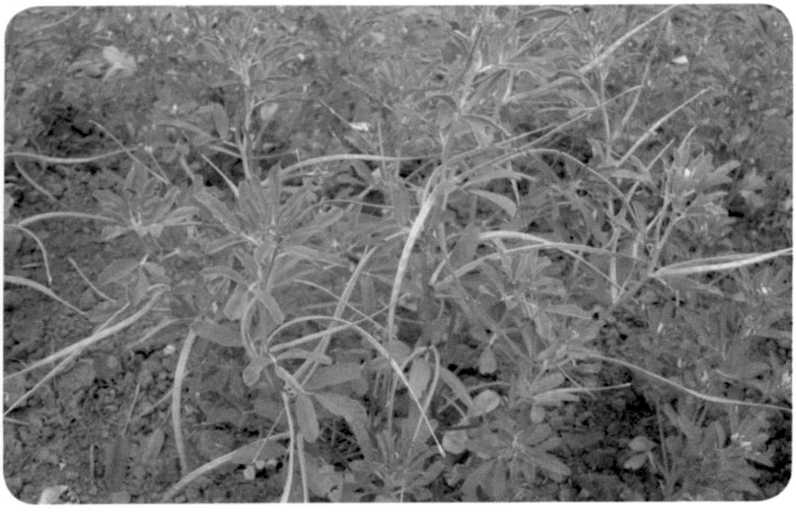

蠡實

減少經量的靈藥

這日，龐憲神神秘秘地對李時珍說：「師父，徒兒想自己一個人去山裡採藥，還望師父准許。」

「這是為何？」李時珍有點不解。因為龐憲還從來沒有自己上過山，今日突然要求自己上山，實在奇怪。

「徒兒只是覺得自己也不小了，是時候該一個人上山採藥去了。」龐憲回應道。

李時珍斟酌了一下，後山龐憲常去，也不會有什麼危險，便答應了，並囑咐道：「自己一個人上山，小心點，不許貪玩。」

「知道了，師父。」龐憲點了點頭，然後便揹著竹簍獨自出門了。

黃昏時分，龐憲蹦蹦跳跳地揹著小竹簍回來了。只見他手上捧著一束淺藍紫色的花，嘴裡興奮地呼喊著：「師母，憲兒給您帶禮物回來了。」

吳氏聽到龐憲的呼喚聲，心中暖暖的，忙迎了出來：「憲兒第一次獨自上山就不忘給師母送禮物呀。」與此同時，李時珍也從藥房走了出來。

龐憲將紫色的花兒遞給師母，恭敬地說道：「今日是師母的壽辰，憲兒祝師母年年有今日，歲歲有今朝。」吳氏聽了，竟不由得熱淚盈眶，心想這孩子真有心。

本是感人至深的一幕，誰知，李時珍在一旁卻「噗哧」一聲笑了起來。

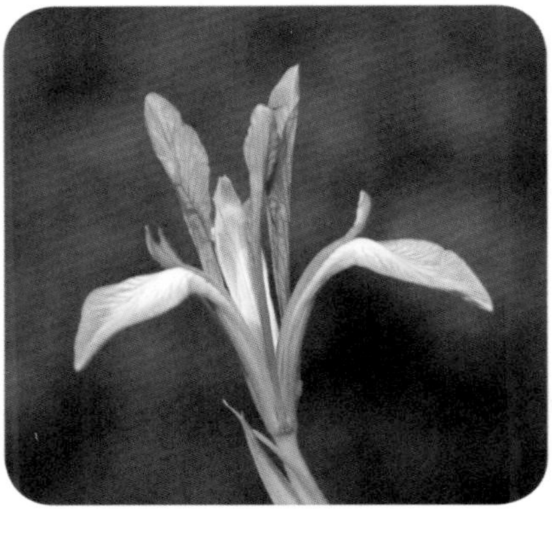

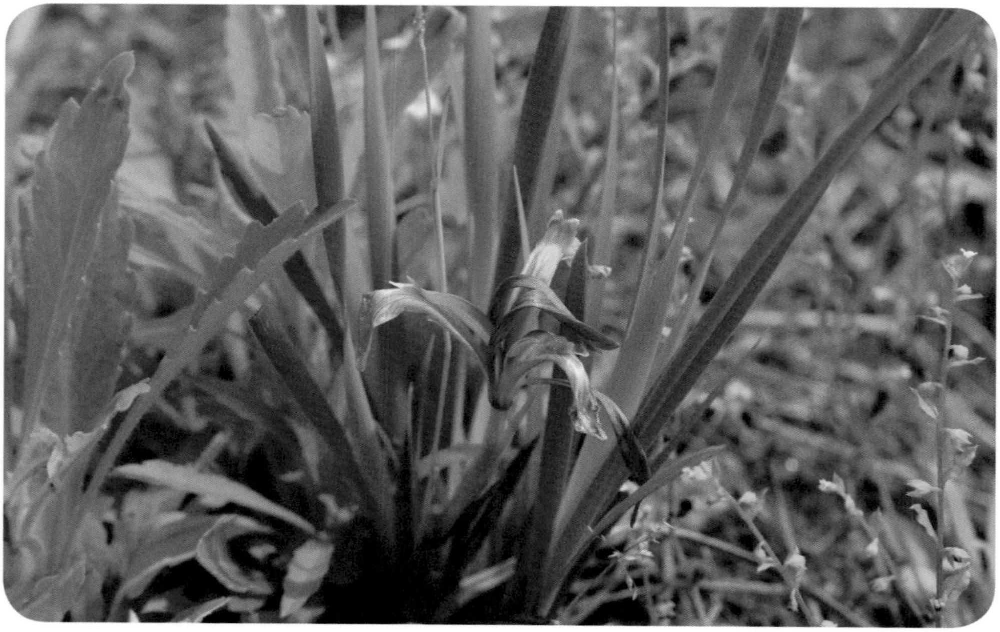

「你笑什麼？憲兒記得我的生辰，你卻不記得呢。」妻子嗔怪道。

「我笑憲兒果然是我徒弟，連送禮都是送藥。」李時珍撫了撫自己的鬍子道。

「藥？這明明是漂亮的花呀。」龐憲聞言，十分訝異。

「誰説花不能是藥？為師問你，這花的花莖在接近上端的地方是不是有三片葉狀的苞片？其植株高二十五到三十公分，根莖粗且壯實；葉子是基生的，呈現線狀，長二十到四十公分，寬三到六公分。葉子的下面略略呈紫色，質地堅硬，光滑且無毛？」李時珍含笑問道。

龐憲仔細回憶了一遍，撇撇嘴回答：「師父説得沒錯。」

「那可不就是馬藺花嘛！」説著，李時珍又哈哈大笑起來。

「馬藺花？那它和馬藺子有什麼關係嗎？」龐憲下意識地問道。

李時珍解釋説：「馬藺子就是馬藺乾燥的成熟種子又名蠡實。秋天的時候採來馬藺花的果實，曬乾，揉搓出種子。然後，把它們和果殼、雜質等分開，繼續曬乾即可。這些種子大多呈扁形或者不規則的卵形，長約五毫米，寬約四毫米。外皮為紅棕或黑棕色。你仔細聞一聞，有一種淡淡的特殊的氣味。」

「那麼，馬藺子也是一味藥嗎？」龐憲問道。

「沒錯。醫書記載有『治月經過多：馬藺子三錢，馬藺花三錢，石榴皮四錢。共為細末，一日分三次服』。」李時珍微微點了點頭。

「這麼看來，馬藺子就是一味『女人藥』嘛。」龐憲自顧自總結道。

李時珍不認可地搖了搖頭，糾正道：「話可不是這麼說，治療經量過多只是馬藺子的一個功效。除此之外，它也可以用於治療黃疸、吐血、血崩、喉痹等症。」

「原來如此，看來可不能小瞧了任何草藥呢。」龐憲聞言不由得感嘆起來。

「你們師徒倆可別打我花兒的主意。這是憲兒送我的賀壽禮，我要把它放在屋裡做裝飾。」吳氏在一旁說道。

「好好好，全聽壽星的。」李時珍聽了妻子的話哈哈大笑，龐憲也在一旁笑出了聲。

減少月經血量的藥方

對症

女性月經血量過多。

藥材

馬藺子、馬藺花三錢，石榴皮四錢。

用法

將三味藥研磨成末，一日分三次服下。

惡實

清熱解毒的降壓茶

天剛濛濛亮，隔壁的王大哥就急匆匆地跑到李時珍家中。他邊敲門邊焦急地喊道：「李神醫、李神醫，快救救我母親！她剛才突然暈倒了，怎麼都叫不醒！現在也不知是什麼情況！」

李時珍聽了這事，也顧不得梳洗，隨手抓了一件外衣套上，便隨王大哥去了。龐憲一心向醫，也急急忙忙隨著師父腳步來到王大哥家。當他來到王大哥家時，師父已經給王大娘診完了脈，正給王大哥講解王大娘的情況。

見到龐憲來了，李時珍招了招手道：「憲兒，你來得正好，回去幫為師帶些惡實茶來。」

「惡實茶？」龐憲氣喘吁吁，一時反應不過來，疑惑地看著李時珍。

「哎，罷了。為師與你一道回去取吧。」見龐憲一臉懵懂的樣子，李時珍無奈說道，又扭頭對王大哥囑咐道：「王兄，令堂的高血壓症還需好好調理，一會我命憲兒給你送惡實茶來，每日用熱水沖泡五到八克給令堂喝即可。此外，還得叮囑她不要過度操勞才是。」說完，就領著龐憲往回走了。

龐憲心知師父不悅，回家的路上，也不敢多說話，低著頭默默走著。

「憲兒，平時怎麼不見你如此安靜？」李時珍並沒有怪他，打趣道。

「憲兒慚愧，不知惡實茶為何物。也不知道，茶竟然也能用來治病。」龐憲偷偷瞄了李時珍一眼，低聲說道。

「所謂惡實茶就是用中草藥惡實的根製作而成的純天然茶品。」李時珍耐心地解釋著，「惡實這個名

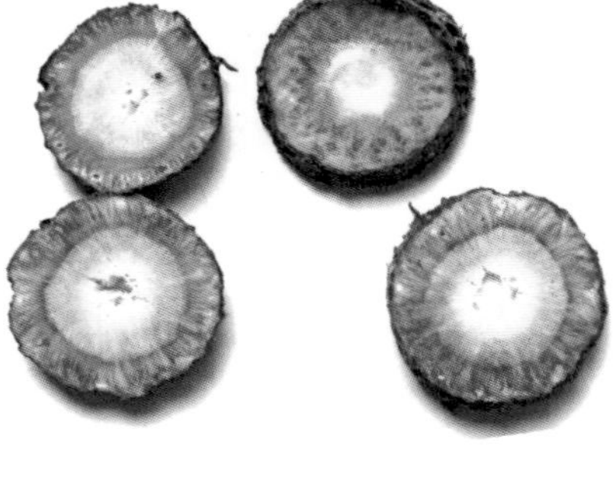

字，你可能並不熟悉。但是如果說起它的另一個名字，你肯定就知道是什麼了！」

「什麼？什麼？」龐憲立刻追問道。

「牛蒡。」李時珍回答。

「原來是牛蒡！那我可是知道的！」龐憲興奮地說，「古書記載，『牛蒡性溫、味甘，無毒，通十二經脈、除五臟惡氣，久服輕身耐老』。」

「你可別只曉得背書。為師考考你，這牛蒡長什麼樣子你可知道？」李時珍輕輕拍了拍龐憲的小腦袋問。

「牛蒡擁有非常粗壯的肉質直根，長度可到一到五公分，直徑約為二公分。且它的莖是直立的，有兩米那麼高呢！它的莖枝上分佈有疏鬆的短毛，還有一些黃色的小小的腺點。基生葉呈卵狀，有稀疏的鋸齒。最奇怪的是，這些葉子的兩個面是不同顏色的。上面是綠色，而下面是灰白或者淺綠色的。」龐憲歪著腦袋仔細回憶道。

「哦？那你可知牛蒡是否有花？是否有果？」李時珍饒有興致地繼續追問。

「花？果？」龐憲想起素日所見的牛蒡的樣子，一時有點拿不准牛蒡是否有花果。

「你瞧瞧！還是觀察得不夠仔細。」李時珍很嚴

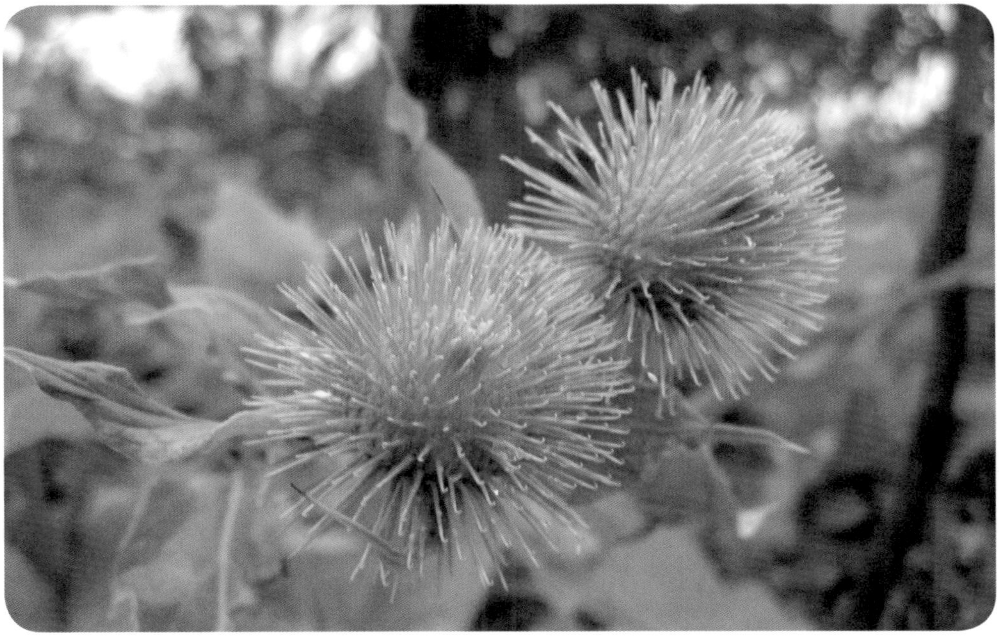

肅地說，隨後認真地解答，「牛蒡自然也是有花有果的。它的花果期為每年的六到九月。小花為紫紅色，果子嘛，則是倒長卵形的。這牛蒡可是好東西，它有清熱解毒、開胃通便、降血壓、降血糖、防治癌症的效用，這也是我讓你送些牛蒡茶給王大娘喝的原因。王大娘平日過度操勞，血壓又偏高，這才會暈倒。而牛蒡茶恰好有降血壓之用，所以讓你送些給她。」

「原來如此。那服用牛蒡是否有禁忌呢？」龐憲追問。

「一般來說，服用任何藥物都有需要注意的事項。牛蒡茶自然也不例外。所以，你一會給王大哥送藥時，要提醒他：服用牛蒡茶的時候，茶的濃度不宜過濃，否則容易上火。牛蒡茶應為熱飲，而不能冷飲，否則可能引起腹瀉。並且，婦女經期時也不宜飲用牛蒡茶。」李時珍緩緩說道。

「謝謝師父，徒兒受教了！」龐憲恭恭敬敬向李時珍鞠了個躬。

「嗯，快去送藥吧！」李時珍微微一笑，取下存放牛蒡茶的茶罐遞給了龐憲。

枲耳

消毒殺蟲的帶刺毒果

這日，龐憲帶著建元外出玩耍。建元一路上蹦蹦跳跳地跑在前面，龐憲則不慌不忙地跟在後面。

「憲哥哥，這裡有個果子長得好可愛！」突然，建元停在了一株植物旁，童聲童氣地喊龐憲。

「什麼？我來看看！」龐憲向來喜歡觀察植物，聽說有可愛的果子，自然不能放過。

當龐憲跑到建元身邊時，建元正拿著一個紡錘形的帶著軟刺的果子要往嘴裡放。龐憲見狀趕忙出手打掉了建元手裡的果子，「這果子不能吃！」

建元突然被打，呆了幾秒，然後放聲大哭起來。只見他轉身就往家的方向跑，一邊跑一邊喊：「憲哥哥打我，憲哥哥壞！」無奈，龐憲只好在他身後追。

回到家中，建元便向李時珍訴苦：「爹爹，憲哥哥壞！他打我的手，不讓我吃果子。」李時珍心知龐憲的為人，也不急著下定論，扭頭詢問龐憲事情的緣由。

「師父，是這樣的。剛剛我與建元外出玩耍，他採了一個『可愛』的果子要吃，我定睛一看發現是枲耳的果子。徒兒記得《千金·食治》裡寫此果『味苦辛，微寒澀，有小毒』，這才打掉了建元的果子。」龐憲將事情的原委一五一十地講了出來。

「哦？你講講那株植物的樣子，我聽聽。」李時珍道。

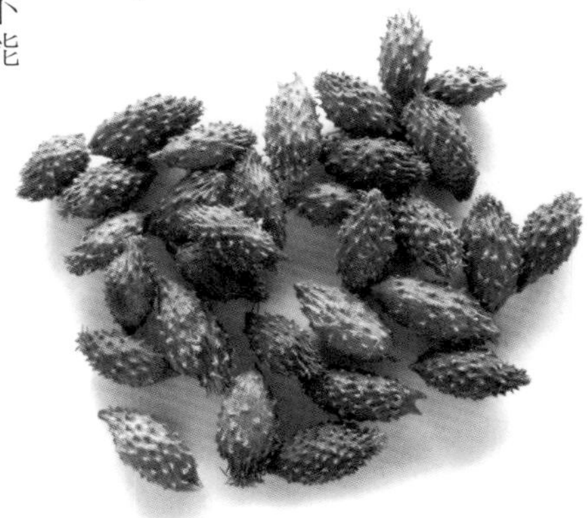

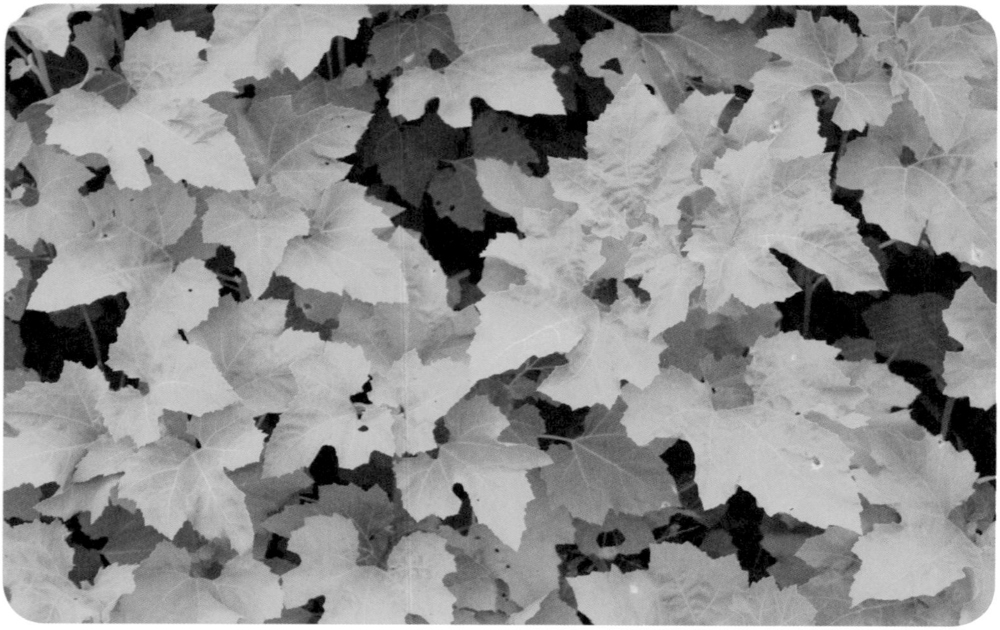

「那株植物約一米高。葉子呈卵狀三角形，有的葉子的邊緣可見不規則的鋸齒。葉柄長短不一，短的三到四公分，長的則可達十公分。柄上還覆蓋著細密的絨毛。至於建元所拿的果子，確實很可愛。它們有的是紡錘形，也有的是橢圓形，外表有鉤刺。總體而言，多呈綠色，也有呈黃棕色的。」龐憲仔細回憶了一下，緩緩說道。

聽完龐憲的描述，李時珍不禁倒吸了一口涼氣，道：「果真是枲耳！」說完，他便轉身取來戒尺，讓建元把手伸出來，打了幾下。他邊打邊說，「我已多次告誡你，不可亂吃東西，你還敢亂吃！這次多虧了憲兒，不然你若真的吃了下去，怎麼得了。你知不知道，這枲耳全株有毒，最毒的就是果實和幼芽。嚴重的情況下，你的小命可未必能保住！」

建元本來還很委屈，但是一見父親怒氣騰騰的模樣，也不敢再多說什麼了。

一旁的龐憲心疼弟弟，忙轉移話題道：「師父，建元想必已經知錯了。徒兒對這枲耳還不太瞭解，不知這枲耳是否可作藥用，還請師父賜教。」

李時珍看了一眼徒弟，這才停了下來，緩緩道：「枲耳也叫蒼耳。雖然帶有毒性，但是確實也可以作藥用。它有祛風散熱以及消毒殺蟲的功效，可以用於頭風、目赤、風癩、熱毒瘡瘍等病症的治療。從用法上講，枲耳分內服和外用。在《摘元方》裡記著一個方子，用『蒼耳嫩葉尖和膏鹽擂爛。五、六月間擦之，五、七次』。這個方子可以用於赤白汗斑的治療。不過正因為枲耳有毒，所以作藥用時要千萬小心。」說著，李時珍又狠狠地瞪了建元一眼，道，「特別是生吃葉子和果實這樣的做法，完全就是不要命了。」

建元此時早已停止了哭泣。他低著頭，怯怯地說：「父親，元兒知錯了，下次再也不敢了。」

李時珍道：「你要給你憲哥哥道歉，同時還要謝謝他的救命之恩！」

建元聽話地點了點頭，對著龐憲作了個揖：「謝謝憲哥哥的救命之恩。建元剛剛誤會你了，對不起。」

龐憲忙扶了扶建元：「沒關係，沒關係，不必介懷。」兩個孩子終於又重歸於好了。

天名精

止咳化痰的「活鹿草」

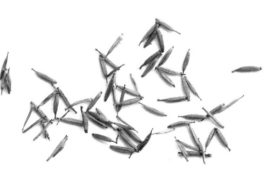

今天李時珍家裡來了位客人——白髮蒼蒼的李爺爺。上個月，李時珍治好了他的病痛，為了表達感謝，李爺爺特地上門拜訪，還帶了些上好的紅茶和糕餅。客人剛走，龐憲就迫不及待地拿了一個糕餅塞進嘴裡，邊吃邊嘟囔：「這糕點真好吃！我從未吃過這麼好吃的糕點！」說著，又偷偷往衣袖裡塞了兩個。

然而到了夜裡，龐憲因吃多了糕餅而不停咳嗽。次日，龐憲起得很早，思考著該不該把這事告訴李時珍。但是，因為怕挨罵，他還是決定瞞下來，若無其事地跟著李時珍去採藥。

上山的路上，李時珍問：「你知道今天我們要去採什麼藥嗎？」

龐憲愣住說：「憲兒不知……。」

李時珍也不回答，反而教訓道：「昨夜憲兒咳嗽，必定是吃了太多李大爺送來的糕點。我不是和你說了不能貪嘴，吃太多會上火。」

龐憲知道自己貪吃不對，老老實實聽師父訓誡，沉默不語。李時珍見狀，繼續說：「昨夜，我聽你咳嗽得厲害且痰多。今日，你就同我去採些天名精來，此藥有非常好的化痰效果。」

龐憲一聽，這才來了精神：「師父說的是活鹿草嗎？我記得《傷寒蘊要》中提到其『治咽喉腫塞，痰涎壅滯，喉腫水不可下者：地菘搗汁。鵝翎掃入，去痰最妙』。」

李時珍聽了這話方才露出笑顏：「看來你沒有偷懶啊。」師徒倆邊說邊走，很快就發現了天名精。龐憲

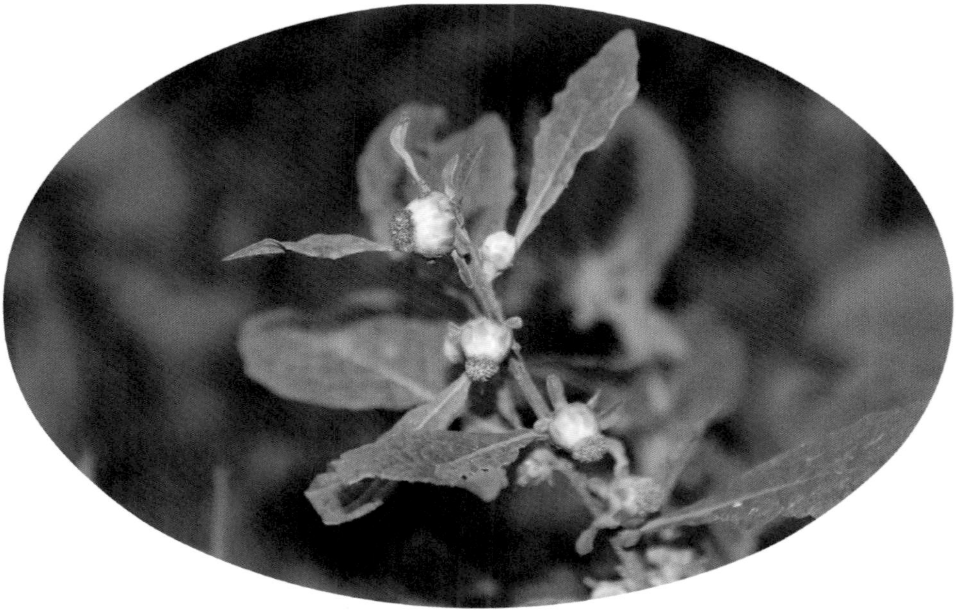

開心地說道：「師父，這是天名精，徒兒認得它。」李時珍一聽，有意考他，便問：「如何判斷？」

「雖然它與其他草藥看似沒有什麼不同，都是直立的莖，高度也差不多，但是它上面的部分有密生短柔毛的許多分枝，下面的部分幾乎沒有柔毛，而且葉子是互相生長的。師父你摸摸，是不是有明顯的柔毛的感覺？這樣看來，這必是天名精。」龐憲用手摸了摸天名精後說道。

李時珍笑著說：「看來你的功課做得不錯。除此之外，我們也可以從葉片來對天名精進行分辨：它下部的葉片呈寬橢圓形或長圓形；其先端是尖尖的，邊緣像鋸齒，沒有柄，且越往頂葉片越小。總苞呈鐘狀球形，總苞片一共有三層；外層是極短的，呈卵形，先端是尖尖的，有短柔毛；而其中層和內層則是長圓形，先端是圓鈍的，無毛。」

「它的花期在六到八月，而果期在九到十月。是不是啊，師父？」龐憲歪著腦袋滿是期待地問。

「是的，沒錯。這會兒想起了天名精那麼多特徵了，怎麼今早不知道用它來治病呢？」李時珍假裝生氣道。

龐憲聞言，不禁咂咂嘴委屈地說：「憲兒確實不知該如何用藥啊。」

李時珍一邊採藥，一邊耐心地對龐憲講解：「這天名精味苦、辛，性寒。它的用法種類多，可以拿九到十五克煎湯內服，也可以拿三到六克研成末，搗成汁或是做藥丸。此外，它還可以外用。但凡皮膚癢疹、毒蛇咬傷、創傷出血等症都可以用它來化解。治療時，只要取適量的天名精搗碎，敷在傷口處即可。」

龐憲聽得入迷，一時忘了手中的動作，嘴裡喃喃說道：「我只知道天名精有清熱解毒和化痰之用，卻不知道這天名精還可以殺蟲、破瘀和止血。如此說來，以後上山採藥我再也不用怕蛇蟲咬我了。」

「學醫是不能有半點馬虎的。對藥物的用藥及功效也不能一知半解，要全面掌握才行。」見龐憲一臉認真，李時珍繼續說道，「採完藥回去之後，拿四兩帶根枝葉的天名精和生薑兩片，加四碗水，煎至一碗過二分。每日上、下午，空腹服用。你的咳嗽很快就會痊癒了。記住，服藥期間忌食酸、辣和肥肉，你可要管好你的嘴啊。」

龐憲答應道：「知道了，師父。憲兒在《本草經疏》中也有讀到，說『脾胃寒薄，性不喜食冷，易泄無渴者勿服』。」

「好了，天名精也採得差不多了。現在天色不早了，我們趕快回去煎藥吧！」李時珍一邊整理著剛採到的草藥，一邊交代著。

曲徑小路上，一大一小的背影在夕陽的照射下越拉越長……。

止咳化痰的天名精要方

對症

因上火引起的咳嗽之症。

藥材

帶根枝葉的天名精四兩、生薑兩片。

用法

將藥材加四碗水，煎至一碗過二分。每日上、下午，空腹服用。

豨薟

治瘧疾的良藥

「憲兒，你將針灸及藥包帶上，隨為師去隔壁村子一趟。」清晨，李時珍叫住了正在院子裡專心辨別藥草的龐憲，吩咐道。

「師父，怎麼了，什麼事這麼緊急？」龐憲有點摸不著頭腦。

李時珍邊走邊說：「剛剛有人來看病，說隔壁村子裡有不少人感到不舒服，頭痛、低熱。為師估計著現在是夏春交替時節，蚊蟲多，雨水又多，空氣潮濕，怕是瘧疾……，我們先去採一些豨薟草帶著。」

「豨薟草？」龐憲回憶道，「是那種根莖直立，並且總是帶著紫色的植物嗎？它的枝的上部有密集的、灰白或紫褐色的長柔毛。其葉子對生且有柄。」

「嗯，沒錯。」李時珍仔細聽完龐憲的描述，又繼續說道，「豨薟的上部呈闊卵或卵狀的三角形。葉片慢慢縮小，然後形成長橢圓狀披針形。葉子的邊緣帶著不規則的鋸齒，兩面被均勻而密的長柔毛包裹著。」

「還有，它的總花梗有密密的長柔毛，會分泌黏液。有一次，我不小心碰到它的花梗，結果整個手都是黏黏的。」龐憲沉吟了一會，繼續說道，「嗯……它花期在八到十月，果期在九到十二月，果實呈倒卵圓形。對了，師父，我們採豨薟拿來做藥嗎？」

「正是，憲兒越來越聰明了。」被李時珍這麼一誇，龐憲倒不好意思起來。

李時珍又繼續說道：「豨薟草味苦、寒，有小毒，因此不能多服，否則可能引發嘔吐。它除了有我們日常所見的祛風濕，治療四肢無力痲痹，腰腿疼痛的用處之外，還可以用來治瘧疾。不過我們要先將豨薟草曬

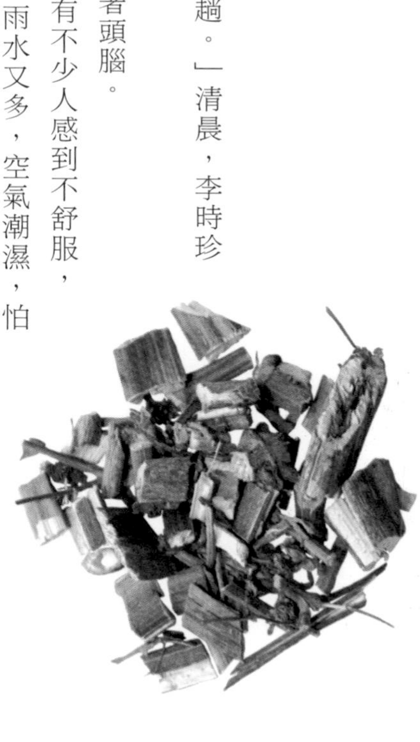

乾，再內服。一般入藥的豨薟草以莖粗、葉多、花未開放、灰綠色的為佳。所以你要睜大眼睛仔細瞧了。」

龐憲點點頭道：「好的。那這全身都是寶的豨薟有什麼忌諱嗎？」

「當然，這豨薟草也是有忌諱的。《本草經疏》裡有寫，『凡病人患四肢麻痹，骨間疼，腰膝無力，由於肺、腎兩虧，陰血不足，不因風濕所中而得者，不宜服之』。」李時珍一臉嚴肅地叮囑龐憲。

很快，李時珍和龐憲就帶著不少豨薟草來到了村子。他們耐心地告訴有瘧疾症狀的村民如何用豨薟草來治病：「取一兩乾的豨薟草，每日分兩次煎服，連服二三日，小兒則遞減。如果遇上被蜘蛛咬傷、狗咬及其他蟲咬傷的情況，也可以用豨薟草搗爛敷患處。」

李時珍又叮囑道：「豨薟草搭配不同的藥材也可以有不同的藥效。譬如想治療腸風下血，可取適量豨薟葉，用酒蒸，然後煉成蜜丸。每次服三錢，用白湯服下即可。」

果然，幾日過後，村民們又恢復了原來的活力和健康。對此，村民們不勝感激：「謝謝李大夫，您真是我們的救命恩人啊。」

李時珍溫和一笑：「別這麼說，救死扶傷本就是醫者天職。」一旁的龐憲聽了村民們的道謝，心中自然也是美滋滋的。

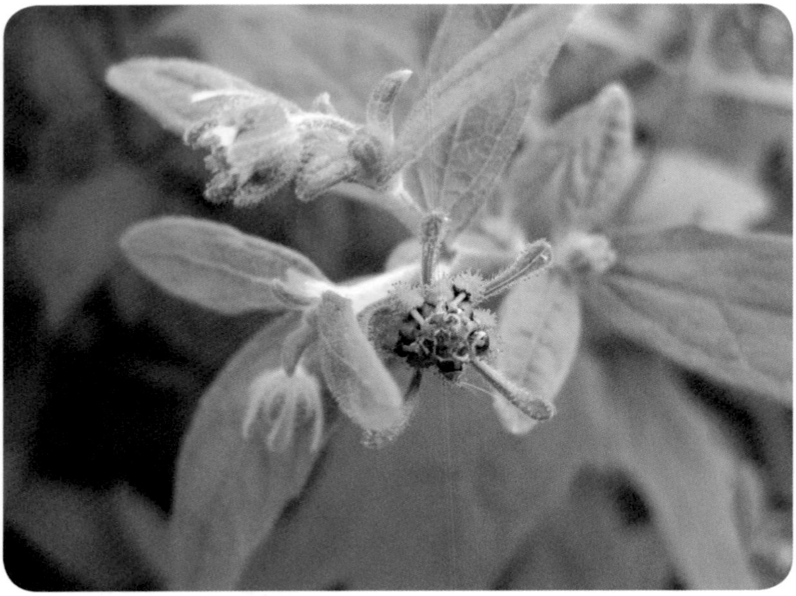

箬

能通小便的粽子葉

端午時節，正在包粽子的李時珍引起了龐憲的好奇。他跑到李時珍旁邊道：「師父，我也要學包粽子。」

「你將艾葉等掛在堂上了嗎？」李時珍問。

「已經掛完啦，師父。」

「好，那你先將手洗乾淨吧。」師母在一旁笑著說道。

洗乾淨手後，龐憲迫不及待地坐在桌子旁，照著師母的做法將粽葉折成漏斗狀，然後把糯米、花生、紅米一起放進「漏斗」裡，放至八分滿。接著，他又用手微微壓緊實，並將上端的粽葉往下壓封口，再用棉線纏住。就這樣，一個粽子就在龐憲的小手中完成了。他開心地說道：「師父，我學會了！」

「憲兒真是聰明，一教就會。」李時珍笑著說道。

聊著天，龐憲拿著粽葉端詳起來，問道：「師父，這不是箬葉嗎？用來包粽子真適合。」

「沒錯，這就是箬葉。其根與莖皆似小竹，其節籜與葉皆似蘆荻，而葉之面青背淡，柔而韌，新舊相代，四時常青。南人取葉作笠，及裹茶鹽，包米粽，女人以襯鞋底。」李時珍回答道。

「對了，師父，上次我還看到隔壁的王奶奶用箬來編竹笠和席子。」龐憲驚呼道。

「是啊。箬葉葉面寬大，柔軟質韌。」李時珍將最後一個粽子放入鍋中，繼續說道，「箬的稈高度在七十五公分左右，有點類似圓筒形。箬的節間上帶有籜鞘，長度為二十到二十五公分。當這些籜鞘枯萎後，顏色就會變成暗草黃色。它下部邊緣覆蓋著柔軟的褐色的纖毛，看上去就像流蘇一樣；籜葉的大小並不均

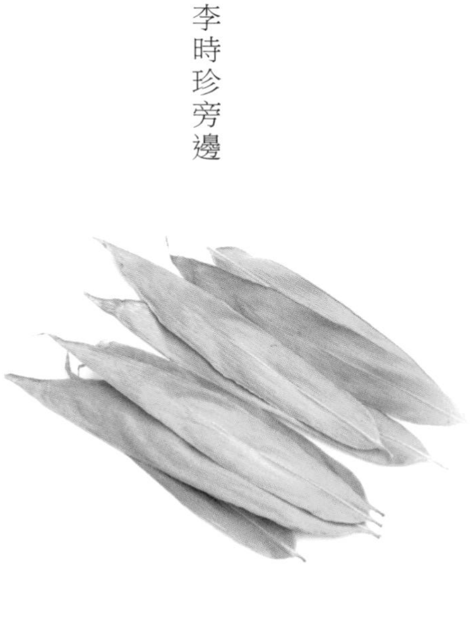

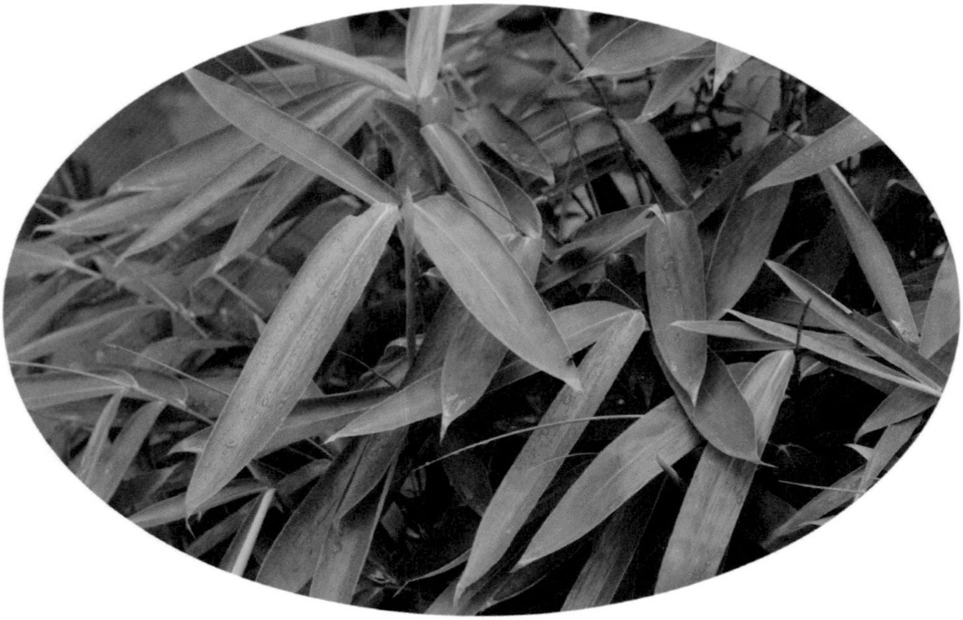

勻，有的十分短小，有的卻比較長。有的籜葉會帶有如方格一般的小橫脈。箬稈上每節都長有一到兩條小枝條。它的葉子是長披針形的。大的葉子長度可能在四十五公分以上，寬度可達十公分。葉片上表面是綠色的，下面則呈灰綠色，並覆蓋有稀疏的鋸色的短柔毛；葉面脈絡清晰，黃白色的中脈寬且突出。次脈數量也很多，有時多達十五甚至十八對，且小橫脈極明顯。」

「原來這小小的粽葉也有這麼大的學問啊。」龐憲感嘆道。

「憲兒，這世間萬物都是有它存在的價值啊。」李時珍説。師母有條不紊地用乾樹枝生了火，開始煮粽子。

龐憲目不轉睛地盯著鍋，咽了咽口水：「那粽子存在的價值就是讓我們填飽肚子吧。」

「哈哈，憲兒倒是運用得很快啊！再過一會兒就可以吃了。」李時珍在一旁笑著説。

很快，粽子就蒸好了。師母端著盤子走出來，卻不見龐憲的蹤影，便問道：「憲兒呢？他不是早就嚷嚷著要吃粽子了。」

「他呀，還在茅廁裡沒出來呢！」李時珍笑著回道。

不一會，龐憲皺著眉從茅房出來。見狀，李時珍擔憂地問：「憲兒怎麼了？身體不適嗎？」

「不知怎的，今早起來時，憲兒就覺得小便不是很通，怪難受的。」龐憲低著頭呢喃道。

「你怎麼不早說？」李時珍嗔怪著，然後指了指剩下的箬葉道，

「剛好這箬葉可通小便。取乾箬葉一兩，滑石半兩，然後研成磨，每日飲服三錢喝下。」

「原來粽葉還有這功效啊！」龐憲驚嘆了一聲，然後好奇地問，

「師父，它還有其他功效嗎？」

「箬對於吐血、衄血、嘔血、咯血和下血等症狀的治療都是十分有效的。它還有利肺氣喉痹、消癰腫的功效。此外，我記得楊起的《簡便方》中寫道，『將經霜青箬露在外，將朽者燒存性，為末。敷入耳中，其疼即止。』可知，它可用於耳忽作痛或紅腫內脹的治療。」

「原來箬的功效這麼多啊！」龐憲讚嘆不已。

「好了，憲兒先去喝湯藥吧。你不是還要去看賽龍舟嗎？」李時珍催促道。

「好的，師父！憲兒要吃粽子，還要去看賽龍舟。」龐憲開心地說道。

「都聽你的。」李時珍摸摸龐憲的小腦袋，笑了。

蘆

婀娜多姿的鎮嘔藥

這日豔陽高照，微風輕拂，是個難得的好天氣。龐憲少見地端坐在書桌前，手持毛筆認真地畫著什麼，絲毫不為外界的美景所動。

「憲兒在畫畫？」李時珍見龐憲如此認真，覺得有些好奇。

「是的，師父。」龐憲放下筆，然後調皮地說：「師父猜猜我在畫什麼？」

「這畫的莫不是蘆葦？」李時珍仔細看了一會兒，說。

「正是蘆葦！」龐憲聽到李時珍猜對了，不由得歡欣鼓舞。

「畫得倒是惟妙惟肖，但是蘆葦還有些畫不出來的細節，不知憲兒是否能講出來？」李時珍有意考考龐憲。

「當然可以。」龐憲有條不紊地回答，「如我這畫裡所畫，蘆葦的稈是筆直立著的，上面的節的數量在二十以上，且節間長有葉鞘；葉舌邊緣密集生長一圈短短的纖毛，這些纖毛的長度在一毫米左右，其兩側還有一些長為二到四毫米的緣毛，這些緣毛特別容易脫落。您看，這畫上的蘆葦的葉子可是我精心了許久的。披針狀、線形，與真實的蘆葦葉基本無差。」

「不錯不錯，憲兒可知蘆葦花是什麼模樣的？」李時珍對龐憲的回答十分滿意，繼續問道。

「當然知道。一般情況下，蘆葦花是在夏秋之際開花的。其花錐呈圓錐形，較為疏散，長度為十到四十公分。它們微微有點向下垂，恍如一個低著頭的羞怯少女。仔細看的話，會發現它的小穗上往往含有四到七朵小花，呈白綠色或者褐色的。」龐憲微微昂著頭，神色間顯得有些得意。

「那你再說說蘆葦有何藥用？」李時珍接著問道。

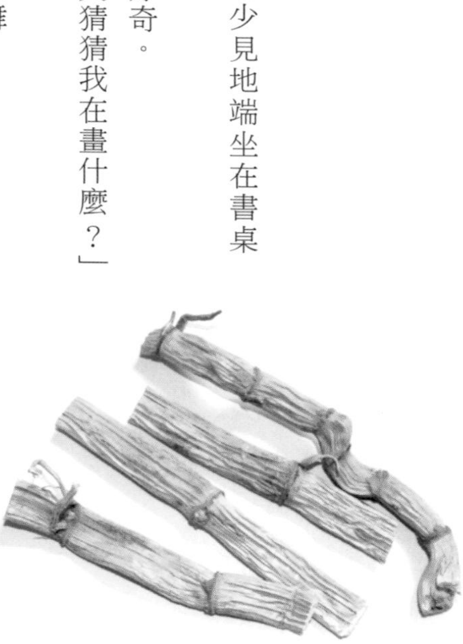

「啊？蘆葦還可作藥用？徒兒不知道……。」龐憲聽到李時珍的問題，一臉驚訝，繼而又感到有點慚愧。

「那當然，蘆葦全身都是寶呢！為師現在給你講講。」李時珍不厭其煩地將蘆葦各部位的藥用知識都講了一遍，「從整體上來講，蘆葦性寒，無毒。但是不同部位，味道有所不同。例如，蘆葦筍是帶有一點苦味的，而其他部位的味道則是甘的。此外，不同部位的療效也有所不同：蘆葉和蘆莖可以用於霍亂嘔逆、肺癰煩熱等症的治療，例如《乾坤秘韞》裡十分出名的用於治療肺癰咳嗽的葦莖湯，就是取葦莖與桃仁、薏苡仁、瓜瓣等一同入藥；至於蘆筍，一般多用在膈間客熱、各種魚蟹毒的治療上；而蘆根則能夠治療反胃嘔逆不下食，起開胃、解熱的作用，例如《雷公炮炙論》裡就有一句注釋，『蓋蘆根甘能益胃，寒能降火故也』。」

龐憲聽得十分入神，不由得讚嘆道：「沒想到蘆葦竟是如此有用的植物，憲兒今日又學到了新知識！」

「學無止境，你還需努力！」李時珍摸了摸龐憲的頭，溫柔地說道，「好啦，你今日在屋裡待了許久了，也該出去玩玩了，不要總悶在屋裡。」

「知道了，師父！」龐憲甜甜地笑道。

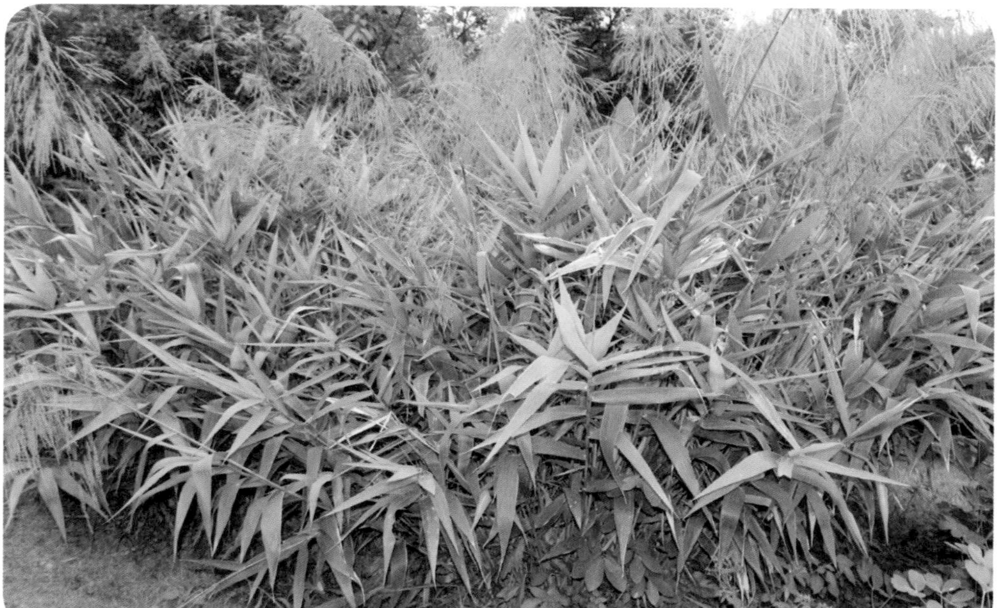

芭蕉

解熱止渴的果子

夏季的雨總是來得很突然，雨打在碩大的芭蕉葉上，發出滴答滴答的聲音。窗前的龐憲托腮望著窗外出了神，不自覺呢喃道：「難怪古人說『無事將心寄柳條，等閒書字滿芭蕉』。」

李時珍瞧見正在出神的龐憲，笑著問：「憲兒不好好溫書，倒是望著窗外的芭蕉出神。在想什麼呢？讓你寫的草藥分類完成了嗎？」

「師父，憲兒在研究書啊。」龐憲忙將被風吹落的書撿起來，假裝在溫書。

「書長在芭蕉葉上嗎？」李時珍打趣道。

「憲兒正在觀察芭蕉的特徵！」龐憲靈機一動，回答道。

李時珍也不拆穿小徒弟，只問：「那憲兒說一說都觀察出什麼了？」

龐憲一看李時珍是有意問自己，心中暗自慶倖自己看過關於芭蕉的介紹。於是，他自信地說：「芭蕉莖是直立的，高為三到七米，附有匐枝。其假莖被粗厚的葉鞘包裹著。芭蕉的葉子很碩大，直立或略微上舉，呈長圓形；其中脈粗大明顯，側脈平行；葉柄很長，長度超過三十公分。建元有時還會摘下芭蕉葉子來當扇子呢。另外，其苞片是苞狀的，為紫紅色，呈披針形或卵狀披針形，會脫落。」

「就這些嗎？」李時珍問。

「嗯……憲兒只記住了這些。」龐憲不好意思地撓了撓頭。

「芭蕉的花束下部為雌花，頂部為雄花。且雄花會脫落。一般，芭蕉的花色呈黃白色，花瓣為卵形。其

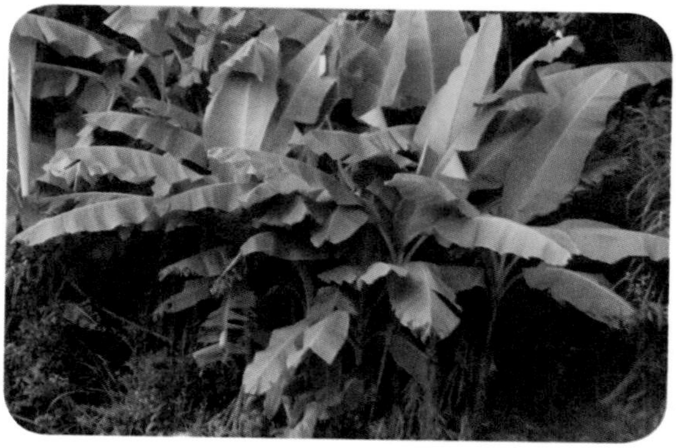

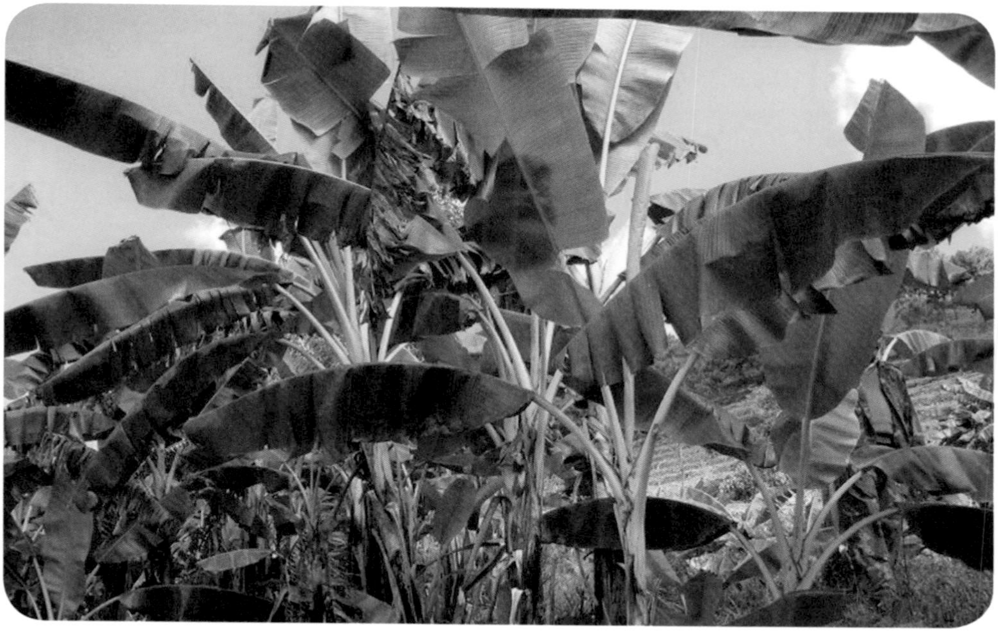

花期約在夏秋之間。芭蕉漿果是肉質的，呈長圓形，有三鈍棱。漿果熟時是黃色的，沒有種子。」李時珍補充道，「按陸佃《埤雅》雲：『蕉不落葉，一葉舒則一葉焦，故謂之焦。俗謂干物為巴，巴亦蕉意也。』」

「師父果然厲害，是憲兒觀察不仔細。我還記得曹叔雅在《異物志》中也有提及『芭蕉結實，其皮赤如火，其肉甜如蜜，四五枚可飽人，而滋味常在牙齒間，故名甘蕉』。」龐憲説道。

師徒倆正説著話，建元蹦蹦跳跳地跑進來，對龐憲説：「哥哥，外面雨停了。今天是集日，你陪我去趕集吧。」拉著龐憲不由分説地往外走。於是，兄弟二人便都出去了。

正當他們倆走到半路上時，近處一群人圍成一圈在指指點點著什麼。龐憲走上前去，撥開人群一看，原來是位瘦弱的女子暈倒在了地上。見此景，他忙蹲下來為女子把脈，並很快判斷出病因，此女子是中暑了。

於是，他先讓人幫忙將那女子抬至陰涼處，然後對著人群説：「煩請找條布條和一杯酒來。」很快便有人拿來布條和酒，龐憲一邊用手按壓那女子的人中穴和合穀穴，一邊用沾了酒的布條擦拭女子的皮膚，使熱量散發得快些。

做完這些急救後，龐憲突然想起師父告訴過他的：「芭蕉性涼，味甘。假莖可以解熱，葉可以利尿及治水腫。它的根與生薑、甘草一起煎服，可治消渴症，根治感冒、胃痛及腹痛。」

於是，龐憲抱著試一試的想法，挖了路旁一叢芭蕉的根，搗成汁，一點一點餵女子服下。過了一會兒，那女子果然蘇醒過來，臉色也好了許多，她連忙向龐憲道謝。

這件事傳到了李時珍耳裡。李時珍感到既欣慰又擔憂。欣慰的是龐憲懷有醫者濟世之心，擔憂的是龐憲工夫未到家便為他人醫治，怕有不妥。

於是，李時珍將龐憲叫到身邊，嚴肅問道：「聽說不久前憲兒救了路邊一位中暑的女子？」

「是的，師父。那天情況緊急，徒兒便用芭蕉根救了那女子。」龐憲笑著說道。

「救死扶傷是好事，但是你千萬要注意，用藥要小心，不能亂用藥。關於這芭蕉，為師還有些效用要講與你聽。例如將芭蕉的根搗爛敷在傷口處，可以治療一切腫毒和紅色風疹；又例如取其曬乾的花煎服還可以治腦溢血……。」李時珍正襟危坐，認真地講解道。

「是，師父告誡憲兒的事，憲兒都會一一牢記在心的。」龐憲聽完，鄭重其事地說。

蘘荷

治療跌打損傷的紅色菜

樹上的知了叫個不停，夏季的熱氣總是揮散不去。龐憲乾脆坐在地板上搗鼓中草藥。不一會兒，便聽見師母喊：「憲兒，洗洗手來吃飯啦。」肚子早就在咕嚕咕嚕叫的龐憲聞言，趕緊拍拍屁股上的灰塵，高興地回著：「師母，我來啦。」

餐桌上，龐憲夾起一塊被斜切成小塊的紅色的菜，好奇地問：「師母，這是什麼菜啊？」

師母笑著說道：「這是蘘荷，剛從河邊摘的。這菜是野生的，即使在惡劣的環境下也可以生存。而且基本上不會遭遇病蟲害，生命極強。現在河邊還有許多呢。」

龐憲聞言，恍然大悟道：「讓我想想，它的根莖是白色的，大致有一米半高；它的葉子是披針形或橢圓狀披針形的。有的葉子的葉背有極疏的柔毛，而有的葉子的葉背則是光滑無毛的……師母，我的描述對嗎？」

「嗯，正是如此！你現在吃的是它的果實。蘘荷的果實呈卵形，成熟時會開裂，果皮內面是鮮紅色的。它的根莖微微帶有芳香的氣味。不僅如此，它的嫩花序、嫩葉也可當蔬菜呢。」李時珍接過話。

「原來如此。憲兒還知道它的種子是黑色的。它的花期在夏季，約是七到九月。它的花很大，是淡黃色或白色的。每年到了九到十一月，蘘荷就會結果。」龐憲開心地補充著。

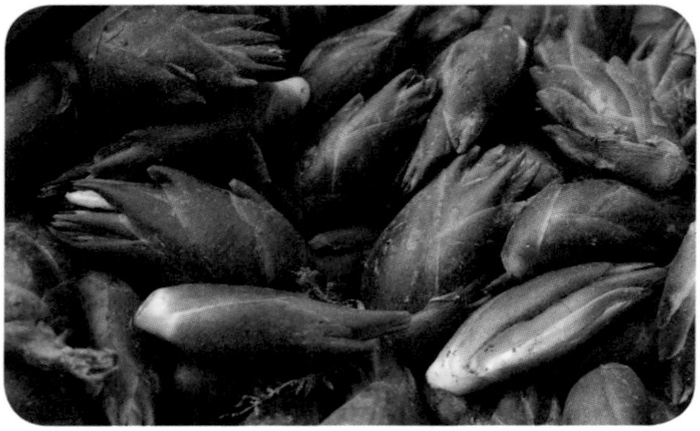

「不錯，這蘘荷根莖性溫，味辛、淡，不僅可以當蔬菜吃，用來入藥也很是不錯。它溫中理氣、祛風止痛，可消腫、活血、散瘀。對調理婦女的月事紊亂等症很有用。蘘荷的花序還可治咳嗽，尤其是老年咳嗽或氣喘。蘘荷真可謂全身是寶呢！」李時珍說道。

「嗯，憲兒記得書裡描述道：『治老年咳嗽，氣喘，虛性白濁，婦人血寒經冷及月經不調。』蘘荷可內服，也可外用。內服往往只需取三至五錢煎湯，研末或鮮者搗成汁即可。外用則是將其搗成汁來用，也可含漱、點眼或外敷。」龐憲一邊說一邊搖晃著小腦袋。

李時珍輕笑著輕拍龐憲的腦袋說：「你倒是背得頭頭是道，為師再誇你，你怕是要驕傲了。」

正當他們說笑之時，從院子裡傳來建元的哭聲。龐憲趕忙跑過去詢問情況，建元帶著哭腔委屈地說道：「剛剛我想拿掛在樹上面的風箏，結果腳踏空了，從樹上掉了下來！好痛！嗚嗚嗚……。」一邊說著，一邊揉著被摔傷的腿。

李時珍看著建元的腿青了好大一塊，既心疼又生氣，責怪道：「讓你剛吃飽飯不要亂跑，你就是不聽！這下好了吧！摔疼了，也不能跑了，當作是

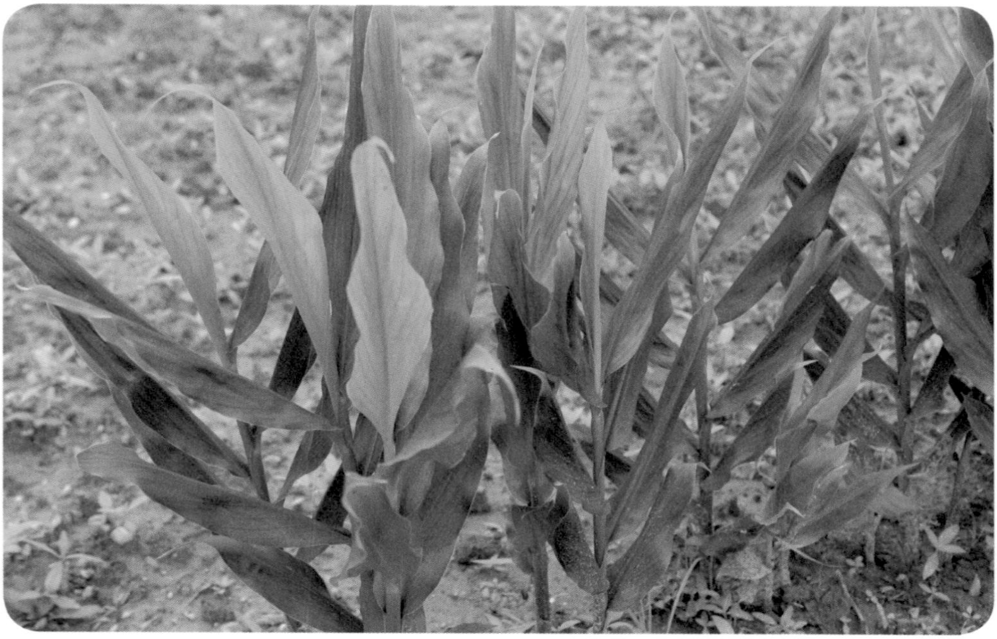

懲罰吧。」

建元哭得斷斷續續：「爹爹……不疼元兒……哇……。」

李時珍見狀，只能無奈地哄他：「元兒乖，先進屋裡清理一下傷口，再擦一下跌打藥酒。」聽了這話，建元總算停止了哭鬧。然後，李時珍問妻子：「還有蘘荷嗎？」吳氏答道：「做菜只用了一些，還剩了許多。」

龐憲不解，問道：「師父，要蘘荷有什麼用啊？」

李時珍解釋：「取蘘荷的根莖五錢至一兩，用水煎服；或將其曬乾研成粉末，每次取大概三至五錢，用黃酒沖服，可用來治跌打損傷。」說完就拿著蘘荷去煎藥了。

「原來蘘荷還有這功效啊？」龐憲聽了十分驚訝。

「學海無涯，你要學的還很多啊！」李時珍說道。

治跌打損傷的蘘荷藥方

對症

跌打損傷。

藥材

蘘荷的根莖五錢至一兩。

用法

用水煎服；或將其曬乾研成粉末，每次取大概三至五錢，用黃酒沖服。

麻黃

解外感風寒的「麻煩藥」

九月九日一大早，建元便纏著龐憲給他製作紙鳶。他懇求道：「好哥哥，今天重陽節，我們去做風箏吧。」

「那可不行，今天我還要跟著師父去採藥呢。」龐憲無奈地看向李時珍，彷彿在向李時珍徵求意見。李時珍自然明白徒弟的心思，便說道：「為師可不想當壞人！難得過節，且秋高氣爽，確實適合放風箏。」

建元開心地跳起來對龐憲說：「那我們一起去做風箏吧！」

於是，龐憲和建元在院子裡尋找起製作風箏用的骨架。不一會兒，院子裡便傳來建元興奮的聲音：「哥哥，我找到竹條啦。」

龐憲看見建元手裡拿的，分明是麻黃莖，便笑道：「元兒，你手上拿的東西可做不了風箏哦。」李時珍摸了摸建元的小額頭，問道：「你是不是覺得鼻塞、頭疼？」

「有一點點。」建元低頭小聲說道。

「元兒先別放風箏了，你怕是外感了風寒。」李時珍擔憂地讓建元先回屋去。

建元一聽不能放風箏了，急得一屁股坐在地上耍賴：「我不要喝藥，我要放風箏！」

「元兒乖，等你病好了，我們就能一起放風箏了！」龐憲連忙安慰他。

聽了這話，建元才委屈地站起來。不多時，李時珍便煎了一碗麻黃湯來，讓建元喝下去。誰知建元一聞到湯藥的苦味便躲開了。

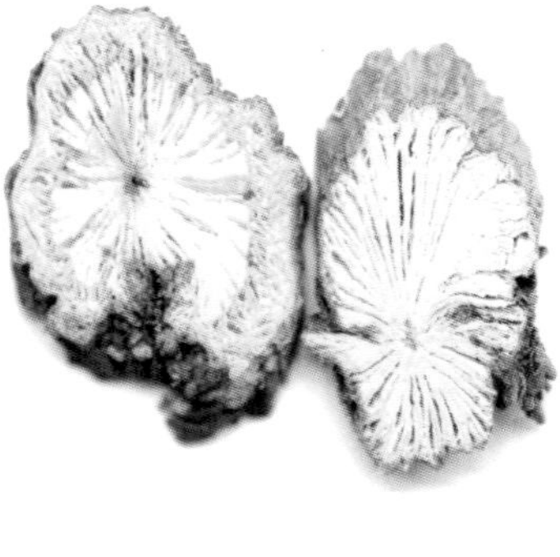

龐憲見狀，對建元說：「元兒將湯藥喝完，我便給你一顆糖。」一聽有糖，建元立刻乖乖地捏著鼻子，咧著嘴將湯藥喝了下去。

龐憲好奇地問李時珍：「師父，漢代名醫張仲景在《傷寒論》中寫過用麻黃來治療風寒，那除了用於外感風寒，惡寒發熱，鼻塞，無汗，脈浮緊等症狀的治療之外，它還有其他功效嗎？」

「我們的祖先很早就開始用麻黃治病了。它可用於風寒外束，肺氣壅遏所致的喘咳證；也可以開宣肺氣，散風寒而且平喘；還可以發汗利水，有助於消散水腫，是宣肺利尿的要藥。這麻黃配合不同的藥物，可以有不同的療效。一般搭配生薑、白朮等一起用，例如越婢加朮湯，取的就是麻黃溫散寒邪的作用，配合其他相應藥物，來治風濕痺痛及陰疽、痰核等症狀。如果內有寒飲，可以配伍細辛、乾薑、半夏等，將寒飲溫化後達到平喘止咳的效果；若是因熱邪壅肺而致喘咳的人，可選擇與石膏、杏仁、甘草等藥材一起使用，可起清肺平喘之用。這些配方都是極好的。」李時珍講解道。

「原來如此。」龐憲點點頭道。

「只是，有一點憲兒要千萬記得。這麻黃草的根和莖用處不同。發汗要用莖，止汗要用根，不能弄混。因此，發汗力強和自汗盜汗者忌用麻黃莖，肺腎虛喘者也不能用。也正是因為其根莖的藥用差別較大，有人將其稱為『麻煩草』。」李時珍捋著鬍鬚道。

「是，師父，憲兒謹記在心。」龐憲認真應道。

一旁的建元早已不耐煩地扯著龐憲的衣角往外走，說道：「憲哥哥我們去做風箏吧，元兒已經把藥吃了。」

「好好好，咱們這就去做風箏。」龐憲笑著說道。

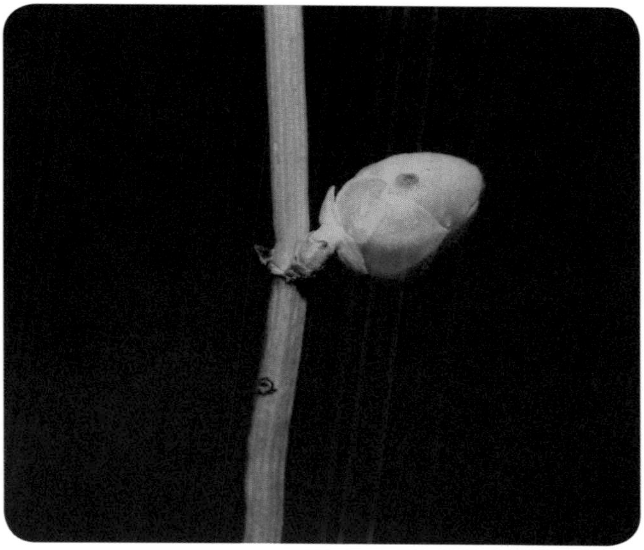

木賊

住在陰濕處的安胎藥

一場春雨過後，萬物無聲地復蘇。李時珍和龐憲原本在山洞裡避雨，看到雨停了，李時珍對龐憲說道：「憲兒，雨停了，我們繼續趕路吧。」聽了這話，龐憲便穿上蓑衣，戴上斗笠，揹上藥簍，問道：「師父，那我們要到哪兒去採木賊啊？」

李時珍邊走邊說：「木賊喜陰，多生於山坡樹林陰濕處，有時也生於雜草地。我們走過這片林子就可以看到一片濕地，那裡應當有許多木賊。」

「那木賊長什麼樣子啊？雖從書上略知一二，可我還從未見過呢。」龐憲好奇地問道。

「憲兒等會就可以見到了。木賊的別名是千峰草，外貌規則對稱。根莖又粗又短，呈黑褐色。它們一般都是橫生或直立在地，高三十到一百公分，有節，且中間是空心的。節上往往還長著黑褐色的根，並且節和根都有黃棕色長毛。其表面是灰綠色或黃綠色的，上面有多條縱棱溝壑。不僅如此，你還要記住，木賊的葉子是圓形的。」李時珍耐心地講解道。

他們穿過叢林後，果然看到濕地旁生長著許多木賊，它們的外貌果真與李時珍描述的別無二致。龐憲繼續問：「師父，這木賊有何療效啊？」

李時珍邊採藥邊回答說：「木賊性溫，味道帶有一點甘苦。它莖枝是中空的，所以很輕。在疏風散熱、解肌、退翳上，木賊有著非常顯著的效果。此外，它還可用於治療眼睛雲翳，迎風流淚，腸風下血，脫肛，喉痛等。」

「哦，師父讓憲兒看的《本草求真》中有寫道，『木賊，書雲形質有類麻黃，升散亦頗相似，但此氣

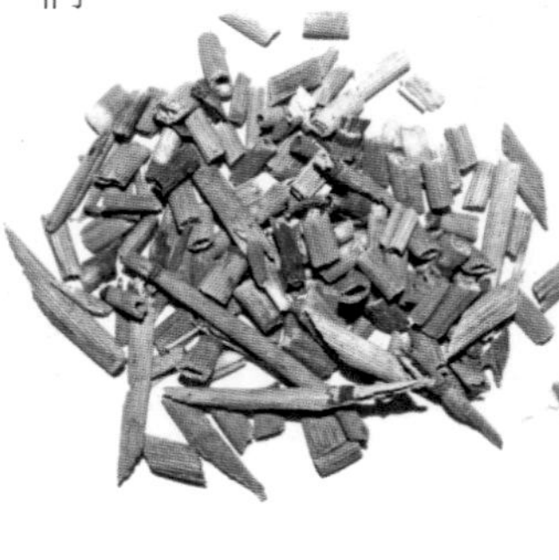

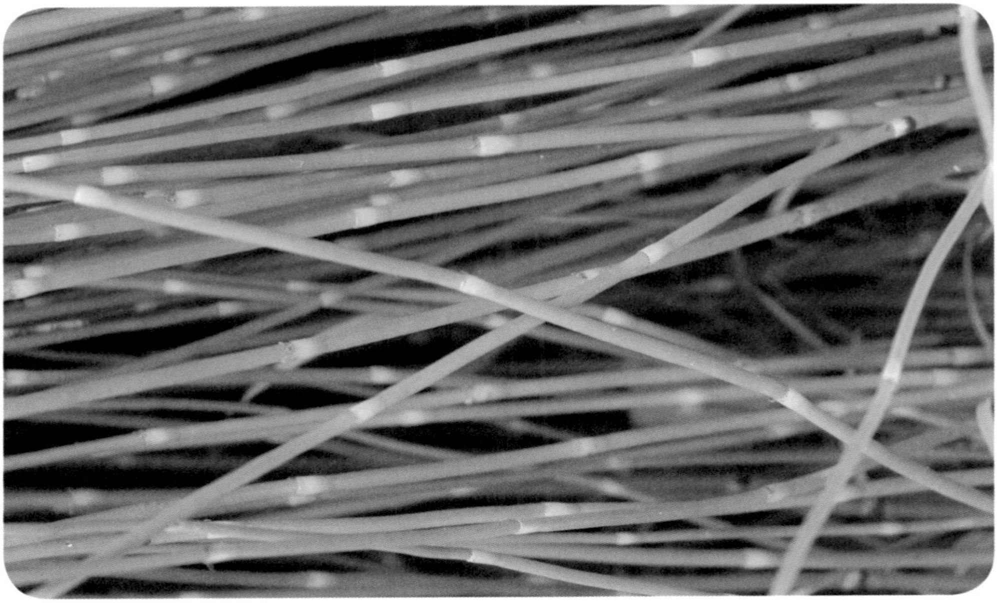

不辛熱，且入足少陽膽、足厥陰肝，能於二經血分驅散風熱，使血上通於目，故為去翳明目要劑，初非麻黃味辛性燥，專開在衛腠理而使身汗大出也』。原本我還想向師父求教來著，如今倒是明白了許多。」龐憲點著頭說。

李時珍為龐憲的認真感到欣慰，便問：「那憲兒還有什麼不懂的地方嗎？」

「那木賊與麻黃同形同性，二者有何不同呢？」龐憲不解地問。

「儘管二者同形同性，但仍有細微區別。待明日為師與你一同去採些麻黃回來，再細細比較。」見龐憲能有區分不同藥物的意識，李時珍感到十分欣慰。

就這樣，師徒倆直到藥簍裝滿，才心滿意足地踏上了回家之路。回到家中，吳氏便急著對李時珍說：「方才王貴來找你，說他家夫人孕期總覺不適，異常煩躁。因此，想開副安胎藥方回去。」

於是，李時珍顧不得休息，便帶了龐憲一同過去了。來到王貴家，王貴自是連忙迎上前道：「可算把神醫盼來了，有勞神醫了。」

「哪裡的話。先讓我瞧瞧病人吧。」李時珍笑著說。

「神醫這邊請。」王貴引著李時珍來到房內。

隔著帷帳一番診斷後，李時珍站起來，對王貴說：

「尊夫人並無大礙，只是胎動不安，這是正常現象。待我寫個方子，你按照方子抓藥即可。」

「有勞神醫了。」王貴微微作揖以示感謝。

「夫人有孕在身，還得保持心情平緩，注意休息，切勿勞累。」李時珍補充道。

這時，龐憲好奇地問李時珍：「師父，書中提過：木賊可治胎動不安，不知此處是否可用？」

「當然，看來憲兒已經懂得學以致用了。」李時珍笑著說道，「為師正打算用木賊入藥！胎動不安可用去節後的木賊、川芎等藥物，一同磨成粉。要用時，只需取二錢粉末、一盞水，再加入一錢金銀花煎服即可。」

聽到李時珍的誇獎，龐憲開心地笑起來，說：「師父，憲兒也想到了這藥方！」

「但用時你也要注意，氣血虛者應慎服木賊。過多服用木賊有損肝臟，所以不宜久服。」李時珍諄諄教誨道。

「師父多次告誡憲兒人命關天，切不可隨意用藥，用藥要謹慎。這是憲兒萬萬不敢忘的。」龐憲認真地點頭說道。

燈芯草

利水清熱的「點燈草」

秋日的傍晚，李時珍家中的燈芯快用完了，就叫上龐憲一同去外面採些燈芯草回來。於是，龐憲就揹上藥簍問李時珍：「師父，太陽快落下了，我們去哪兒採？」

「到東村吧。」李時珍邊走邊說，「那邊有條河，河邊長滿了燈芯草，在濕潤的環境下燈芯草長得極好，用來點燈更亮。」

「好啊，憲兒最喜歡和師父一起採藥了！」龐憲笑著說道。

師徒倆很快就來到了河邊。看到河岸上密密麻麻地生長著各種雜亂的植物，李時珍怕龐憲認錯，問他：「憲兒可知道燈芯草的模樣？」

「憲兒不知，還請師父告知。」龐憲搖搖頭，求教道。

「燈芯草高四十到一百公分。它的根莖很密，還帶有鬚根。莖簇生、直立，且呈細柱形。莖裡面大部分都是滿乳的白色髓。其葉鞘是紅褐色或淡黃色的，長度可達十五公分；葉片退化後會如刺芒一般。你採的時候務必小心，勿傷了手。燈芯草多花，其花大多為淺綠色，長在側邊，帶短柄，看著有點像聚傘；與莖相接的是苞片，其長度為五到二十公分。此外，它的種子數量很多，均呈卵狀長圓形。燈芯草的花期在六到七月，果期在七到十月。」李時珍指著一株燈芯草細細解說。

「師父，我明白了。」龐憲點了點頭，便一頭紮進草堆裡，開始採摘燈芯草。

不知不覺，夜幕降臨。李時珍看著裝滿燈芯草的藥簍，對龐憲說：「憲兒，天黑了，我們先尋一人家

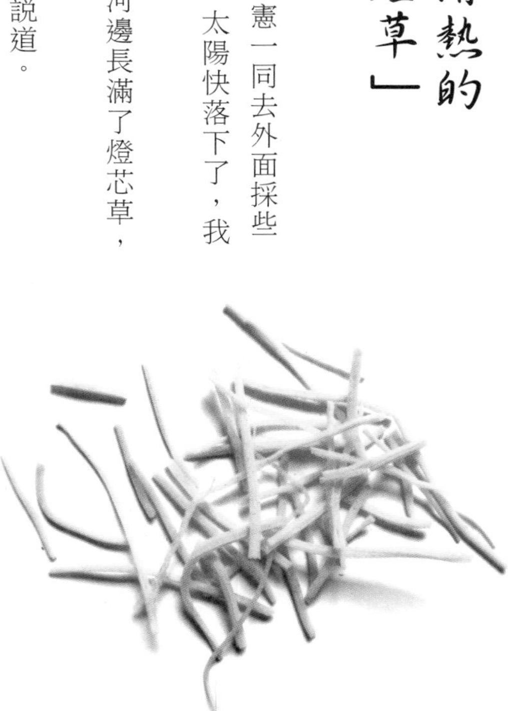

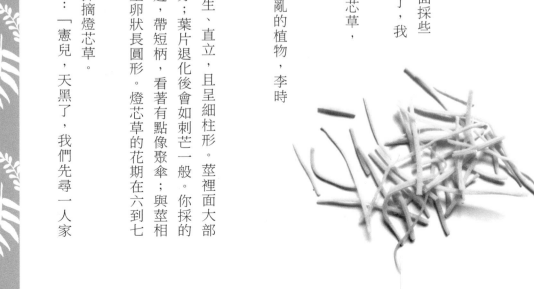

借住吧。」

師徒倆走了幾裡路，才看到一戶人家。於是，龐憲上前敲了幾下門，只聽門內傳來一個婦人的聲音：「是誰？」

龐憲有禮貌地答道：「夫人，不好意思，叨擾您了。我與師父因採藥，誤了歸家時間。就想著在您這兒借宿一晚再上路，不知是否方便？」

婦人開了門，將龐憲和李時珍請了進來。

深夜，一陣急促的敲門聲驚醒了熟睡中的李時珍和龐憲。婦人在房間外面哭喊道：「神醫，求您救救我兒子吧。」

李時珍一聽不對勁，隨手披了件外衣，便隨婦人來到了小孩房中。見小孩哭啼不止，眼部及下肢局部有水腫現象。他用手按壓小兒皮膚，隱約可見不明顯的下陷的小窩。他問：「孩子尿量是不是很小？」

婦人擦了擦眼淚答：「是的，神醫。」

此時，李時珍已經有了判斷。於是，他讓龐憲將所採的燈芯草拿過來，然後對婦人說：「不用擔心，只是水腫，還未嚴重至全身。你取五錢燈芯草，煎成水，分兩次讓孩子喝下就可以了。」

婦人感激涕零，立刻照做。這時，龐憲悄悄對李

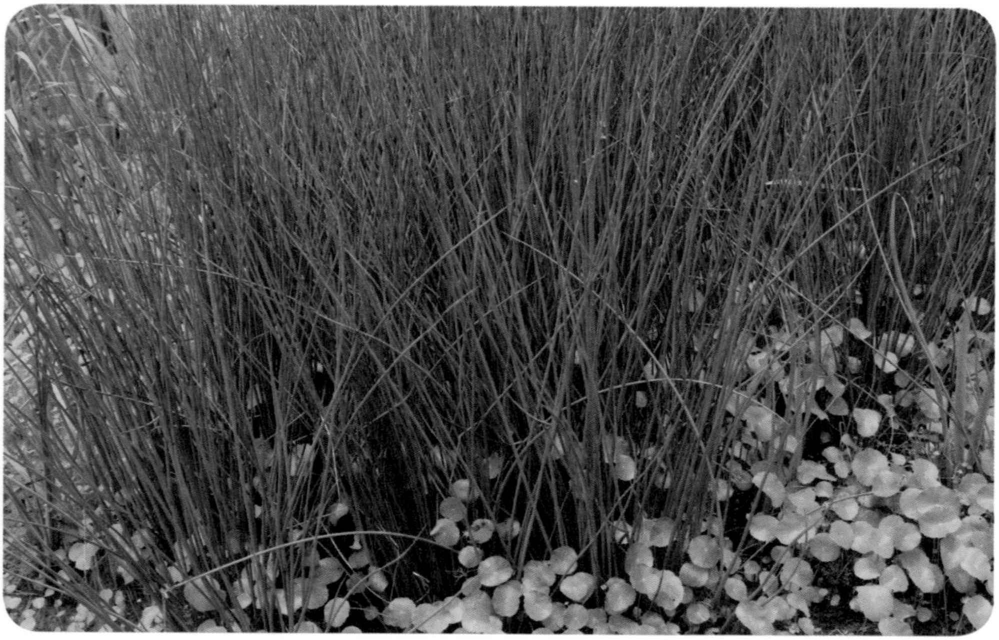

時珍說：「師父，原來燈芯草不僅可以燃燈，還有此作用啊。」

「嗯，憲兒，燈芯草的用處多著呢。它對於淋病、水腫、尿少澀痛、心煩不寐、小兒夜啼、口舌生瘡等的治療都是十分有效的。此外，將燈芯草嚼爛可以用來治破傷。其用法也非常簡單，只需要以口水攪拌用來外貼，並用帛包裹即可。」李時珍諄諄教誨道。

「憲兒在《品匯精要》中看到，『燈芯草，蒔田澤中，圓細而長直，有篝無葉。南人夏秋間採之，剝皮以為蓑衣。其心能燃燈，故名燈芯草。因其性味淡滲，故有利水之功』。原來就是這個道理！看來這個燈芯草真是利水通淋，清心降火的良藥啊。」龐憲恍然大悟道。

李時珍對龐憲說：「憲兒不僅要懂得看書，也要懂得如何運用書上的學識，這才是讀書的目的。」

「是的，師父，憲兒謹遵師父教誨。」龐憲答道。

次日，太陽升起，院子裡雞鳴不已。婦人將李時珍和龐憲送至門口，仍連連感謝道：「昨晚多虧神醫妙手回春，我兒子的水腫果然消退了許多。」

李時珍笑著說道：「夫人客氣了，這不過是舉手之勞罷了。更何況夫人還允許我們師徒倆留宿。我給夫人準備了一些燈芯草，若夫人夜裡失眠，也可將燈芯草煎水代茶喝。」說著，便讓龐憲將燈芯草遞給了那婦人。

婦人感激地說道：「多謝神醫告知。我家裡也沒有什麼值錢的東西，您就把這些乾糧帶上吧，路上用得上。」

李時珍道謝後，帶著龐憲離去。

地黃

補血養陰的四生丸

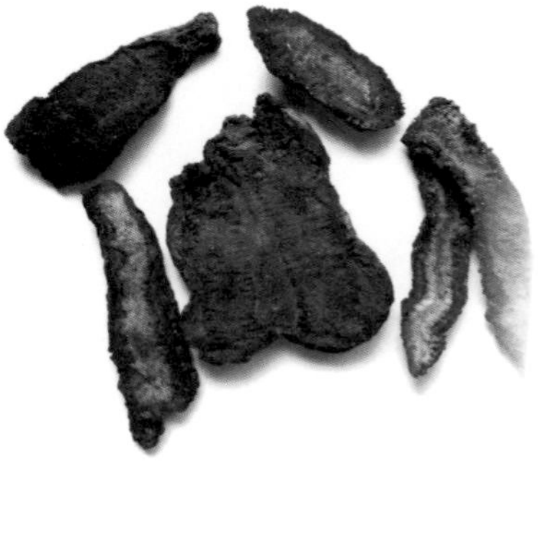

日子一天天炎熱起來，李時珍的書房也漸漸悶熱不已，於是他與龐憲合力在院子裡建了一個竹棚子，以便看書寫作。

「嚕啦啦……嚕啦啦……。」這天，龐憲哼著小曲往藥堂走，手裡還端著一碗綠豆湯。

「這麼開心，遇到什麼事了？」李時珍好奇地問。

「師父，隔壁李嬸讓我帶給您的。」說著，龐憲便把碗放在李時珍面前，「她說現在天熱，讓您降降暑。」

「我不喝了，你喝吧。」李時珍笑道。

「我剛剛在李嬸家喝過了。李嬸說了，得盯著您把這綠豆湯喝下去。師父您就喝了吧，不然我沒法交差。」龐憲故作委屈地說。

李時珍搖了搖頭，笑著將綠豆湯一口氣喝了下去。

「師父……。」龐憲剛要開口說什麼，卻被門外突如其來的聲音打斷了。

「李大夫……。」一位女子向院內張望。

「您請進。」龐憲將她請進屋內。

女子還未坐定，便急忙說道：「李大夫，我覺得自己快死了。不知怎的，我最近總是吐血……，我怕是時日不多了吧？」女子說著，便嗚嗚地哭了起來。

「再這麼哭下去，萬一誤診了，這本能治好的病，怕是也治不好了。」李時珍故意這樣說道。女子被李時珍這樣一嚇，便立刻止住了哭聲，隨後又按照李時珍的吩咐張了張嘴，伸了下舌頭。

「吐出來的血是什麼顏色？」李時珍問道。

女子想了想道：「鮮紅色。」

「舌頭紅色，脈弦數，吐出的血為鮮紅，這些症狀皆對應血熱妄行所致的吐血的症狀。」李時珍緩緩說道。

「那我這病還有救嗎？」女子的眼圈又紅了起來，還未等李時珍開口，便又欲語淚先流了。

李時珍安慰道：「你大可放心，這並不是什麼大病，用止血的方子便可治療你上部出血的病症。」

李時珍說著便起身走向藥櫃，拿出一瓶寫有四生丸的瓶子給那女子，告訴她：「每日用水服一丸便可。此藥性寒，過多服用會出現血瘀之症，所以病好後需停止服用。」

女子謝過李時珍後便匆匆離開了。

「師父，這四生丸是什麼？用四生做的嗎？」龐憲好奇地問道。

李時珍大笑道：「哪裡有四生這種草藥！」說著，他拍了一下龐憲的小腦袋，「四生丸是用等量生地黃、生艾葉、生柏葉、生荷葉研磨為末後做成的雞蛋大小的丸子。」

「生地黃？」龐憲聽到了自己熟知的藥材，頓時有些興奮。

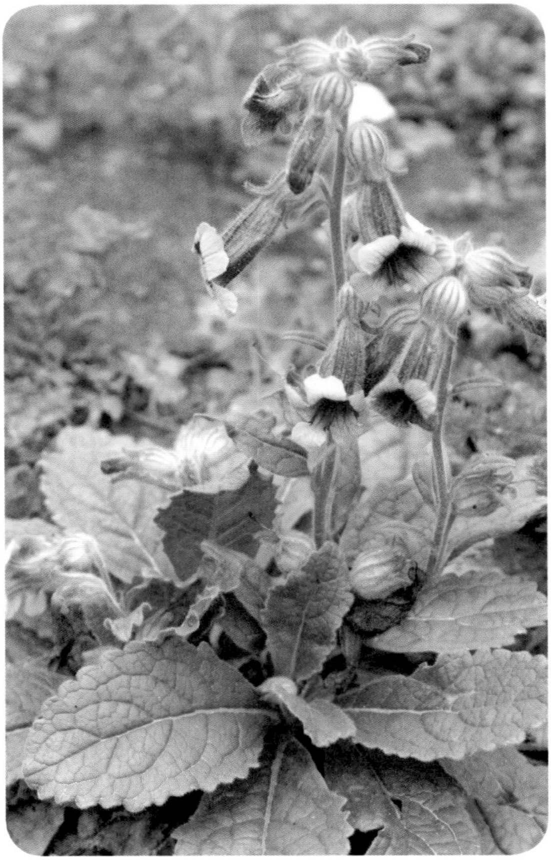

「哦！你知道生地黃這味藥材？那它藥性如何？」李時珍略覺驚訝地問道。

「地黃分為三種，剛剛所說的生地黃是其中之一，其餘兩種是鮮地黃以及熟地黃。生地黃我最熟悉，它性寒且味甘，能入心經、肝經以及腎經，並有清熱涼血、止血之效，因此常用來治療吐血、熱病傷陰、便秘、知絳煩渴、溫毒發斑之症。」龐憲像背書一樣將地黃的藥性說了出來。

李時珍聽後點了點頭，隨後補充道：「鮮地黃性寒，味辛且苦，歸心、腎、肝三經，它有清熱生津、涼血之效，遂能治療咽喉腫痛、衄血、吐血、熱病傷陰之症。而熟地黃性微溫，味甘，它能歸肝經及腎經，且具有益經填髓、補血養陰之效，對於崩漏下血、腰膝酸軟、盜汗、遺精、眩暈、耳鳴、血虛萎黃等症極為有效。此外，地黃與代赭石、胡黃連、鱉甲等藥材相配伍，還可以治療墮胎後流血不止、口感且心燥、吐血不止以及衄血之症。要記住，這地黃雖好，但便溏以及脾虛且有濕之人萬不可食用。」

見龐憲搖頭晃腦，似乎已經將自己說的記下了，李時珍便問：「那你可知道地黃的外形特徵？」

「當然！地黃具有肥厚且黃的根莖。葉子聚集在莖部形成蓮座狀，葉片為卵形過渡為橢圓形，上緣下紫，有圓齒或鋸齒生於邊緣。地黃的花開在四到七月，有些花朵生於莖頂端，有些單生於莖上的葉腋處；花萼為鐘形，且具萼齒五枚；花冠呈紫紅色。其蒴果為卵形過渡為長卵形。哦，對了，地黃是一種多年生的草本植物。師父，我說得可對？」龐憲對答如流。

「非常對！」李時珍眼裡止不住的笑意。

四生丸

對症

血熱妄行所致的吐血的症狀，吐出的血為鮮紅色。

藥材

生地黃、生艾葉、生柏葉、生荷葉等量。

用法

將所有藥材研磨為末後做成的雞蛋大小的丸子，每日水服一丸，病好即可停藥。

牛膝

引血下行之君藥

傍晚時分，門外傳來一陣窸窣的腳步聲，可龐憲並未在意，專注地整理著藥櫃。

「憲兒，你看誰來了。」李時珍的聲音在身後響起。

龐憲轉過身去，一下從凳子上跳了下來，開心地喊道：「爹爹，娘親。」

「快讓爹爹看看長高了沒有。」老龐一把將龐憲抱了起來。

「爹爹，娘親，憲兒好想你們啊！」龐憲說著便將頭埋進父親的胸膛。

「我們這不是來看你了。你有沒有給李大夫添亂啊？」老龐問道。

「憲兒可乖了呢，從來不惹……」，龐憲的眼神閃躲著，隨即岔開了話題，「爹娘，你們口渴了吧？我去給你們倒水。」龐憲蹦蹦跳跳地向堂前跑去。

「你看我這腦子，光顧著跟憲兒敍舊了。」老龐說著，將帶來的一籃雞蛋和兩條魚放在桌上，侷促地說道，「李大夫，您先前救了我妻子的命，如今還收了憲兒做徒弟，您這大恩大德我們夫妻倆無以為報，給您帶了點自家產的東西，您別嫌棄……。」

「龐大哥，您太客氣了，治病救人本就是我這郎中的職責。再說憲兒，我與他也算是有緣，他經常伴我左右，還能陪我說說話，我也不寂寞。」李時珍微笑著回應道。

說話間，老龐臉上漸漸露出凝重之色。他這心事重重的樣子引起了李時珍的注意。

「龐大哥，您近來身體可好？可有不適之處？」李時珍問。

龐憲聽到這番話，也著急了起來：「爹爹您怎麼了？生病了嗎？」

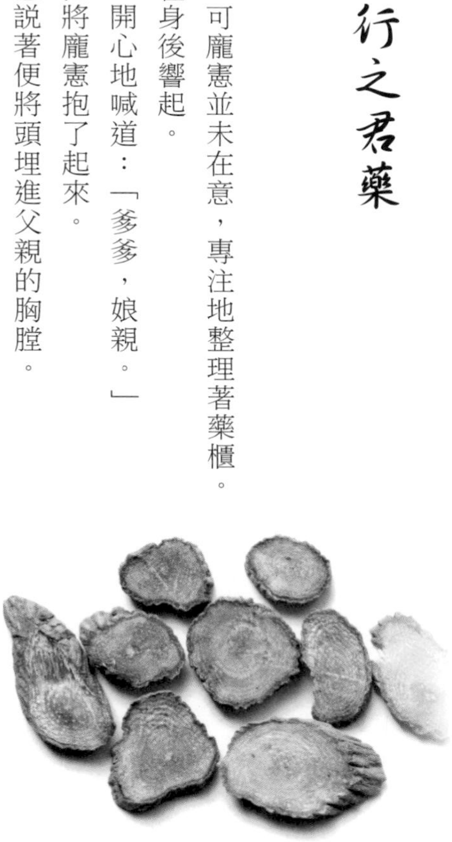

「李大夫不愧是名醫啊。實不相瞞，我最近總是小便困難，並且有莖痛之感，這可真是愁壞了我。」老龐說著，皺起眉頭嘆了口氣。

「我可否為您診一下脈？」還未等老龐反應過來，龐憲便把他的手放在脈枕上了。

「龐大哥，您可還有腰部與膝蓋酸疼無力之感？」李時珍問道。

「對對對！沒錯！」老龐忙點頭。

「你臉色淡白，舌淡、脈沉且弱，這是肺氣虛弱之症，遂出現小便不利、莖中痛以及腰膝酸軟無力的情況。此病只需取一把連葉牛膝，用酒煮後服用便可治癒。」李時珍說道。

「牛膝？」龐憲在一旁微微皺起眉頭，「可是牛身上的什麼東西？」

「當然不是。牛膝是一種多年生的草本植物。它的根為土色圓柱形，其莖為綠色的四方形，有些則帶棱角，具有分枝且為對生。七到九月牛膝開花，花朵密集，生於葉腋以及頂端；苞片為寬卵形；花梗較短且具柔毛。葉子有倒披針形、橢圓披針形以及橢圓形，兩面以及葉柄都具有柔毛。牛膝結黃褐色、矩圓形且無毛的胞果。其種子同樣為黃褐色矩圓形。」李時珍向龐憲解釋道。

「師父，這牛膝除了可以治療小便不利，還有哪些功效呢？」龐憲不禁對這牛膝有了興趣。

「牛膝性平，味酸、甘以及苦，通常以根入藥，它歸於腎經和肝經，有增強筋骨、引血下行、補益肝腎、祛瘀通經之效。它生用可以治療閉經、痛經、月經不調、牙痛之症；熟用則可以治療跌打傷痛、肝腎兩虛、腰膝酸軟之症。牛膝與千

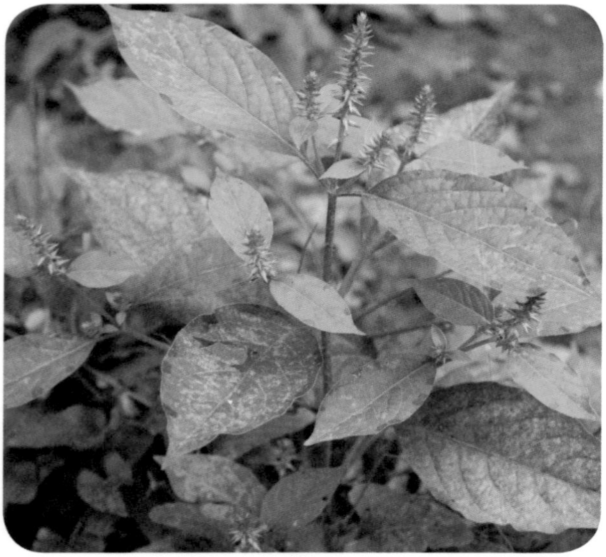

膝、生地黃、葵子、桂心、山茱萸、木瓜、五加皮、金銀花等藥材相配伍，還可治療發熱往來、癰癤已潰、金瘡痛、濕熱下流之症。《本經》一書中寫牛膝『主寒濕痿痹，四肢拘攣，膝痛不可屈，逐血氣，傷熱火爛，墮胎』。」李時珍耐心解答。

「原來這便是牛膝，我今天又學到了一味藥材。」龐憲咧嘴開心地笑。

「龐大哥與夫人，您二位若不嫌棄的話，今日就留在這吃頓便飯吧。你們與憲兒許久未見，正好多陪陪他。」李時珍說道。

「好啊！我有爹娘還有師父師母陪伴……」，龐憲數著手指頭，「還有建元和建中哥哥，對了，還有奶奶。今天真是太開心啦！」龐憲開心得合不攏嘴。

紫菀

潤肺下氣的青菀

龐憲伸著懶腰，一隻手擦著隨哈欠流下的眼淚，一手拿下門閂，「美好的一天開始啦！」龐憲打開藥堂的大門，卻被門外蜷縮的兩團身影口下了一跳。

「啊！什麼東西！」龐憲不禁大叫出聲。

龐憲這一聲叫喊，也著實將門外的兩人嚇得不輕。稍微冷靜過後，龐憲並未多想，便開口道：「我家還未開飯，勞煩二位先在院內等候一會兒。」師父教導過，要對人以禮相待，即使是乞丐，也不可輕視。

「小兄弟，我想你是誤會了，我們並不是來乞……。」男子話沒說完，肚子卻先叫了起來，與女子對視一陣後，他也不再說什麼了。

龐憲微笑道：「我去為二位取飯。」

「我們家都是些粗茶淡飯，您二位別嫌棄。」龐憲離開了一會兒後，將飯菜端至二人面前。

「想不到我們夫妻二人已淪落到靠別人施捨來過活了。」男子苦笑著搖了搖頭，龐憲此時重新打量二人，這一男一女雖穿戴不整潔，卻並不像是流浪之人。

「小兄弟你有所不知，我們夫妻二人變賣了家產，一路由黃梅縣來至蘄春縣，就是為了請赫赫有名的李時珍大夫來瞧病。可誰知，半路遇到了賊，家產被搶了個一乾二淨，無奈，我們二人一路靠著別人的施捨才來到蘄春縣。」話未畢，女子便哭了起來。

「您先別哭，天無絕人之路，我師父就是李時珍。二位請稍等。」龐憲說完，立刻跑去書房請李時珍看診。

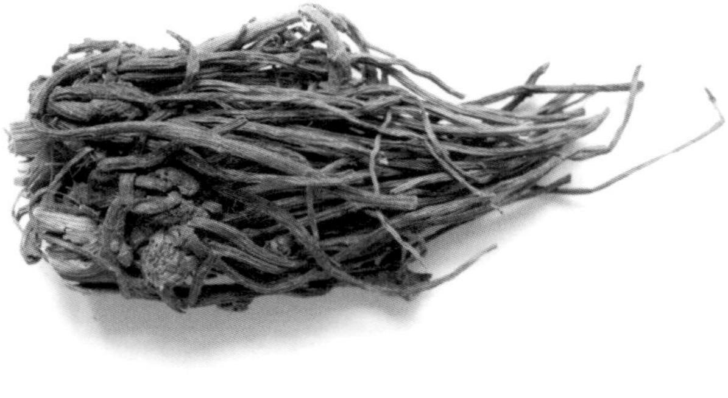

見到李時珍，二人激動得說不出話來，眼裡噙著淚花。

「李大夫，求您救救我家相公吧。他從上月開始便不停咳膿血，看了許多郎中和名醫也未見好轉，眼見著他一天比一天瘦，我這心啊……。」話未說完，又是一陣哭聲。

李時珍坐定，示意男子伸出手腕，問道：「吐出的血可有腥臭之味？先前可曾感染傷寒？」

男子一一點了點頭，李時珍才道：「這病本是傷寒引起的咳嗽，又因其有熱存於上焦，這一寒一熱往來，就出現了久咳吐血的症狀，這是肺痿勞嗽之症。治療此病需一兩紫苑、一兩半去蘆頭的桔梗、一兩去心天門冬、一兩貝母、三分百合、三分知母、一兩半生乾地黃。將其全部搗碎，每次取四錢與一中盞水相煎為六分，濾出渣滓溫服即可。」

「師父，這藥方可是紫苑散？」龐憲問道。

「正是。你可還記得紫苑的藥性？」李時珍隨口問道。

「紫苑性溫味苦，能歸於心經和肺經。它具有化痰止咳、潤肺下氣之效，遂能治療咳膿吐血、肺癆、肺虛勞嗽、新久咳嗽之症。」龐憲突然面露難色，不禁皺起了眉，「可是師父，我忘記紫苑的外形特徵了。」龐憲心虛地說。

「你呀！小小年紀忘性便如此之大。」李時珍搖了搖頭笑道。

「紫苑是一種多年生的草本植物。它具有粗且直的莖，基部有不定根生出。葉片有長圓形、橢圓狀匙形以及長圓形，生於基部的葉片在開花時脫落，葉脈凸起並能看到清晰脈絡。紫苑花七到九月開放，在枝頂端以及莖上生有多數頭狀花序；總苞片有三層且為半球形、線狀披針形以及線形；其舌片為藍紫色。紫苑具有

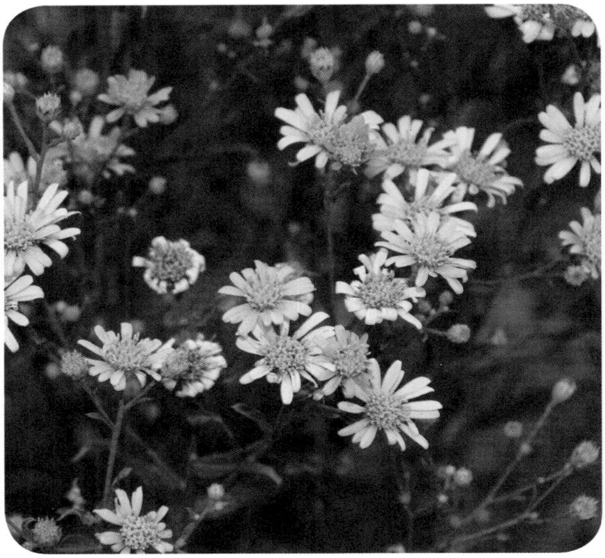

紫褐色的倒卵狀長圓形的瘦果。這次可要牢牢記住才行啊！」李時珍叮囑道。

「知道了師父，徒兒用心記下了。」龐憲認真地答道。

「那這次抓藥的任務就交給你了！」李時珍笑道。

「放心吧師父！」龐憲拍著胸脯說道。

紫菀散

對症

肺痿勞嗽之症，咳出膿血，血有腥臭味。

藥材

紫菀、去心天門冬、貝母各一兩，去蘆頭的桔梗、生乾地黃各一兩半，百合、知母各三分。

用法

將藥材全部搗碎，每次取四錢與一中盞水相煎為六分，濾出渣滓溫服即可。

麥門冬

益胃生津的塊根

「師父，我聽說東鎮一戶人家的孫兒被一位庸醫給治死了。這家的老太太因此得了失心瘋，上吊自殺了。唉，這庸醫可真是害人不淺啊。」龐憲不禁感慨道。

「自古以來，庸醫殺人不用刀。我們作為醫者，唯有潛心學習醫術，掌握醫理方是正道。」李時珍語重心長地說。

李時珍二人出門看診歸來，便見一人在藥堂門口徘徊，那人一會兒點頭跺腳向大門處走去，一會兒又低垂著頭離開，不知他是否遇到了什麼麻煩。龐憲趕緊跑上前去詢問。

「請問您有什麼事嗎？」

「啊！我……我想找李大夫瞧病……啊！不不不，我沒什麼事……。」男子慌慌張張，並不時咳嗽幾聲。

「請留步！」李時珍快步向前說道：「兄台，請裡面坐吧。」

男子不好再推脫，於是跟了進來。

李時珍坐定後說道：「可否讓我為你診下脈？」

男子眉頭緊蹙，一副欲言又止的樣子，並且遲遲不肯將手腕放至脈枕上。

「兄台可是有什麼難言之隱？」李時珍體貼地問道。

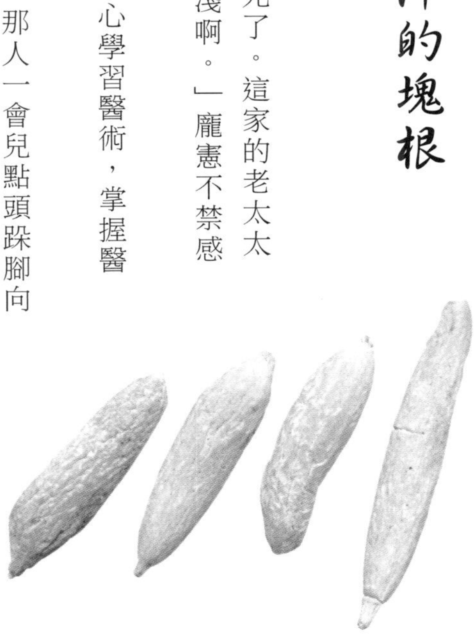

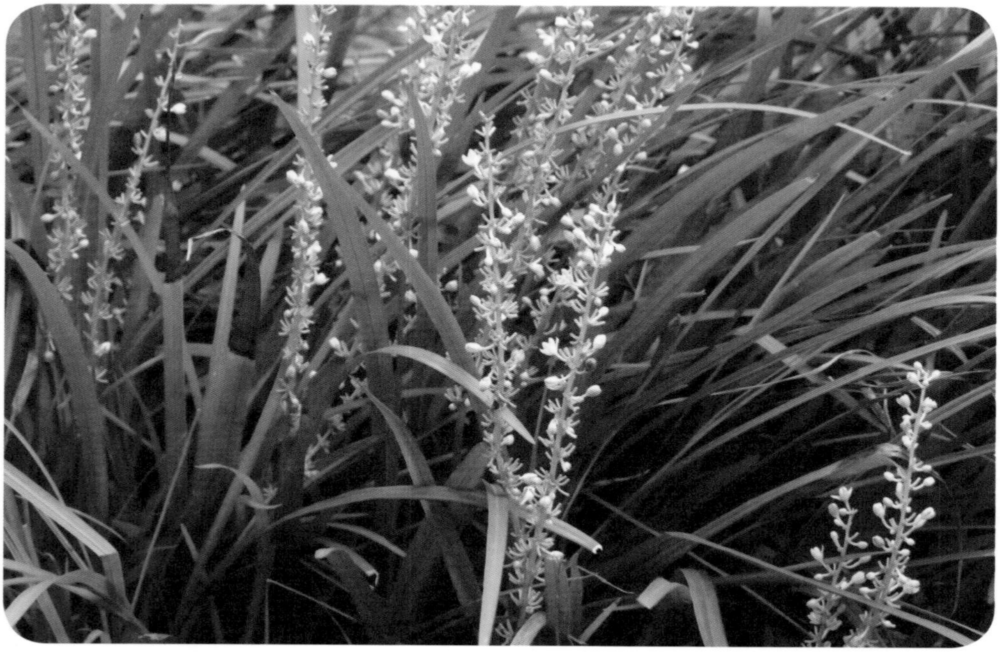

「李大夫，實不相瞞，我身無分文，怕是您為我瞧了病，我也沒錢買藥。」男子的表情十分愁苦。

李時珍微笑道：「免費看病，不收錢的。」

「都說李大夫醫者仁心，今日一見果真名不虛傳。說來慚愧，我嚴家家道中落，對於生病一事，我一直羞於開口。一直拖著，怎料病情日漸嚴重，方才來到這裡，我……。」男子的聲音略帶哽咽。

「您平時可否有口乾、便秘、咳痰之症？」李時珍切過脈後，岔開話題。

「有的，而且咳出來的痰是黃色的。」男子回答道。

「你的脈細數、舌苔黃膩，再加上口乾等症，應是燥邪傷肺所引起。燥邪之病多從口鼻入，而肺開竅於鼻，且喜潤惡燥，燥邪因而會損傷肺津，影響肺之運化。你這病需用三錢麥冬、三錢桑白皮一同煎水服用，即可對症。」李時珍緩緩說道。

「真是太感激您了，您的大恩大德，嚴某無以為報啊！」說著，男子便跪在李時珍面前。

「不敢當！兄台快請起。這不過是行醫者本分，無須掛齒。」李時珍趕忙將男子扶起，並將龐憲包好的藥材遞給他。

「半月之後記得來複診。」李時珍叮囑道。

那男子走後，龐憲問道：「師父，方才藥方中所提到的麥冬可是麥門冬？這麥門冬的藥性是什麼呢？」

「麥門冬以塊根入藥，它性微寒，味微苦，且甘，歸於肺經、胃經、心經。它能益胃生津、滋陰潤肺，對於患有肺燥乾咳、津傷口渴、失眠心煩、咽喉疼痛、腸燥便秘等症之人有極好的療效。此外，麥門冬與玉竹、生甘草、桔梗、大棗、半夏、人參等藥材相配伍，還可治療虛勞口乾、百日咳、火逆上氣、瘧傷胃陰等症。《本草衍義》一書曰，『麥門冬，根上子也。治心肺虛熱，並虛癆客熱，亦可取苗作熟水飲。』」李時珍解答道。

「那麥門冬到底長什麼樣子呢？」龐憲追問道。

「麥門冬是多年生的草本植物。其肉質的塊根常生鬚根。叢生的葉子為狹長線形，老葉的殘基留於基部。每年五到八月為麥門冬開花時節，花朵生於頂端，且為淡紫色；苞片為膜質；花藥為三角狀披針形。其球形的漿果幼時為綠色，成熟時變為藍色。」李時珍微笑道。

「麥門冬，麥門冬，我可記住你了，下次見到你一定要把你認出來！」龐憲眨眨眼睛，暗想。

降燥邪益肺津的麥門冬藥方

對症

燥邪傷肺所引起的口乾、便秘、咳痰之症，且有黃痰。

藥材

麥門冬、桑白皮各三錢。

用法

將兩味藥材一同煎水服用，即可對症。

萱草

清熱利尿的草根

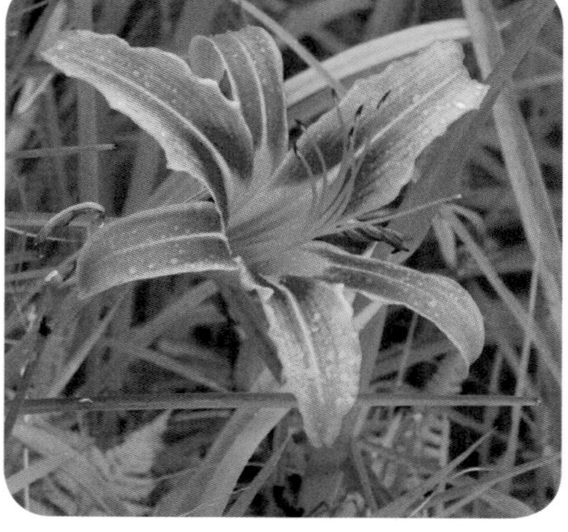

「咦，生地沒有了、蒼耳沒有了、麻黃也沒有了……，最近病人太多了，一時竟忘記添置藥材了，我真是粗心。」龐憲一邊嘀咕著，一邊將幾味用完的藥材記在本子上，隨後向屋內喊道，「師父，好幾種藥材都用光了，我們什麼時候上山去採藥啊？」

話音剛落，李時珍便拿著竹筐與鐮刀走了過來：「現在就去。」

師徒倆走到雨湖邊時碰巧遇見了擺渡人老王。

「坐我的船吧，李大夫。」老王低沉著聲音說道。

老王是一位擺渡人，平日裡為人熱情，無論見著誰都是一副笑嘻嘻的模樣，好像從來沒有煩惱。可今日不知怎麼了，老王臉上毫無笑意，一副心事重重的樣子。

「王大哥可是有煩心之事？」李時珍察覺出老王的異樣，遂問道。

「哎，倒不是什麼大事，就是大便的時候出了血，整個人便跟著難受起來。」老王回答道。

「可否讓我為您診下脈？」李時珍詢問。

片刻之後，李時珍開口說道：「你這大便帶血，多半是日常吃得太過辛辣、油膩，導致體內陰陽失調，因而引發熱燥之症。這種情況只需取萱草根、生薑，將二者與油一起炒後，用酒沖服便可治癒。」

「萱草根……。」龐憲歪著小腦袋思忖著。

「怎麼？記不得萱草這味藥材了嗎？」李時珍問道。

龐憲的小臉立刻紅了，頭也垂了下去。

「記住了。萱草是多年生的草本植物。它具有粗且短的根狀莖，大部分呈較窄的紡錘形。其葉片為基生，呈條狀披針形。萱草於五到七月開花，花於早上開放，於晚上凋謝。花為橘色，生於頂端，並無香氣；小苞片為披針形。」李時珍認真講解道。

「那這萱草的藥性都有哪些呢？」龐憲虛心地問道。

「萱草的入藥部位為根，萱草根又被稱為漏蘆根果、漏蘆果。其性涼味甘，有涼血、止血、清熱利尿之效，所以常用來治療黃疸、尿血、小便不利、月經不調、大便出血等症。《本草衍義》一書中說道，『研汁一盞，生薑汁半盞相和，時時細呷，治大熱衄血』。此外，萱草根與茶花、赤地榆等藥材相配伍，還可治療乳癰腫痛、大腸下血、全身水腫等症。」李時珍耐心講解道。

「原來這便是萱草！等會兒到了山上，我一定要好好認認這株草藥！」龐憲神采奕奕。

「王大爺，我與師父採完藥回來，便將草藥帶給您，這樣您的病很快就會好了！」龐憲轉身對老王說道。

「好，好！真是太感謝你們了！」老王的臉上又露出了笑容。

淡竹葉

瀉火、清熱的靈藥

山間的小路蜿蜒曲折，龐憲隨手拔了根狗尾草叼在嘴裡，兩手叉在腰上，一副悠然自得的樣子。

「藥堂缺少哪幾味藥材你可還記得？」李時珍問。

「嗯，我都記在本子上了。」龐憲說著便將本子掏了出來，

「啊，我的毛筆……。」話音未落，只聽微弱的聲響，有什麼東西掉落在地上。

「掉到哪裡了？」龐憲焦急地尋找著，他最喜歡的一枝毛筆，也是最珍貴的一枝毛筆，找不到了。

「你這個馬虎鬼，真是拿你沒辦法。」李時珍跟在龐憲身後，也幫著他一起找，「在那兒，在淡竹葉下面。」李時珍指著不遠處的綠色植物說道。

「淡竹葉？在哪兒？那是什麼？」龐憲疑惑地看向李時珍。

李時珍微笑著搖了搖頭，指著一叢植物道：「這便是淡竹葉。」

「淡竹葉是做什麼用的？是草藥嗎？」龐憲問。

李時珍幫徒弟撿回了毛筆，並解答道：「對。淡竹葉全株可入藥，其性寒，味淡且甘，能歸於心經、胃經、肺經、膀胱經，具有利尿、清熱除煩、瀉火之效，它能治療牙齦腫痛、肺熱咳嗽、口舌生瘡、胃熱嘔噦、熱病煩渴等症。淡竹葉與生藕節、燈芯草、車茶草、茅根、蒲公英、夏枯草等藥材相配伍，還可治療小

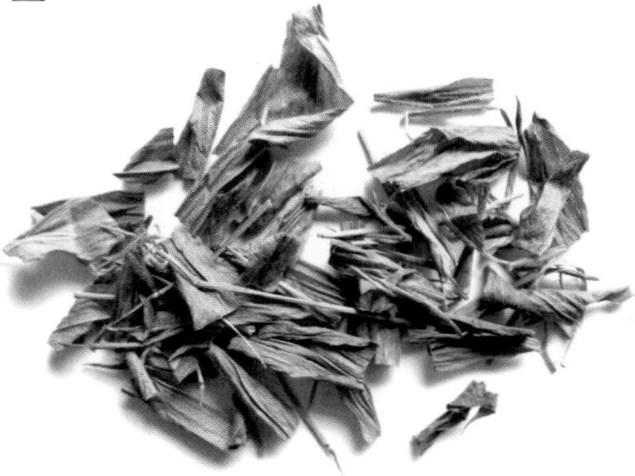

便疼痛、腎炎、口舌糜爛、小兒驚風、心煩不安等症。」

李時珍見龐憲認真地在本子上寫著，便繼續說：「淡竹葉是多年生的草本植物，且根為木質，紡錘形小塊根生於鬚根上。直立的稈稀疏，且叢生。它具有褐色葉舌，且質地較硬。葉子為披針形，其上生有橫向脈絡。淡竹葉的花於每年六到十月開放，且為圓錐花序；其穎具有膜質邊緣。淡竹葉的穎果為長橢圓形。」說完，李時珍看著龐憲仍未停筆，於是問：「都記住了嗎？」

「放心吧師父，徒兒都記下了。」龐憲歪起腦袋，若有所思：「師父，去年徒兒隨您出門看診，路上遇見一位老婆婆，這老婆婆牙齒疼到吃不下飯，牙齦全部潰爛了。我沒記錯的話，師父您開的方子裡便有一劑淡竹葉。」

李時珍點點頭，道：「沒錯，那老嫗有火熱牙痛之症，此火出於胃，胃火上攻於齒，而淡竹葉的清熱瀉火之效正對其症。」

「可是師父，徒兒還有一事不明。淡竹葉也有治小便疼痛之效，可為什麼顧姐姐先前患病時卻不能用呢？」龐憲不解地問。

「這是因為顧姑娘體內有虛，遂不可用淡竹葉。此外，孕婦以及腎虧尿頻之人也是不能服用淡竹葉的。」李時珍認真為龐憲解釋。

「這下徒兒完全明白了。」龐憲邊說邊寫。

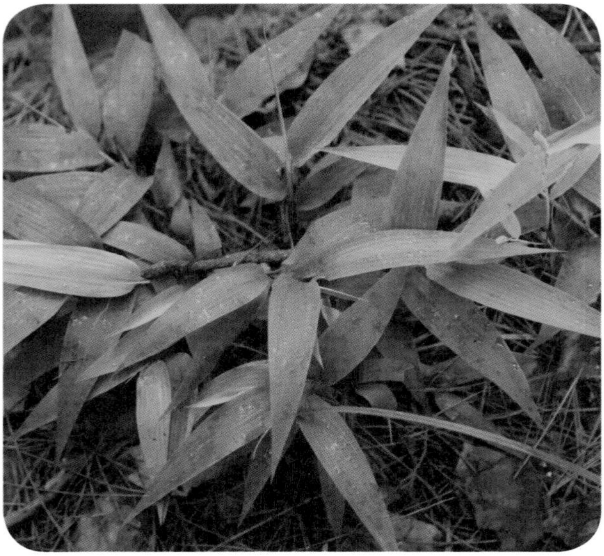

鴨蹠草

清熱解毒的特效藥

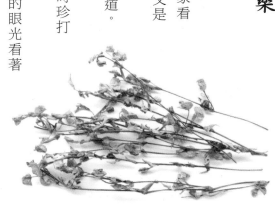

這日，天還未大亮便下起了毛毛細雨，李時珍出門為縣東頭一戶人家看病，龐憲則留在藥堂。晌午時分，李時珍才回到藥堂，龐憲急忙迎了出去，又是幫李時珍拿包袱，又是幫著收紙傘，好不勤快。

「無事獻殷勤，說吧，又發生什麼事了？」李時珍察覺出龐憲的異樣，遂問道。

「沒有，一切都好著呢。什麼也沒發生。」龐憲手上忙活著，嘴裡敷衍道。

「平日裡也沒見你這麼勤快，我看今日這太陽要打西邊出來了。」李時珍打趣道。

「嘿嘿，師父，徒兒其實有一事相求。」龐憲隨即露出諂笑，以期待的眼光看著師父。

「你可是想知道為師剛剛看了什麼病，用了何種藥方？」李時珍早已摸清龐憲的小心思了。

「嘿嘿……。」龐憲乾笑了兩聲，「真是什麼事情都瞞不過師父的眼睛。」

「真是拿你這個鬼靈精一點辦法也沒有。」李時珍微笑著搖了搖頭。

「師父，您最好了，您就給徒兒講講嘛！徒兒今日可乖了，沒跟著您出診，留在家把園子裡的草藥都照看得特別好！」龐憲說著摟住李時珍的胳膊說道。

「為師今日看病之人是個三歲的孩童，此孩童身材消瘦，毛髮枯黃並且稀少，對什麼都提不起精神，睡覺時伴有磨牙的症狀。此病起因為長輩過於溺愛，過早餵孩子吃生冷以及甘肥之物，導致脾胃損傷，進而影

響氣血津液，消化能力紊亂，於是出現小兒疳積之症。」李時珍邊喝茶，邊緩緩道來。

李時珍見龐憲聽得津津有味，繼續說道：「治療此病，需用三錢水蓼全草以及二錢半麥芽煎湯，早、晚服用，每次於飯前服用，連服數日症狀即可好轉。回來的途中，又遇一戶人家，那家的壯丁患有外感發熱之症，他的病為六淫之中的火熱暑濕之邪，脈數、舌紅、面紅、舌上津液較少以及身熱，是因臟腑的陰陽失調以及營衛失和引起，治療此病。用鴨蹠草煎湯服用即可。」

龐憲若有所思地點了點頭，隨即問道：「水蓼我倒是熟悉，不過這鴨蹠草長什麼樣子呢？」

「鴨蹠草為一年生的披散草本，並具有匍匐莖。它的葉片互生，且生為叢生狀，形狀由披針形過渡至卵狀披針形。花數較多，且形成聚傘形花序，通常生於頂端或葉腋，顏色為藍紫色，其花瓣上兩片為藍紫色，下一片為白色，此外還有紅色、紫色等顏色。」李時珍耐心講解。

「師父，這鴨蹠草有何藥性呢？」龐憲又問。

「鴨蹠草性寒，味甘，有清熱解毒以及利尿之效，對於患有外感發熱、浮腫、小便不利、毒蛇咬傷、咽喉腫痛、癰腫瘡毒之人極為有效。此外，鴨蹠草還可與蒲公英、土牛膝、大青葉、地丁草、野菊花、浮萍、鳳尾草、萹蓄等藥材配伍。」李時珍細細說道。

「原來如此！鴨蹠草！我又學到了一種草藥！聽您這麼說來，鴨蹠草開出的花，必定非常好看。」龐憲仰著頭想像著。

「等有時間，為師親自帶你去看！」李時珍笑道。

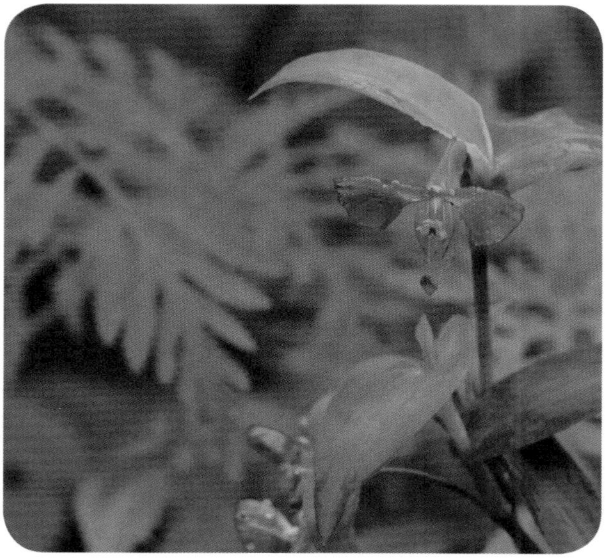

葵

平肝祛風的全身寶

「哇！好大一片葵花田啊！」龐憲說著便向花田跑去，一邊跑一邊喊著，「真美啊！」

「憲兒，你慢點兒跑，小心別摔著了。」李時珍叮囑道。剛開始還能聽到龐憲若隱若現的回應，漸漸地，人影便消失了。李時珍一連叫了幾聲徒弟也不見有回應，心裡一急，腳下也跟著亂了起來。

「憲兒……憲兒……。」李時珍穿過花田找了一圈，正打算去別地兒找之時，便聽見有人喚著：「師父……。」

李時珍抬眼望去，見不遠處有炊煙升起，於是循著炊煙來到了小溪邊。

「師父，您怎麼才來呀！我喚了您好半天。我這魚都吃了半條了。」龐憲一邊抹著嘴一邊向李時珍跑來。

「你呀，跑著跑著就沒了蹤影，害得為師一陣擔心。」李時珍有些生氣地捏了捏龐憲的臉。

「您就是李時珍大夫吧？」突然，一旁烤魚的男子開口問。

「正是，請問您……。」李時珍這才注意到那炊煙正是從面前的男子手中的烤魚所來。

「這是臨縣的船夫叔叔。」龐憲搶先一步答，「師父您說巧不巧，我方才穿過花田，聞到一陣魚香，一時沒忍住就順著味道跑過來了。」

「李大夫也一起來吃吧！我烤了很多，正發愁一個人吃不完……。」男子話還沒說完，卻用手捂住胸

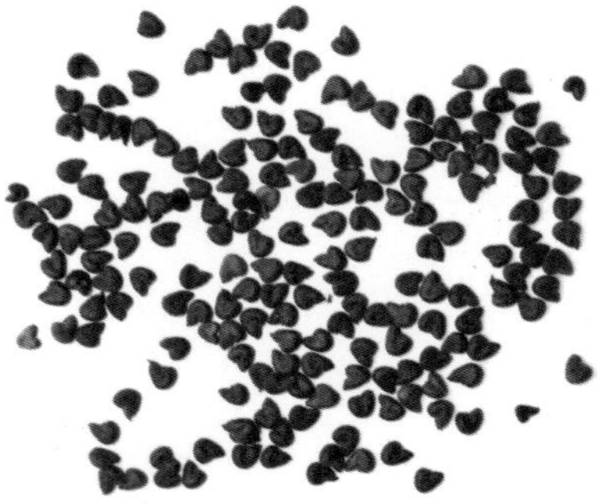

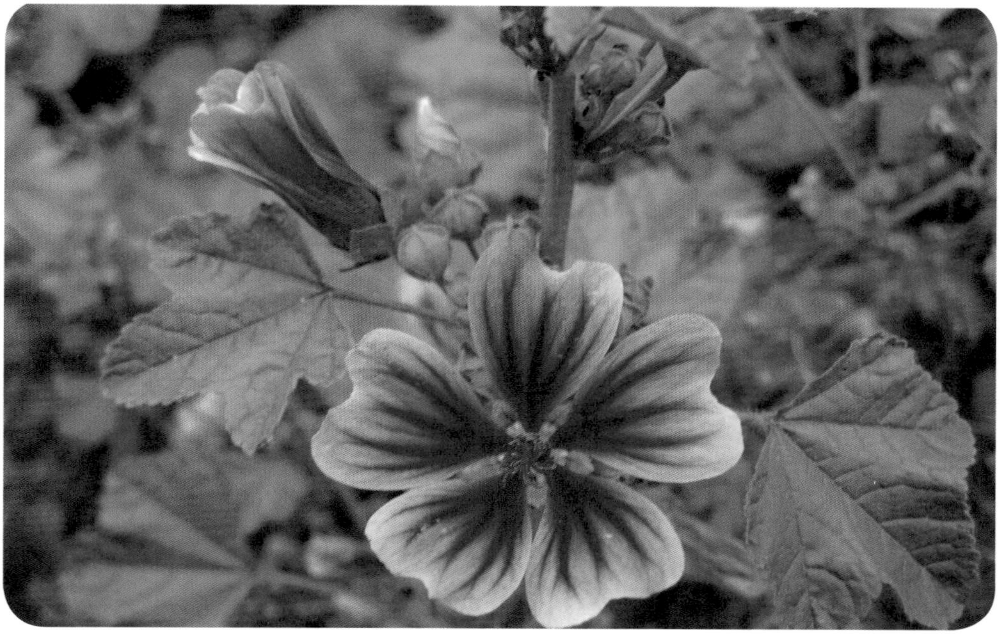

口，急促地喘了起來。

「去摘一顆葵花」，李時珍說完急忙上前將右手放於男子腹部，左手放於胸部，嘴裡不停說著「吸氣……呼氣……。」以調整他的呼吸。

「師父，葵花拿來了。」龐憲一路小跑回來，顧不得擦去臉上的汗水。

「取六錢葵花盤，用水煎熟。」李時珍命令道。

男子喝過煎好的藥，煞白的臉上逐漸恢復了血色，氣喘也緩解了許多。龐憲見男子有所好轉，一屁股坐了下來，不停用手搧著風：「嚇死我了，可算是沒事了。」

男子剛要開口說什麼，龐憲便搶先說：「您身體還沒恢復，先不要說話了。」

「今日多虧了這葵花，不然可真不知該怎麼辦了！」龐憲自顧自地說道。

李時珍微笑道：「那你可還記得這葵花有哪些藥性？」

龐憲立刻自信答道：「當然記得了！說起葵啊，它可全身都是寶，其根、莖葉、莖髓、花、種子、花盤都可以入藥。葵性平，味甘，能歸於肺經和大腸經，並具有除濕熱、理滯氣、平肝祛風之效，所以常用來治療痛經、小便淋痛、百日咳、哮喘、血痢、疹發不透、疝氣等症。細緻來說，葵的莖葉有清肝明目以及疏風清熱之效，將其煎水可來治療眼紅以及淚多之症。其根有清熱利濕、行氣止痛之效，單方入藥可治療尿急尿痛之症。再說這葵花，它有清熱解毒、消腫止痛之效，內用可治療乳癰，外用可治療瘡癰癤腫。對了，葵的莖髓有健脾利濕之效，對於腰膝酸軟之症有很好的療效。」

「那它的外形特徵你可還記得？」李時珍繼續問。

「記得，記得！葵為一年生的草本植物。其莖粗壯且直立生長，並具有棱角。葉片有卵圓形和心狀卵形，且為互生，較粗的鋸齒生於邊緣。葵花於夏季開放，花朵很大，莖端或枝頂生出頭狀花序，苞片為葉質。葵的瘦果有卵狀長圓形和倒卵形，果皮有黑色和灰色，瘦果也被稱為葵花子。」龐憲流利地回答。

李時珍滿意地點了點頭。

龐憲笑了笑，接著對男子說：「叔叔，您好點了沒？」

「我好多了，今日還要多謝你們二位救了我一命，不然我就是橫死在這，也無人知曉了。」男人說著便要行禮作揖。

「兄台快請坐，這等小事無須掛齒。」李時珍笑著回道。

蜀葵

利尿通淋的蜀葵根

李時珍與龐憲作別船夫後，繼續上山採集草藥。未走多遠，便聽見前方傳來一陣窸窣的腳步聲。

「是墨池叔叔和竹琴嬸嬸……。」龐憲激動道。

墨池與竹琴住在鎮子西頭，常年做酒莊生意。竹琴本就熱情好客，再加之先前李時珍治好了她兒子的怪病，她對李時珍更是尊敬有加，並經常往李時珍家送梅子酒、桂花釀，這一來二去，兩家人便非常熟識了。

「是龐憲啊。」墨池笑了，又向著李時珍作揖，道，「李大夫好！」

一旁的竹琴勉強露出個笑臉，龐憲從未見她這副模樣。

「竹琴嬸嬸，您是不是哪裡不舒服啊？臉色看起來不太好。」龐憲擔憂地問道。

「我最近不知怎麼了，總是想小便，還經常一滴一滴的，最難受的是還有澀痛之感。」竹琴難為情地說。

墨池一邊點頭一邊接著說：「自從生過小兒子後，她就一直這樣。最近我們夫妻二人一有時間就來這山上轉轉，想著也許體質增強了病也就好了。」

「可否讓我給你診下脈？」李時珍開口問。

因環境有限，李時珍只得就地為竹琴診脈。「你這病是小便淋痛。腎陰虧虛，且腎與膀胱為一表一裡，熱灼於膀胱，引起膀胱氣化失司，遂出現水道不利之症。無須太過擔心，此病只需用蜀葵根剉成細末，加水

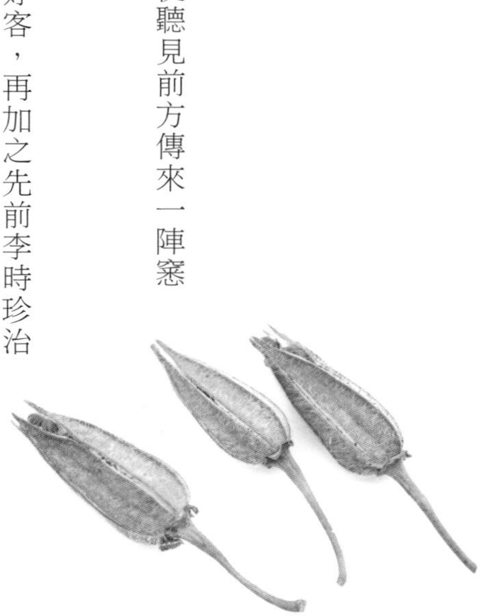

反復煎開服用，不出幾天便會有所好轉。」診完脈，李時珍便做出了診斷。

「叔叔、嬸嬸，你們先回家。待我與師父採完草藥，我便將剉好的蜀葵根給你們送去。」龐憲說道。

墨池夫婦二人走後，龐憲忍不住問：「師父，蜀葵根是蜀葵的根嗎？這蜀葵又是什麼中藥呢？」

「蜀葵根就是蜀葵的根。蜀葵為二年生的直立草本植物。蜀葵的莖具毛。蜀葵的花期較長，為每年二到八月。其花單生或簇生於葉腋；苞片為葉狀，小苞片為杯狀，且具裂片；花萼為鐘狀；花朵生的較大，顏色各異，通常以白、紫、紅、粉紅、黑紫、黃等色居多；花瓣為倒卵狀三角形。其葉片為近圓心形，其上長有裂片，且裂片分為圓形和三角形；葉柄較長，且有硬毛；托葉為卵形。它的種子為果盤狀，且具槽。」李時珍耐心解釋。

見龐憲一言未發，李時珍遂繼續說：「蜀葵性涼，味甘，根、子、花葉均可入藥。其根有清熱解毒、利尿之效，遂用來治療痢疾、小便赤痛、腸炎等症。其子有利尿通淋之效，可用於治療小便不利、水腫等症。其花、葉內服則有解毒散結、通便之效，常用來治療大小便不利之症，還能解河豚之毒；外用可治療臃腫瘡瘍、

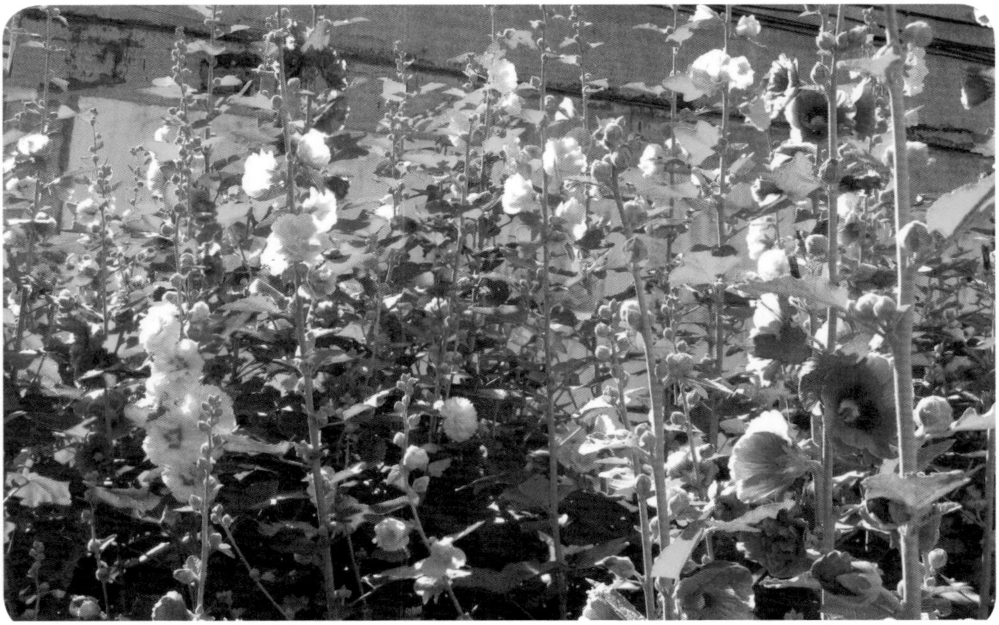

燒傷以及燙傷。此外，紅蜀葵根與白芷、白芍藥、白枯礬相配伍，還可治療腸胃生癰之症。」

「都記住了嗎？」李時珍見龐憲不說話，關切地問。

「嗯！徒兒記住了！」龐憲用力點了點頭，「一會兒看到蜀葵，我一定要多採幾株，剉好之後給竹琴嬸嬸送去。」

「好！」李時珍欣慰地笑道。

黃蜀葵

解毒散鬱瘀的黃蜀葵膏

「師父，您快看！這黃花開得可真好看！」龐憲突然大聲喊。

「剛講過的，這麼快就忘了？」李時珍反問。

龐憲聽得一頭霧水，轉了轉小眼珠：「師父剛才說什麼了？噢，對，這是蜀葵！開黃色花的蜀葵！」龐憲自信滿滿地說。

李時珍輕拍了下龐憲的小腦袋，道：「傻憲兒！這是黃蜀葵！」

龐憲聽後更是不知所云，揉搓著臉：「黃蜀葵？怎麼又多了個黃蜀葵？」龐憲又仔細觀察了一下那株植物，道，「師父您怎麼總騙我？這明明不是您剛才講的蜀葵……。」龐憲懷疑地嘟起小嘴。

「為師哪裡騙你了？你睜大眼睛看清楚了！」李時珍瞥了龐憲一眼，說道。

「這花，這葉子，這莖，這不就是蜀葵嗎？哦，這裡……。」龐憲心虛地說道。

「你啊！一見到好玩的、好奇的事物便把知識拋在腦後，如此不認真可不行啊。」李時珍無奈地搖了搖頭。

「師父，我覺得這黃蜀葵長得與蜀葵有些許不同，您給我講講它的外形特徵吧！」龐憲嘟起了小嘴，拽著李時珍的袖子撒嬌道，「師父您最好了，您就再給我講講吧，求求您了！」

「你啊……」，李時珍無奈地笑了，只好給徒弟講解，「這黃蜀葵是草本植物，它分多年生與一年生。其葉片為掌狀，並具長圓狀披針形裂片以及硬膜。葉柄較長，托葉為披針形。花每年八到十月開放，葉腋處

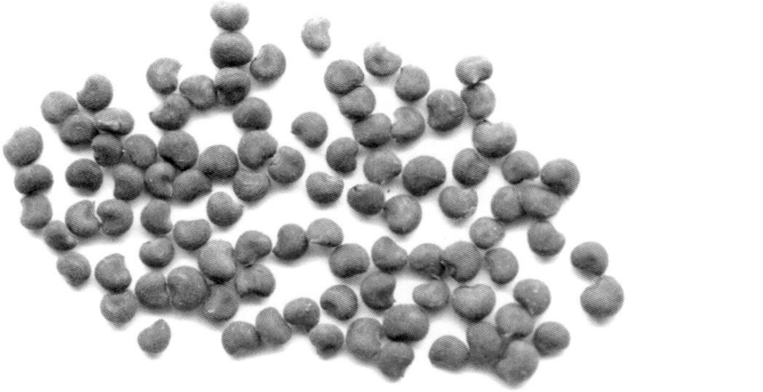

生花，且花為單生；花朵形狀較大，外部為淡黃色，內部為紫色；小苞片為卵狀披針形；花萼呈佛焰苞狀；柱頭為紫黑色。黃蜀葵的蒴果為卵狀橢圓形，具硬毛。其種子的數量較多，且為腎形。」

「原來這黃蜀葵的特徵是這樣的。」龐憲繼續問，「那這黃蜀葵的藥性又如何呢？」

「黃蜀葵的根、莖、葉子、花和種子均是極好的藥材。它的根性寒，味苦且甘，並具有解毒、散瘀、利水之效，內服可治療乳汁不通、淋症、水腫等症；外用可治療骨折、刀傷以及癰腫之症。它的莖性寒、滑，味甘，有活血、除邪熱之效，內服以治療產褥熱；外用則可治療燒傷以及燙傷。它的葉子性寒、滑，味甘，具有解毒、排膿生肌之效，多用來治療燙傷、刀傷以及癰疽疔瘡之症。它的花性寒味甘，並具有解毒消腫、通淋之效，內服多用來治療沙淋之症，外用則能治療小兒口瘡、禿瘡等症。其種子性寒味甘，具有消腫利水、健胃潤腸之效，針對積食不消、食欲不振、大小便不利、癰腫、跌打損傷之症極為有效。」李時珍仔細地進行講解。

「沒想到這黃蜀葵跟葵一樣，全身上下都是寶啊！」龐憲不禁感慨道，「不過這黃蜀葵真是越聽越耳熟。」龐憲隨即皺起眉來，「到底在哪裡聽過呢？」龐憲慢慢思忖。

「啊！我想起來了！」龐憲拍著腦門大叫，「徒兒初來李家之時，有位姐姐臉上生有大片惡瘡，不僅難以痊癒，而且經常流膿擴散，您便是給那位姐姐用了蜀葵膏。徒兒曾向您請教這藥膏如何制，您告訴我是將黃蜀葵花搗爛如泥並撒入鹽，放入瓷器瓶內密封而成。」龐憲回憶起那時的場景，由於那時年紀太小，加上對草藥一無所知，便沒把那件事放在心上。

「想起來便好。」李時珍欣慰地點了點頭。

「原來我很早以前就知道你了！」龐憲對著黃蜀葵笑了起來。

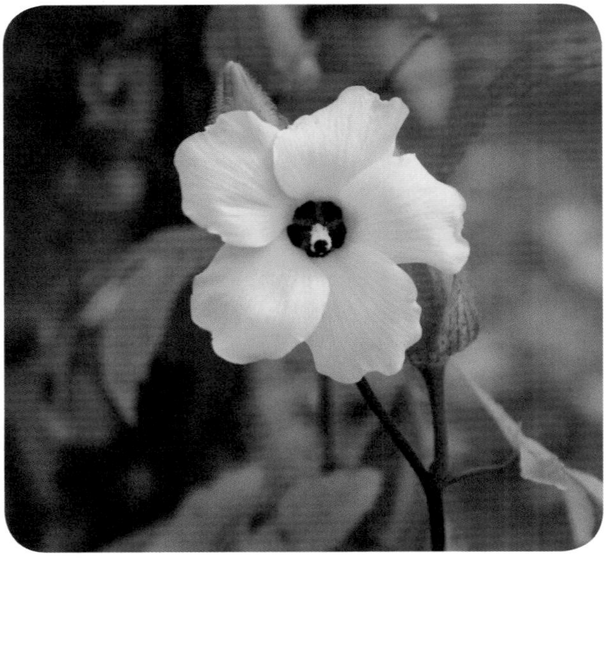

龍葵

清熱解毒的草藥

「師父師父，您等等我啊！」龐憲匆匆忙忙跟在李時珍的身後。不知不覺間，龐憲背後的藥筐早已盛滿了草藥，壓得龐憲這小小的身軀直不起腰來。

「我們在此地歇會吧！」李時珍見龐憲滿頭是汗，自己也累得不輕，提議道。

啪！龐憲隨手將藥筐扔在地上，呈大字型癱倒在地，「我不行了師父，太累了，我走不動了……。」

「你啊你，小小年紀就如此缺乏鍛煉……。」李時珍念叨著。

「師父又開始念經了……。」龐憲暗想著。

「師父！有果子可以吃！」龐憲聽著師父的嘮叨，一邊心不在焉四處張望，看見有好吃的，立刻爬起來跑了過去。

一會兒的工夫，龐憲兩手便抓滿了「果子」，蹦蹦跳跳地跑了回來。

「師父，給您果子吃。」龐憲說著，將「果子」在身上蹭了蹭，遞給了李時珍，然後自己迫不及待地往嘴裡塞了一顆。「呸！這什麼破果子，好苦啊！」龐憲皺著眉頭吐了出來，向李時珍抱怨道。

「你這個小傻瓜，這是龍葵，一種中藥！」李時珍一邊笑一邊向龐憲解釋。

「龍葵？中藥？」龐憲一臉不可置信的表情，「師父……，您明知道這不是果子，竟也看著我把它吃下去。」龐憲心裡很委屈。

「正好讓你嘗嘗這龍葵的味道。」李時珍依舊笑道。

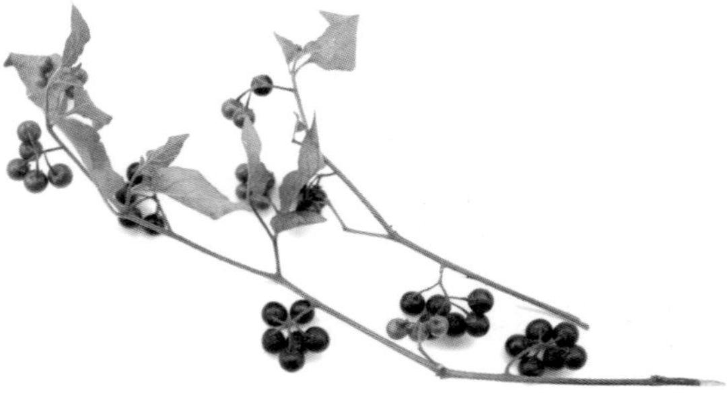

「龍葵味苦，這個我知道了。那它的藥性還有哪些呢？」龐憲嘟著嘴問。

「龍葵性寒，且能全草入藥。有清熱解毒、活血消腫之效，對於跌打損傷、水腫、痢疾、疔瘡、丹毒等症極為有效。不過它稍有毒性，因此用量一定要嚴謹。」李時珍說到此處悄悄看了看龐憲。

「啊？有毒？有毒您還讓我吃？」龐憲驚得跳起來，又吐了好幾口唾沫。

「龍葵確有小毒，但你不過是嘗了下，不要緊的。」李時珍寬慰道。

「師父，您整日不是取笑徒兒就是讓徒兒以身試毒。」龐憲噘了噘嘴，十分不滿。

「怎麼？這點苦就吃不了啦？」李時珍問道。

龐憲自知說錯了話，趕緊說：「徒兒方才是開玩笑的，沒有別的意思。徒兒也不是怕吃苦，徒兒知錯了。」龐憲低垂著頭，時不時看一眼李時珍。

李時珍臉上卻毫無表情，繼續道：「龍葵具有不明顯的棱，但有些無棱，顏色多為紫色或綠色。葉子為卵形，有的具波紋狀粗齒，有的則具全緣，但均具有短毛，且葉柄很短。葉腋外生有花序；花萼為淺杯狀；花冠為白色；花藥為黃色；龍葵的漿果成熟後色變黑，且為球形。所含種子數量較多，全部近卵形。」李時珍知道龐憲對這味藥材並不熟悉，於是詳細為他講解。

「師父，徒兒好像從未見您用龍葵這味藥材。」龐憲疑惑地說。

「你這個孩子啊，聰明是聰明，就是忘性大了點。」李時珍笑道，「一年前你隨我上山採藥，一不小心

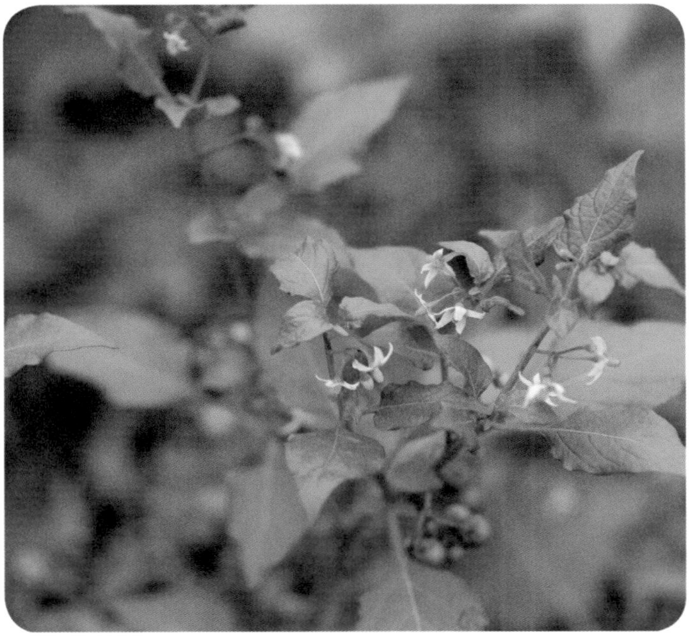

扭傷了腳，你可還記得我是如何醫治你的？」

「啊！我記起來了，當時我的腳腫得很高，路都走不了，師父將我揹回藥堂，取了一把龍葵葉以及七個連鬚的蔥白，將二者切碎，加入適量酒釀攪拌敷在腫起的部位，沒過幾天我就可以下地行走了。」龐憲懊惱地捶了下腿，「原來那時候就用了龍葵，我怎麼給忘了！要不是師父提醒我，我全將這件事忘在腦後了！」龐憲羞愧不已。

「這次記住就好！可不要再忘記了，你這個馬虎的小子！」李時珍微笑著教誨道。

酸漿

消腫、通便的湯藥

「師父，您猜我方才給竹琴嬸嬸送藥回來的路上，碰見誰了？」龐憲呼哧呼哧地喘著氣說道。

「你就別賣關子了，快說吧。」李時珍放下手中的毛筆，微笑道。

「是少曦姐姐！」龐憲瞪圓了眼珠看著李時珍，「要不是她先認出了我，同我說話，我根本不相信那就是少曦姐姐！她突然之間胖了好多，整個人像吹了氣一樣，圓鼓鼓的。」龐憲的表情由最初的驚訝變為了惋惜，「師父，您說她這是怎麼了？怎麼突然之間胖了那麼多，根本看不出先前的樣子了。」龐憲不自覺地嘆了口氣。

少曦是鎮子上一家楚姓人家的女兒，從小便生得靈巧秀氣，鎮上的青年都對她愛慕有加。少曦突然胖得如此誇張，一定是有什麼問題，得去看一看，李時珍心裡想著。

「師父，您說我們要不要去看看少曦姐姐啊？」龐憲問道。

李時珍點了點頭，並示意龐憲收拾好出診的用具。

不一會兒，師徒倆便來到少曦家，只見一個身材臃腫之人正在院子裡洗菜。

「請問少曦姐姐在嗎？」龐憲開口詢問道。

洗菜之人聞言便轉過身來，見門外站著李時珍二人，不覺吃了一驚：「李大夫，您怎麼過來了？」少曦一邊擦手一邊將二人向屋裡讓。

「不知道你們要來，連茶水都沒準備。」少曦顯得有些侷促，不知是否因為外貌變了樣，而使內心自卑。

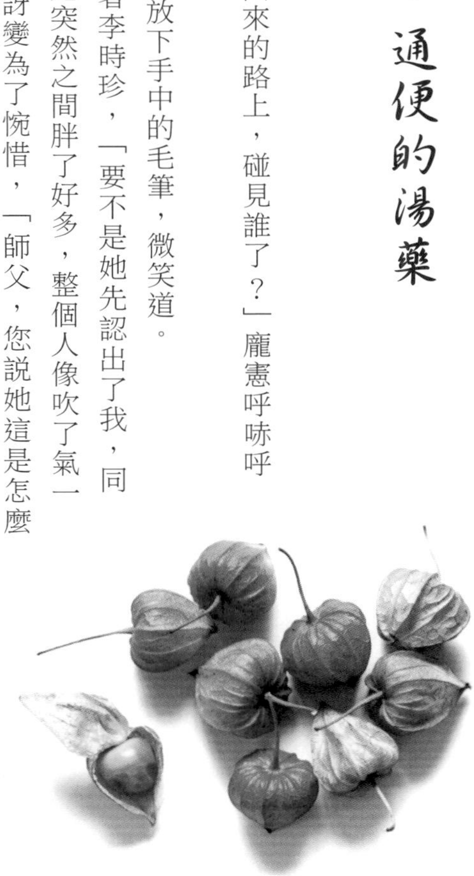

「不必麻煩了，敢問少曦姑娘最近可有哪裡不舒服？」李時珍開門見山地問道。少曦略微思索了一會兒道：「確實有。不知怎的，我這身子突然變得這樣肥胖，而且小便不暢，時常感到疲乏。」

「可否讓我診下脈？」李時珍問道。

少曦伸出了手腕，按照李時珍的指令伸了伸舌頭，隨後李時珍開口説道：「你舌頭淡胖且舌苔較白，脈象沉，臉以及身體全有浮腫，這是陽虛水泛所引起的小便不利，進而導致水液無法正常運行，因其無法排出體外，遂出現水腫等症。你是否還有怕冷之感？」

少曦用力地點了點頭，滿眼期待地問：「李大夫，我還能恢復以前的樣子嗎？」

「按照我開的藥方按時服藥，便可恢復。你的病需用二錢半酸漿、三錢車前草、五錢西瓜皮與水煎服飲用。過一會我讓龐憲將藥材送過來。」李時珍説道。

「真是太謝謝您了，李大夫。」少曦連聲道謝。

「師父，酸漿是什麼？是一種漿汁嗎？」回去的路上，龐憲問道。

「當然不是。這酸漿又被稱為燈籠草。它是一種多年生的草本植物。莖較高，且具木質的基部。葉片為互生，通常一節生有兩枚葉片，形狀為長卵形至闊卵形，葉柄較短，上下面均生有柔毛。酸漿花期為五到九月，葉腋處生花，且為單生；花梗在最初生長時呈直立狀，隨後漸漸彎曲；花萼為闊鐘形，且具三角形萼齒；花冠為白色。其漿果為橙紅色的球狀，汁水較多。其種子為淡黃色的腎形。」李時珍解答道。

龐憲邊點頭邊略有所思地問道：「那這酸漿有何藥性呢？」

「酸漿性寒，味酸且苦，能歸於肺經和脾經。它具有利咽喉、清熱毒、通二便之效，對於治療黃疸、大小便不通、小便淋澀、濕疹、丹毒、水腫、痢疾、肺熱咳嗽、咽喉腫痛有極好的效果。」李時珍耐心解答道。

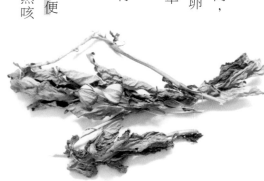

「我明白了！」龐憲露出燦爛的笑容，「我要快點回去為少曦姐姐抓藥！」

消腫通二便的酸漿藥方

對症

陽虛水泛所引起的小便不利，進而導致水液無法正常運行，因其無法排出體外，遂出現臉部與身體水腫等症。

藥材

酸漿二錢半、車前草三錢、西瓜皮五錢。

用法

將三味藥材與水煎服飲用。

鹿蹄草

強筋健骨的虛勞補藥

「李大夫，李大夫……。」

天剛濛濛亮，龐憲便被叫喊聲吵醒了。迷糊之中，龐憲隨手披了件衣服便匆匆跑去開門。

本就沒睡醒，加之昨夜看書到很晚，龐憲沒好氣地向門外喊道：「誰啊？這才什麼時辰，都不用睡覺的嗎？」龐憲瞇著眼睛看向門外。

「小兄弟，不好意思啊，打擾你們休息了。我與母親連夜從家鄉趕路至此，想找李大夫為我母親瞧瞧病。」門外一個男子略帶歉意地說道。

龐憲揉了揉眼睛，才看清門口站著的母子兩人，打了個哈欠，忙說道：「沒關係，快進來吧。」

龐憲將母子倆安排到廂房內，隨後道：「您二位舟車勞頓，肯定沒休息好，先在這裡稍微坐坐，我這便去叫我師父。」

「小兄弟，你可還記得我？」那男子見龐憲要走，忙出聲叫住他。

龐憲因為沒睡飽，一直半瞇著眼睛。此刻聽見男子喚自己，這才認真打量了此人一番，臉上隨即露出了欣喜的笑容。

「船夫叔叔！我記得你！」龐憲臉上的睡意一掃而光，但隨即又露出了略帶尷尬的表情，「船夫叔叔對不起，我沒認出來是你，說話大聲了些……，真是不好意思。」龐憲越說聲音越小。

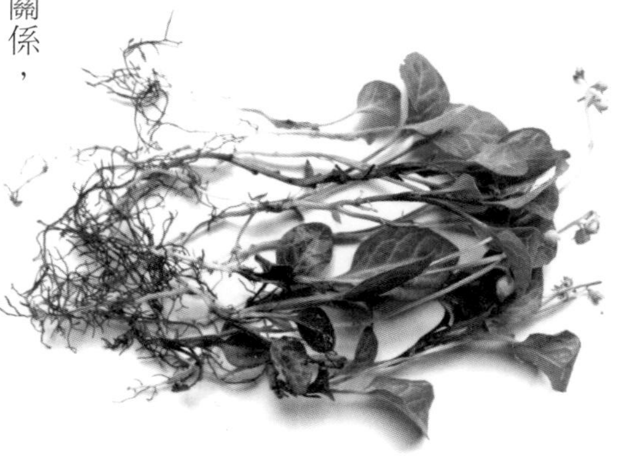

「不要緊的，是我們來得太早，打擾了你們休息。但我母親第一次坐船出行，再加之抱恙在身，不得已才在這個時候來打擾，還請小兄弟你見諒。」男子笑道。

「船夫叔叔，您這是哪裡的話，您可千萬別這麼說……」龐憲越發不好意思起來，「我這便去請我師父。」

不一會兒，李時珍便來到廂房，為那老夫人看病。

「李大夫，我母親這病如何？要不要緊？可否能治好？」船夫焦急地問道。

李時珍把病人的手放好，這才緩緩開口道：「令堂之病為虛勞，是因煩勞過度以及後天失調所引起，影響了臟腑運化功能，導致氣血陰陽之虧損。令堂面色暗黃、易乏累、少言、聲音低微且脈細數，此症皆為虛勞之中的氣虛損。此病短期之內恐怕不太可能康復，只得慢慢靜養才行。」

「那要如何醫治呢？」男子追問道。

「一兩鹿蹄草與一對豬蹄一起燉食即可。」

「如此……如此簡單？」船夫瞪圓了眼睛問道。

「正是。此藥雖可治病，但令堂也要少些憂慮，外輔內調才最為有效。」李時珍叮囑道。凡事少操勞。

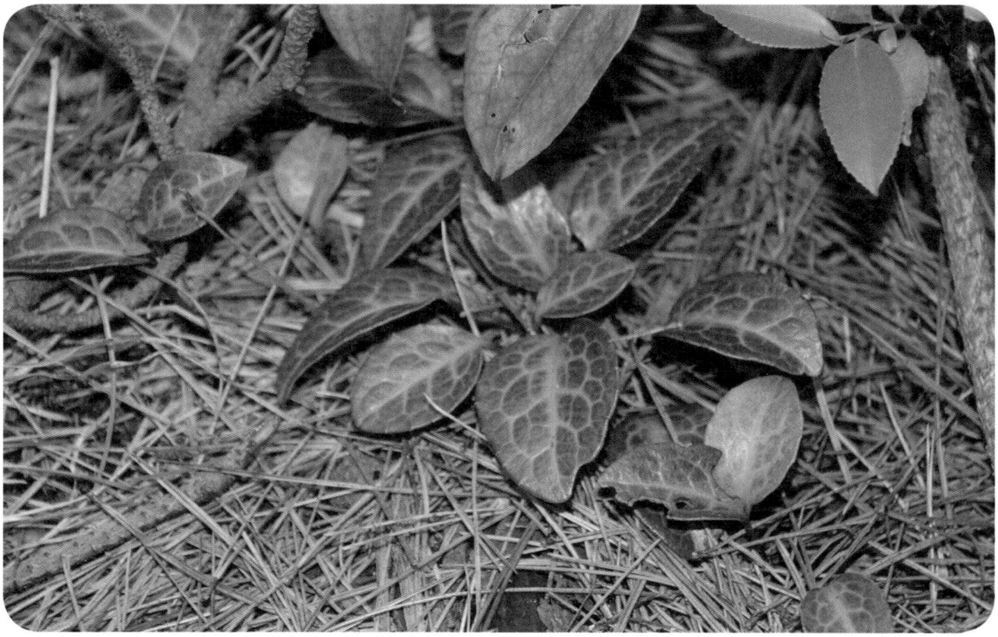

「師父，鹿蹄草是什麼？」一旁的龐憲忍不住開口問道。

「鹿蹄草為小半灌木，其根、莖不僅細且長，並具有分枝。鹿蹄草的花於六到八月開放，花朵生得較密，且斜向生長，花冠為白色且形狀較大，花梗較短，花瓣有倒卵形與倒卵狀橢圓形之分，花柱為淡紅色且具有不起眼的凸起。其葉為橢圓狀以及圓卵形，且為基生，疏齒或近全緣生於邊緣，葉柄較長。其蒴果為扁球形。」李時珍回答道。

「原來鹿蹄草是這樣的。」龐憲一邊思考一邊又問，「那它有哪些藥性呢？」

「鹿蹄草性溫，味苦，它具有祛風祛濕、活血止血、強壯筋骨的作用，對於治療金創出血、蛇蟲叮咬極為有效。鹿蹄草與白及、白逑等藥材相配伍，還可治療肺癆咳血、風濕性關節炎以及痢疾等症。」李時珍繼續解釋道。

「這小兄弟對草藥可真是極為熱愛啊！」船夫在一旁忍不住開口嘆道。

龐憲不好意思地撓了撓頭，道：「我去給您抓藥！」便一溜煙跑了出去。

敗醬

清熱解毒的苦菜

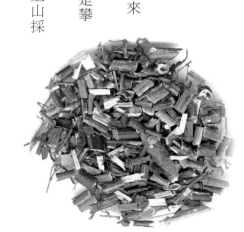

「這是苦菜，是可以吃的食物，才不是什麼攀倒甑呢！而且這名字聽起來這麼奇怪，肯定是你記錯了！」建元喊道。

「不對，這就是攀倒甑！它是一種中藥！苦菜我當然曉得，但這明明是攀倒甑！攀倒甑！」龐憲大聲地再次重申了一遍草藥的名字。

「不信我們回去問爹爹！」建元紅著臉喊道，「你輸了就得揹著我上山採草藥！」

「誰怕誰！反正輸的人肯定是你！你若輸了，便幫我打掃一個月的院子！」龐憲梗著脖子說道。

「掃就掃！我們找爹爹評理去！」建元繼續喊道。

不用想也知道，建元與龐憲又因為草藥之事吵了起來。平時二人一向和睦相處，可一旦牽扯草藥問題，便會吵個沒完沒了，非要爭個高下。

「啪！」建元將一株綠色的植物放在客堂的桌上。「爹爹，您來給我們評評理，我說這是苦菜，憲哥哥非要說是什麼……」建元一時想不起這拗口的名字，他不禁皺起了眉頭，「什麼……什麼甑……。」

「是攀倒甑！」龐憲在一旁補充道。

「對對，攀倒甑！爹爹，您快說說我們誰說得對！」建元迫不及待地想得到李時珍的肯定。

李時珍看看建元漲紅的臉龐，又看看龐憲期待的小臉，笑了笑道：「你們倆說的都對！」

此話一出，龐憲與建元頓時大眼瞪小眼，驚訝得不知說什麼好。

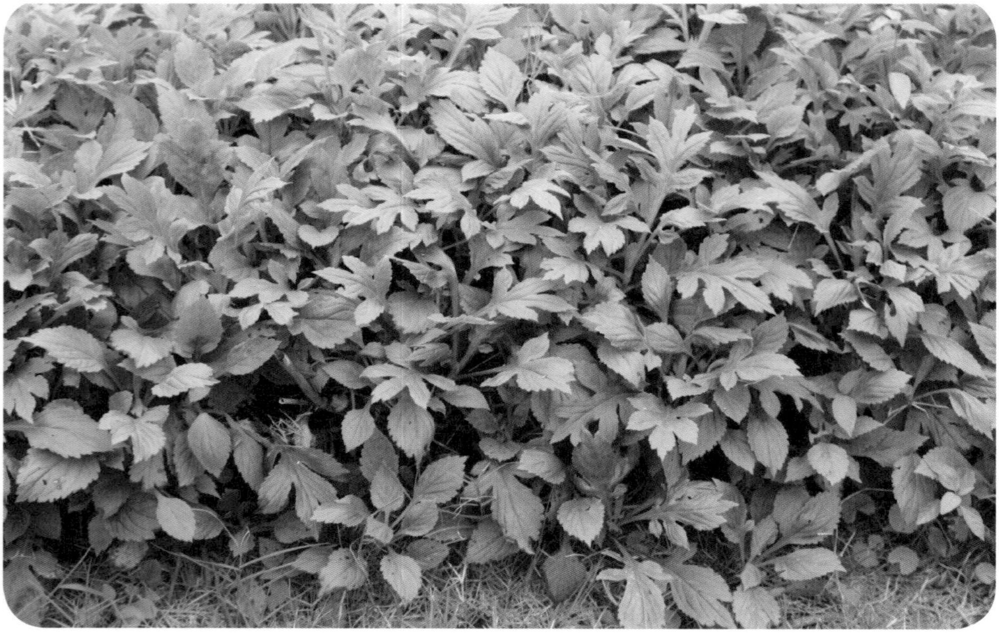

「師父，您不會是故意這樣說的吧？」龐憲對李時珍說的話仍有些不相信。

李時珍搖了搖頭，隨後笑道：「苦菜入藥時被稱為敗醬，它們與攀倒甑為同一物。」說著，李時珍指了指桌上的植物。

「什麼？它還叫敗醬？怎麼又多出個名字？」建元一臉疑惑地抓了抓頭。

一聽到新鮮名字，龐憲立刻來了精神，眼中似乎要放射出光來。他靜靜地聽李時珍講解著：「敗醬是一種草本植物，但它有一年生與二年生之分。圓錐狀的根垂直生長，且具較多鬚根。單生的莖同樣直立生長，有縱向條棱或條紋生於其上，但不具毛。葉片基生，羽狀深裂，上下兩面不具毛，且質地較薄。敗醬的花開在五到十二月，花期較長，花朵形成頭狀花序，有些生於莖的頂端；苞片為寬鐘狀。其瘦果有長橢圓形和長橢圓狀倒披針形之分，顏色為褐色，橫向的皺紋生於肋間，且冠毛為白色。」

建元和龐憲聽得認真，不時點點頭。

「爹爹，這攀……這敗醬的藥性如何呢？」建元不禁好奇道。

「這個我知道！」龐憲搶先說道，「攀倒甑可以全草入藥，它性寒，味苦，能歸於心經、脾經、胃經以及大腸經。它有清熱解毒以及涼血止血之效，它常用來治療目赤腫痛、黃疸、痢疾、咽喉腫痛、吐血、咯血、便血、崩漏、暴熱身黃以及癰瘡腫毒等。」

「沒錯。《本草正義》一書曰『此草有陳腐氣，故以敗醬得名。能清熱泄結，利水消腫，破瘀排膿。惟宜於實熱之體』。敗醬多方入藥時，尤其與薏苡仁、附子、當歸、竹茹、芍藥、荊芥、決明子等藥材相配伍，可治療腸癰病、產後惡露、赤眼、赤白痢疾等症。」李時珍補充道。

「我記得，先前隔壁王嬸得了吐血症，她因長時間憂慮抑鬱，因而導致胃熱壅盛。她的火為實證，肝鬱而生火，遂出現吐血之症，血經由口出，顏色較紅，並摻雜食物的渣滓。您便是用了敗醬將王嬸治好的！」龐憲說道。

「現在你們兩個可是明白了？」李時珍微笑道。

建元、龐憲二人一齊點頭。建元先開口道：「原來我們說的都是同一種植物，竟然為了它吵得面紅耳赤……。」

「元兒說得沒錯……。」龐憲附和道。

「那不如我們一起去園子裡照看草藥怎麼樣？」龐憲提議道。

「好呀！」建元應道，於是二人手牽著手跑了出去。

迎春花

消腫止血的花兒

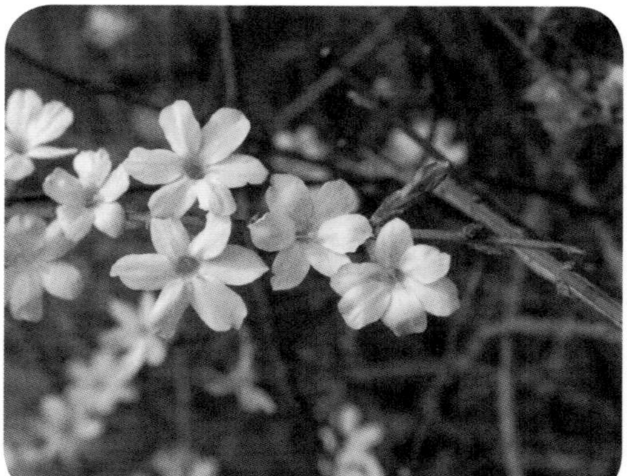

「啊！」堂前傳來龐憲的叫聲。

「發生什麼事了？」李時珍聽見喊聲，急忙從園子一路小跑至堂前。只見龐憲坐在地上，手上流著血，一旁的桌上有切開的白菜和一把帶有血漬的刀。

李時珍見狀，二話不說，跑到院子裡擺弄了一陣，然後端著藥碗回來。

龐憲只顧得疼，根本沒注意師父在擺弄著什麼，只聽李時珍說：「把手給我。」便見師父將搗爛的藥材敷在了自己手上。

「怎麼這樣不小心？」李時珍見傷口處不大流血了，才板起臉責問道。

「這幾日師母不在家，徒兒本想著給師父做頓飯，孝敬孝敬您。」龐憲說著便低下頭去，「沒想到菜沒做成反而受了傷。」

「我們憲兒幾時學會做飯了？我這個做師父的居然一點都不知道。」李時珍安慰著龐憲。

「我可是偷著跟李嬸學來的。」龐憲說著偷笑了起來，「李嬸到現在都不知道呢。」

「怎麼不向師母請教這些事情？反而要偷著去別人家學？」李時珍不解地問道。

「我這不是想給您一個驚喜嘛。」龐憲撓了撓頭。

「咦？師父，您給我用的是什麼草藥啊？味道好香啊，好像有股花的味道。」龐憲將包著藥的手放在鼻子底下聞了聞。

「這是迎春花。」李時珍回答道。

「迎春花？您說的可是那種花……」於是龐憲滔滔不絕地說了起來，「為匍匐與直立之分的落葉灌木，最高可長至五米。小枝為長有狹翼的四棱形。葉子是互生的，同時具有複葉和單葉；葉柄較短；葉緣反向捲曲生長，且生於頂端的葉片較大。花生於小枝的上端或葉腋，但葉腋處小枝是去年生長的；苞片分為橢圓形、卵圓形和披針形；花冠為黃色，其花於四到五月開放。」說完，龐憲瞪圓了小眼珠看著李時珍。

李時珍微微笑道：「對，說得沒錯。」

「原來我經常見到的迎春花居然還是一味藥材，我一直以為它只是供人觀賞的呢。」龐憲不禁感慨道。「師父，這迎春花除了可以治療刀傷，還有什麼其他藥性嗎？」龐憲又問。

「當然有。迎春花性平，味苦且微辛，歸於腎經和膀胱經。它有清熱解毒、活血消腫之效，所以常用來治療咽喉腫痛、小便赤熱、惡瘡腫痛、跌打損傷等症。」李時珍回答道。

龐憲聽後若有所思地點了點頭。

「啪！」突然，李時珍拍了龐憲後背一掌，道，「你這小傢夥，跟了為師這麼久，今日切了手指，為何不會自醫？」

「我……」龐憲不好意思地撓了撓頭，「我看見刀切到手了，一下子流了好多血，我一緊張就什麼都忘了。」

「你啊！下次可不要這麼粗心大意了！」李時珍囑咐道。

龐憲乖乖地點了點頭。

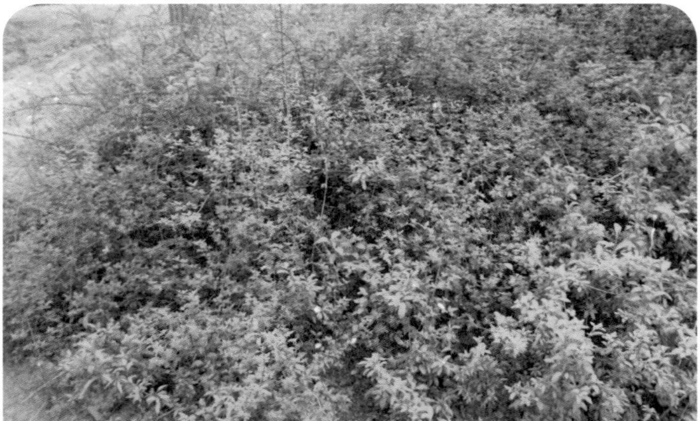

款冬花

潤肺下氣之花

「這麼快就回來啦？」看見徒弟回來，李時珍坐在院子裡的長椅上問道。

「嗯，王大爺要睡午覺了，我把草藥放在桌子上就出來了。」龐憲邊說邊把玩著手裡黃色的花，「師父，我臨走前，王大爺還送了我兩株菊花，他說這花可是個寶貝。」龐憲把花伸到李時珍面前給他看，繼續說道，「哪裡寶貝了？我看就是普通菊花而已。而且花朵已經乾了，輕輕一碰花瓣就掉了。」

「這可不是菊花。」李時珍抬頭看了一眼，道：「這是款冬花。」

「款冬花？不過樣子跟菊花真有幾分相似。」龐憲自言自語道。

「款冬花是一種多年生的草本植物，基部長出的葉子有卵形和心臟形之分，且邊緣生有鋸齒。基部質地較厚，其上平滑且為暗綠色；葉柄不長，且為半圓形；葉片互生，小葉能長至十片。款冬花於二到三開花，花朵生於頂端，苞片為橢圓形且質地較薄，其上生有絨毛。它的瘦果為長橢圓形，其上生有縱向的棱，冠毛顏色偏黃。」李時珍進一步解釋道。

「這樣看來，跟菊花確實很不一樣。」龐憲仔細端詳著眼前的款冬花。

「你可知道這款冬花還可以入藥？」李時珍問道。

「入藥？這花能人藥？」龐憲這才明白過來，「怪不得王大爺說它是個寶貝，原來它還是味藥材。」

「師父，您快給我說說它的藥性吧。」龐憲著急地請求道。

「款冬花性溫，味微苦、辛。它能歸於肺經，具有止咳化痰、潤肺下氣之效，遂能治療咳逆喘息、新久

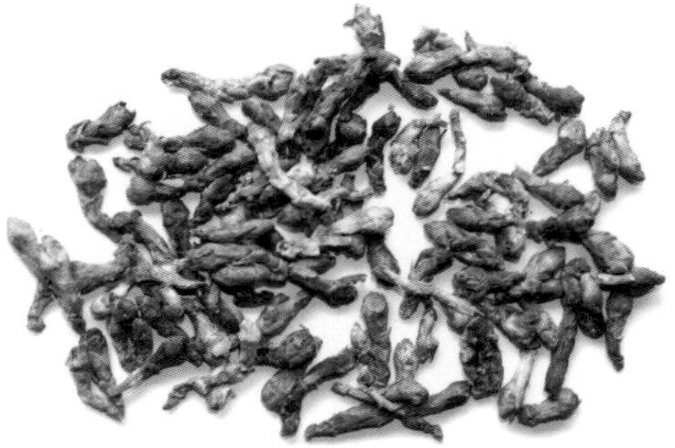

咳嗽、癆嗽咳血等病。但款冬花的使用也是有禁忌的，肺火燔灼、肺氣焦滿者以及陰虛勞嗽之人萬萬不可用。」李時珍詳細解說道。

「啊！我想起來了。」龐憲突然喊道，「《本經》一書中說，『主咳逆上氣善喘，喉痺，諸驚癇，寒熱邪氣』，便是指款冬花，對不對？」

「對，你說得沒錯。」李時珍微笑道。

「請問李大夫在家嗎？」門外傳來一位男子的聲音。

「在家，您請進。」龐憲將他請進了屋。

「李大夫，近幾個月裡，我總是咳嗽不止，喉嚨不僅發乾還疼。而且，我還時常咳痰，痰的顏色偏黃還很濃稠……。」還未說完，男子便又咳嗽起來。

李時珍為男子診脈過後，又讓他伸了舌頭，觀察後說道：

「你的病屬咳逆，熱邪犯於肺，導致氣壅滯於肺，肺氣無處宣發，便上逆引起咳嗽。」

「那我這病該如何醫治呢？」男子焦急地問道。

「清晨取一小捧款冬花，加入少許蜂蜜，隨後放入瓦罐內燒煙。將瓦罐磕出一個小口，煙冒出後用嘴吸進去並咽下。如此重複五日，到第六天的時候，吃一頓羊肉餡的包子，此病便可痊癒。」李時珍悠然答道。

男子連忙道謝，滿懷欣喜地離開了。龐憲也跟著跑了出去。

「憲兒，你去哪裡？」李時珍追問道。

「這款冬花的確是個寶貝，我去找王大爺再要幾株。」龐憲邊跑邊回答道。

「不要去了，藥櫃裡最上面一層有這味藥材，你就不要去打擾王大爺休息了。」李時珍叫住徒弟道。

「哦，知道了。」龐憲點了點頭，這才回來。

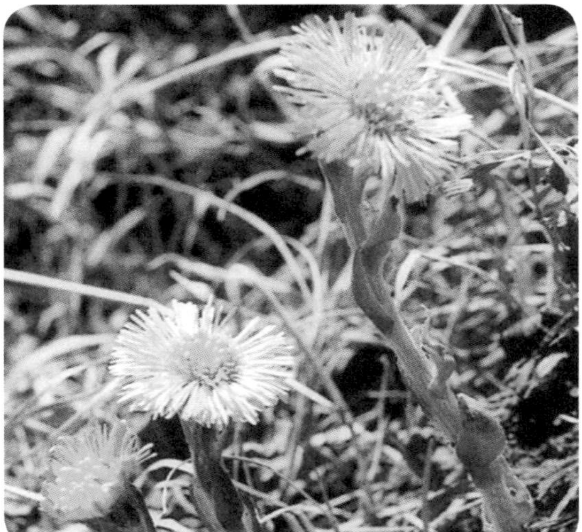

鼠曲草

主治筋骨疼痛之草

「師父師父……。」龐憲一把拉住李時珍的衣角。

「怎麼了?」李時珍不解道。

「師父，那個……。」只見龐憲的眼睛一直盯著旁邊的獸人面具。

「喜歡嗎?」李時珍看出龐憲的心思，隨即問道。

「嗯!」龐憲重重點了點頭。

「買三個吧，建中、建元你們每人一個。」李時珍笑道。

「謝謝師父!師父您最好了!」龐憲高興得手舞足蹈。

「可是這裡只剩兩副面具了。」龐憲看了看攤位上擺放的面具，臉色不由得一沉。

「還有的還有的，我拿給你。」賣面具的大娘趕忙說道。

「哎喲……我的腿啊……。」大娘可能是動作太急了，突然扶著自己的膝蓋，表情很是痛苦。

「大娘您怎麼了?」龐憲急忙上前問道。

「哎，不要緊的，老毛病了。每次蹲下身來，這雙腿都會疼，不過這麼些年了，早就習慣了。」大娘無奈地說道。

「您若是不介意，讓我為您診下脈。」一旁的李時珍開口道。

「對呀對呀，我師父的醫術可高明了，縣上的人都來找我師父瞧病呢!」龐憲自豪地說道。

「莫非您就是李時珍，李大夫?」大娘瞪圓了眼睛，驚疑地看著師徒二人。

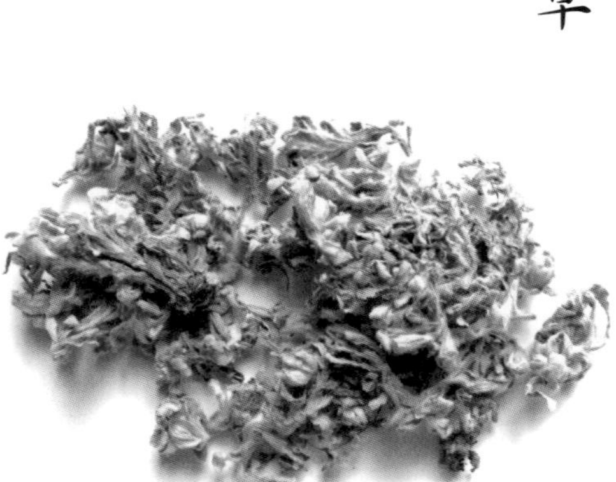

「正是。」李時珍微笑應道。

李時珍為大娘診斷過後，說道：「大娘，您這病是由於年老腎虧所引起的筋骨疼痛，再加之風濕入體，因而有毒藏於筋骨之間，進而導致血液運行障礙，遂使筋骨、關節出現麻木、疼痛之感。看您腿部關節肥大，想必腿部關節早已變形。此病只需將六錢鼠曲草，煎水服用即可。但此藥只能緩解疼痛，若想根治，則需要長期休養調理。」

「想不到我這病居然如此嚴重。」大娘的表情逐漸黯淡下來，「治療此病恐怕需要很多銀兩吧！我這小本生意，完全不夠看病的錢，何況我還有個兒子，到今日都無錢為他迎娶妻子……。」說著，大娘忍不住落下淚來。

「大娘您別擔心，我一會讓徒兒將草藥給您送來。你放心，不要錢。」李時珍認真地說道。

「真是太感激您了，您可真是活菩薩再世啊！」大娘此時早已泣不成聲。

作別大娘後，龐憲立刻追問道：「師父，鼠曲草是什麼？」

「這鼠曲草是一年生的草本植物，它具有直立生長的莖，分枝生於下部，其上長有溝紋。葉片有倒卵狀匙形和匙狀倒披針形之分，具有不明顯葉脈，但不具葉柄。鼠曲草的花開在八到十一月，並生於植株頂端，花朵聚集成頭狀花序，顏色為黃色和淡黃色，苞片為鐘形，且為膜質，具有無毛的花托。鼠曲草的瘦果有圓柱形和倒卵形之分，表面長有凸起。」李時珍細緻答道。

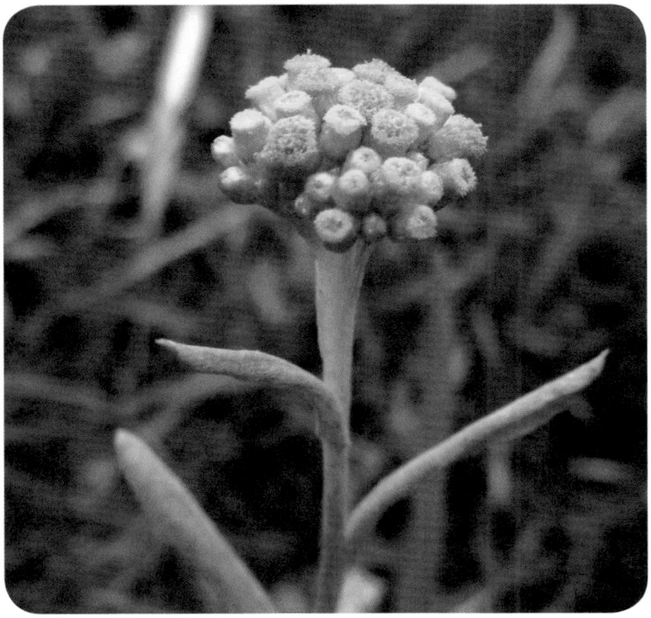

「那鼠曲草除了可以治療筋骨疼痛，還有哪些藥性呢？」龐憲不禁更好奇了。

李時珍耐心地向徒弟解釋道：「鼠曲草還可以治療泄瀉、脾虛浮腫、赤白帶下、癰腫疔瘡、蕁麻疹、跌打損傷、風濕痹痛以及咳喘痰多之症，它與款冬花、核桃仁、松子仁、車前草、鳳尾草等藥材相配伍，能夠治療哮喘以及蠶豆病。鼠曲草性平，味微酸且甘，它有祛濕除風、解毒、止咳化痰之效。當然，鼠曲草也是能全草入藥的草藥之一。《日華子》一書中說道，『調中益氣，止泄，除痰，壓時氣，去熱嗽』。」

「可我還從未在藥櫃裡看見這味草藥，看來是我太粗心了，回去之後我要認真學習一番。」龐憲握緊小拳頭，堅決地說道。

舒緩筋骨疼痛的鼠曲草藥方

對症

年老腎虧所引起的筋骨疼痛。

藥材

鼠曲草六錢。

用法

將藥材煎水服用。

決明

清肝明目的「小顆粒」

一早起來，龐憲便悶悶不樂的，手還不時揉揉眼睛。

「憲兒，來吃飯了。」李時珍對正在打掃院子的龐憲喊道。

「我不餓，不吃了。」龐憲嘟著嘴說道。

「怎麼了？哪裡不舒服嗎？」李時珍放心不下，走上前來。

龐憲嘆了口氣：「師父，我的眼睛又開始疼了。但這次和先前不一樣，這次不僅眼睛疼、頭疼，還一直流眼淚。」

「過來。」李時珍走向案幾，示意龐憲將手腕放到脈枕上，為他把脈。

「師父，您說我是不是因為過於勤奮好學，才把眼睛用壞了？」龐憲擔憂地問道。

「哦？是嗎？那既然你這般用功，怎麼沒見你的藥理知識有所進步？」李時珍反問道。

龐憲只好窘迫地抬起頭道：「哎呀，師父，我這是開玩笑呢！」

「你的脈浮數，脈象之中有風熱之症。」李時珍說道。

龐憲不覺皺起眉頭來，「風熱症……。」

李時珍進一步為龐憲解釋道：「外感風熱時邪，便侵於目竅，因此郁而不宣，遂出現目赤腫痛、頭疼發熱的症狀。不過不要緊，你這病只需取炒熟的決明子並研磨成末，用茶調和後敷在太陽穴的位置，乾了便可取下，一夜就能痊癒了。」李時珍說著將龐憲帶到藥櫃處，取出決明子遞給他。

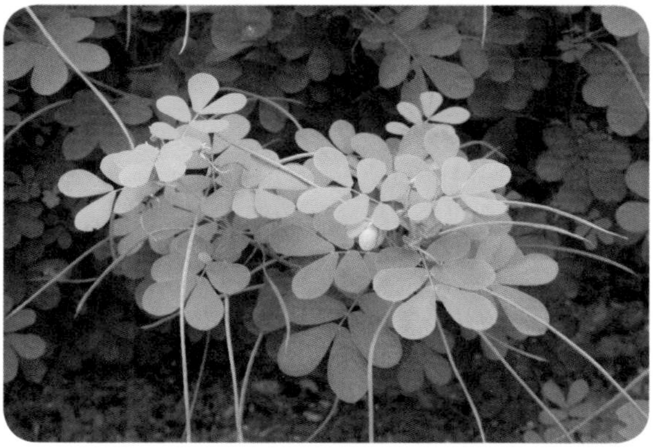

「決明……」龐憲揉了揉眼睛，認真説道，「我認識它。決明是一種一年生的亞灌木狀草本，最高可長至兩米。葉片較大，且具有葉柄；上下均有柔毛；小葉柄較短；托葉為線狀，且落得較早。其花生於葉腋，一般兩朵生在一起；花梗較短；花萼有卯狀長圓形和卯形之分；花為黃色；在八到十一月開花。決明的莢果外形纖長，呈四棱形，且為膜質。其種子有二十五顆左右，形狀為光亮的菱形。」

李時珍點了點頭，隨即問道：「你可知道藥性？」

「知道！」龐憲用力點了點頭，接著道，「決明的入藥部位是乾燥的成熟種子，其性寒，味苦、甘還有點鹹，它能歸於大腸和肝二經，並具有清肝明目以及潤腸通便的效果，對於我這種目赤腫痛以及其他頭暈目眩、畏光淚多、目暗不明、便秘等症極為有效。《本草正義》一書中寫道，『決明子明目，乃滋益肝腎，以鎮潛補陰為義，是培本之正治，非如溫辛散風，寒涼降熱之止為標病立法者可比，最為有利無弊』。」

見師父不説話，龐憲知道自己應該是遺漏了什麼，想了想又説：「對了對了，決明與蔓荊子、水銀等配伍，還可以清肝明目，並能治療癬瘡延蔓之症。」

又過了一會兒，龐憲想起了什麼，又繼續説道：「決明雖有潤腸通便之效，但氣虛便溏之人不能用，這樣會適得其反。」

「快來吃飯吧，吃過飯後敷了就會好的。」李時珍邊走邊向龐憲説道。

「好」龐憲蹦蹦跳跳地跟了過去。

明目的決明子藥方

對症

外感風熱時邪，侵於目竅，因此郁而不宣，遂出現目赤腫痛、頭疼發熱的症狀，眼睛腫痛、流淚、頭痛。

藥材

炒熟的決明子適量。

用法

取炒熟的決明子並研磨成末，用茶調和後敷在太陽穴的位置，乾了便可取下。

地膚

補中益氣之明目藥

「咦，段叔叔，是您啊！又來送草藥嗎？」龐憲見有熟人來，立刻招呼道。

「不是的，我這次是來看病的。」段風說道。

「叔叔您先請坐，我這便去請我師父。」龐憲立刻向書房跑去。

「李大夫好！」段風見到李時珍，立刻行禮問好。

「客氣了，快請坐。」

「李大夫，我上次從邊塞回來，便發覺眼睛很是難受。總是感覺眼皮沉沉的，抬不起來，導致我連東西都看不清，幸好一路平安歸來，不然真不知道會出什麼亂子。」段風憂心忡忡道。

聽過段風的敍述，李時珍立刻為其診脈，並摸了摸其眼部，道：「你這病為胬肉。」

「胬肉？那是什麼？眼睛長了一塊肉嗎？還是長了疙瘩？」段風略有些焦躁地問道。

「你眼上的胬肉肥厚，致使眼頭凸起，並且眼內充血。它附著在你的瞳孔表面，因而遮擋住瞳孔，遮蔽了一部分視線。此病是由飲食不當引起，臟腑運行紊亂，邪熱入於體內，並上攻於目，因而導致血停滯於眥，再加之邊塞地區多有風沙以及煙塵，這便加快了胬肉的生長。」李時珍細細解釋道。

「您跟我説這些我也聽不大明白，那我這病有辦法治嗎？還能治好嗎？」段風著急地問道。

「不必太過擔心。此病只需將二兩地膚葉搗出汁水，取少許點入眼睛即可。」李時珍道。

「師父，地膚葉是什麼啊？是地膚的葉子嗎？那這地膚又是什麼呢？」龐憲的小腦袋裡，永遠將草藥排在第一位，也絕不會錯過任何學習的機會。

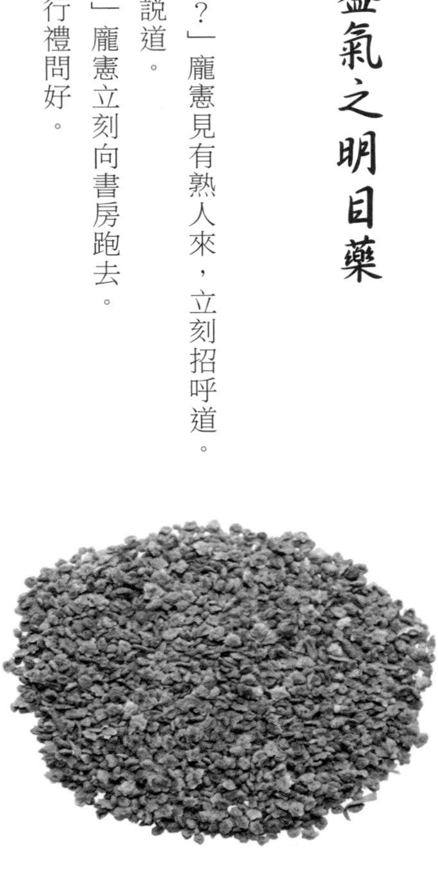

「小龐憲又開始發問了！」段風打趣地説道。

「地膚為一年生的草本植物，並具有紡錘形的根和直立生長的圓柱形的莖。其莖有紫紅色和淡綠色，並具有棱。地膚的葉片分條狀披針形和披針形，且為平面葉，其上長有清晰的脈絡，且具毛。地膚的花開於六到九月，葉腋處生花，並聚集為圓錐花序；花被為淡綠色近球形，花藥為淡黃色，且花柱較短。其胞果為扁球形，其種子則為黑褐色的卵形。」李時珍對徒弟説道。

「原來如此，原來這地膚是這副模樣。」龐憲若有所思地點點頭，又問，「那地膚除了可以治療胬肉之症，還有哪些療效呢？」

「《本經》一書中説，『膀胱熱，利小便，補中益精氣。久服耳目聰明，輕身耐老』。它單方入藥時，對於風疹、淋病、疝氣、濕疹、眼疼、皮膚瘙癢、小便澀痛等症極為有效。地膚與生地、生薑、瞿麥、冬葵子、地榆、黃芩等藥材相配伍，還可以治療風熱赤眼、血痢不止、雷頭風腫之症。一般來説，地膚以乾燥的成熟果實來入藥，其性寒、味辛且苦，並具有祛風止癢、清熱利濕之效。」李時珍解答道。

「我明白了師父，我全都記住了。」龐憲拍了拍自己的胸脯道。

「既然如此，給段叔叔煎藥的任務就交予你了！」李時珍笑道。

「不用麻煩了，我自己來吧。我這手腳都挺俐落的，煎藥還是不成問題的。」段風急忙説道。

「還是我來吧。正好我還可以練練手，加深草藥記憶呢！」龐憲咧嘴笑道。

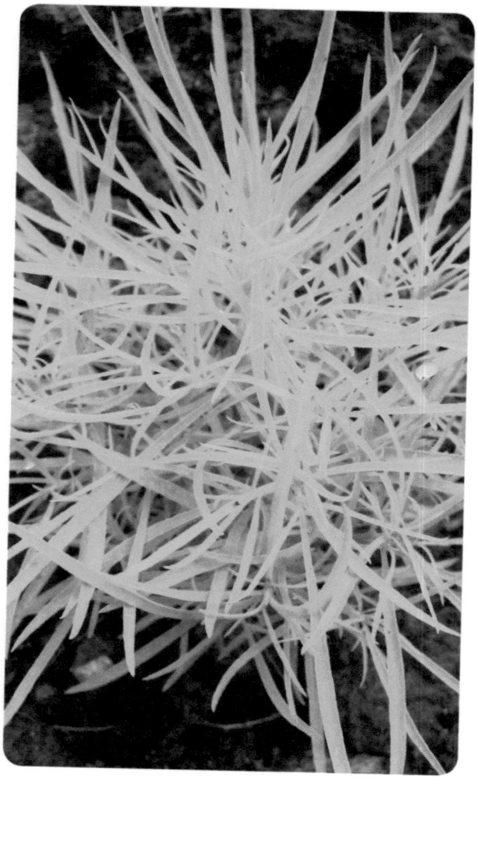

瞿麥

活血通經的祛濕熱之藥

出診回來的路上，龐憲津津有味地吃著病人家屬給的糖。那糖據說是邊塞才有的，一會兒工夫，龐憲就吃了五塊。

「少吃點，不然一會兒又要牙疼了。」李時珍囑咐道。

「哦！」龐憲默默地把正要剝開的糖放回了口袋。

「咦？路邊什麼時候種了這麼些草？開出的小紫花可真漂亮。」龐憲上前摘了一朵花。

「這是瞿麥，是一種草藥。」李時珍看後說道。

「瞿麥……，這名字真耳熟。」龐憲仰著頭努力回想著。

「上上個月，鎮子上一位夫人因為氣血逆亂導致胎死腹中，您便是用了瞿麥來為其治療的」，龐憲隨即皺了皺眉，想了想又道，「唔……是將瞿麥煮出濃汁餵其服用？」龐憲說著，又偷偷瞄了眼李時珍，不確定自己的記憶是否正確。

李時珍點了點頭，隨即問道：「為師先前為你講解了瞿麥的外形特徵，你是否還記得？」

「記得。」龐憲吐了下舌頭，回答道，「瞿麥是一種多年生的草本植物。它的莖為圓柱形，其顏色為黃綠或淡綠並無毛，直立向上生長且為叢生，並有節生於其上……。」說著說著，龐憲突然停頓了，引得李時珍向他的方向看了過來。

「忘了？」李時珍面無表情地問道。

龐憲只得乖乖點頭。

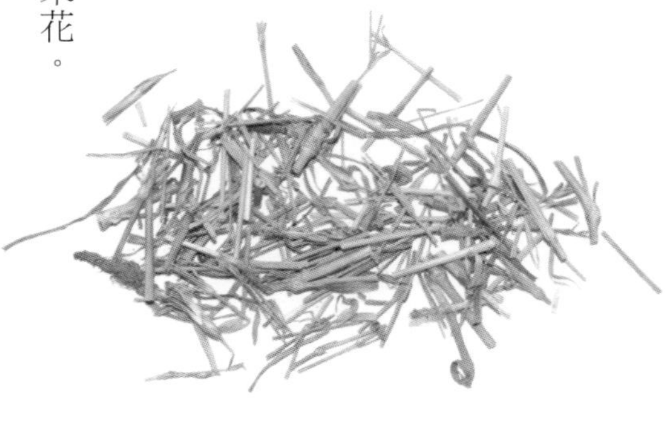

「瞿麥的葉子對生，且為線狀披針形，外表較為褶皺，中部脈絡異常明顯。你再看它的花……。」李時珍師引導徒弟回憶。

「啊，對了！」龐憲喊道，「我想起來。瞿麥的花開在六到九月，且生於枝端或花葉腋下。花萼為筒狀，萼齒為披針形，花瓣呈捲曲狀，顏色有棕紫色和棕黃色之分。瞿麥的蒴果為長筒形，其種子則為扁圓形。」

李時珍點點頭，又問道：「藥性你還記得嗎？」

「記得！」龐憲清脆地答道，接著道，「瞿麥以乾燥後的地上部位入藥，它能歸於心經以及小腸經，其性寒且味苦，且具有活血通經以及利尿通淋的作用，因此常用來治療閉經、淋漓澀痛、小便不暢、石淋以及熱淋之症。對了，先前陳叔叔因為嗜酒成性再加之喜歡吃辛辣的食物，遂引起體內濕熱，濕熱下行灼於膀胱，於是出現苔黃膩、脈滑數、尿色渾濁、小便澀痛以及尿出砂石之症。徒兒記得師父將瞿麥子搗碎成末，讓陳叔叔以酒服下，每日三次，不過三日，陳叔叔的病就好了。還有，瞿麥與栝蔞根、大附子、茯苓、山芋、山梔子、生薑、炙甘草、燈芯草等藥材相配伍，可治療小便有水氣、九竅出血。」

「瞿麥的使用可有禁忌？」李時珍繼續問道。

「有！孕婦是不可以用的。此外，瞿麥與螵蛸、丹砂不能相配伍，否則會出現很嚴重的後果。」龐憲說著，表情甚是嚴肅。

龐憲說完，李時珍便將手伸了出來。

「師父，我……我哪裡說錯了嗎？您可是要打我？」龐憲的表情立刻委屈起來。

「把糖交出來。」李時珍語氣略微嚴肅地命令道。

「師父……我就放在口袋裡，肯定不吃，我保證。」龐憲撒起嬌來，「好不好嘛師父，求您了……。」

李時珍拗不過龐憲，只得作罷。

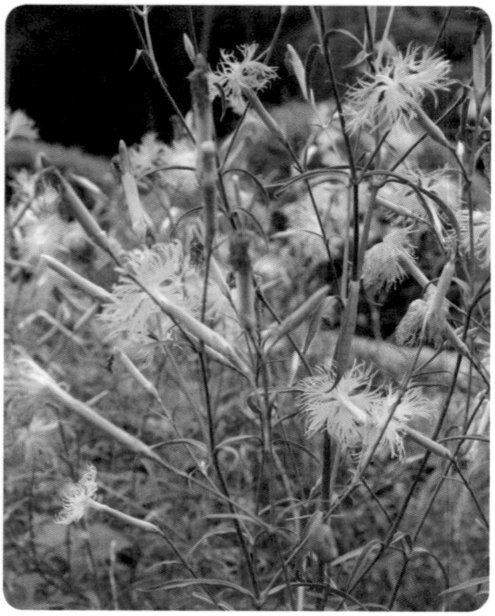

王不留行

治療魚刺的「羊屎」

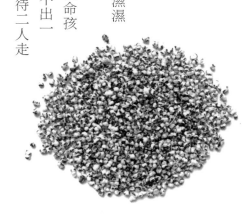

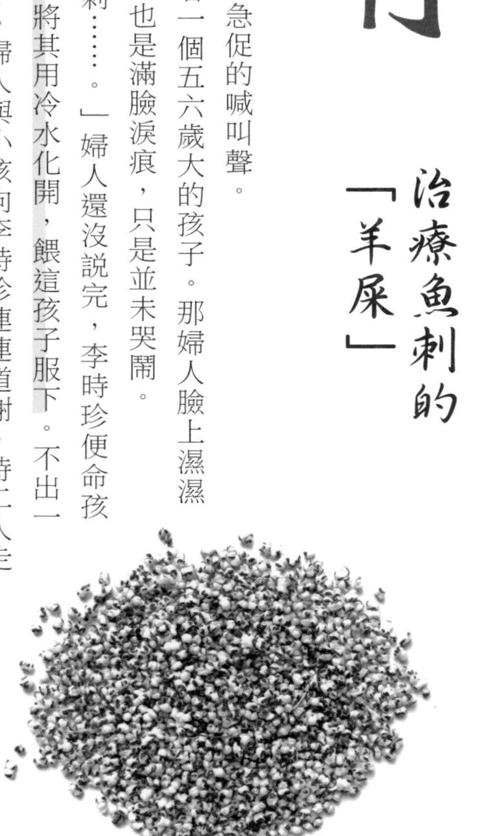

「李大夫、李大夫……。」門外傳來一陣急促的喊叫聲。

龐憲急忙跑去大門處，只見一位婦人抱著一個五六歲大的孩子。那婦人臉上濕濕的，早已分不清是淚水還是汗水，懷裡的孩子也是滿臉淚痕，只是並未哭鬧。

「李大夫快救救我兒子吧，他誤吞了魚刺……。」婦人還沒說完，李時珍便命孩子張了張嘴，隨後從藥櫃裡拿出了一顆藥丸，將其用冷水化開，餵這孩子服下。不出一會兒，孩子便表示嗓子裡的魚刺似乎被去除了。婦人與小孩向李時珍連連道謝，待二人走後，龐憲立刻湊到李時珍身前。

「師父，您剛才給那小孩吃的是什麼丸子啊？是用什麼做的啊？」龐憲一臉好奇。

李時珍搖著頭，解釋道：「這藥丸是將同等分量的黃柏、王不留行研磨為末，浸入湯汁中製作成彈子大小的丸子，用青黛將其包裹，穿好線後將其掛於通風之處製成。這丸子能治療誤吞食魚刺、鐵石等。」

「黃柏這味藥材我太熟悉了，可是王不留行是什麼藥材呢？這名字可真是特別。」龐憲說道。

「王不留行為一年生的草本植物。它的莖直立向上生長，上部生有分枝，節處略微膨大。葉子有卵狀橢圓形和卵狀披針形之分，且為對生，呈粉綠色。王不留行開花在四到五月，花生於植株頂端，並形成聚傘形花序，花梗纖細，花瓣為淡紅色且為倒卵形，通常開出五瓣，且長有小齒以及長爪。其蒴果為卵形，且被宿萼包裹。它的種子為黑色的球形。」李時珍解釋道。

「它除了有以上作用，還可以治療哪些病症呢？」龐憲繼續追問道。

「王不留行乾燥以成熟的種子入藥，它性平，味苦，歸於肝經以及胃經。其具有利尿通淋、下乳消腫、通經活血之效，可以治療痛經、閉經、乳癰腫痛、淋症澀痛、乳汁不下等症。」李時珍說罷，走至藥櫃處，從最上層的抽屜裡取出幾顆小型黑色球狀物，給徒弟看，「這便是王不留行。」

「它長得好像羊屎啊！」龐憲禁不住笑起來。

「咳咳……」李時珍不自然地乾咳了兩聲，「嚴肅點，你這小腦袋瓜怎麼總是把草藥想成奇奇怪怪的東西。」李時珍說著敲了下龐憲的腦瓜。

「王不留行與香白芷、蛇床子、牡荊子、苦竹葉、大麻子等相配伍，可治療頭風白屑、癰疽諸瘡等症。它與郁金、香附子等藥相配伍，有行氣活血之效，對於肝鬱氣滯所引起的閉經、痛經有極好療效。它與穿山甲（現為台灣保育類動物）、瞿麥等藥相配伍，可治療乳汁不通或乳房痛等。但是，孕婦是萬萬不可用的。」李時珍細緻地講道。

「真想不到這『羊屎』模樣的王不留行居然有這麼多的療效。」

「看來不能以貌取藥啊！」龐憲看著手裡的藥材不禁感嘆道，「師父，我們再做些您剛剛提到的藥丸吧！只是聽過一遍，印象並不太深刻，徒兒想親自動手做一些，以加深印象。」龐憲看著師父，央求道。

李時珍微笑著點頭應允。

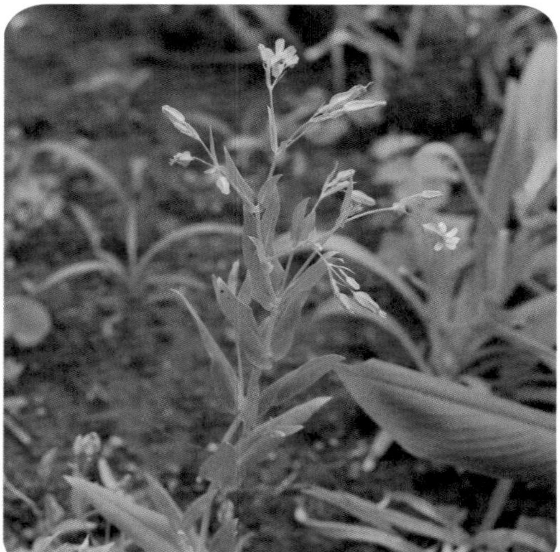

剪春羅

能除濕瀉火之藥

「剪春羅是一種多年生的草本植物，全株不具毛，但它有圓柱形的肉質簇生根。其莖直立生長，且為單生。葉片分為卵狀倒披針形和橢圓狀倒披針形，上下葉面均沒有毛，但有緣毛生於邊緣處。剪春羅的花於六到七月開放，花期較短，花色為橙紅色，其開花數較多並聚集為二歧聚傘花序；苞片為草質的披針形；花萼為筒狀；萼齒同樣為披針形。剪春羅的蒴果為長橢圓形，但並沒有種子……。」一大早起來，龐憲便拿著自己做記錄的本子在院子裡溫習藥理知識。

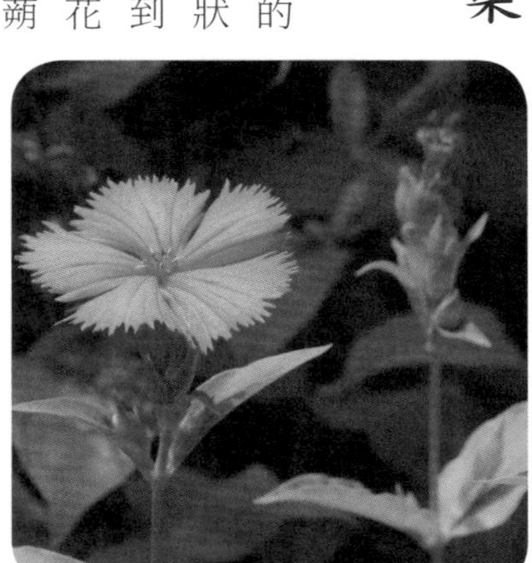

「一大早就這樣用功，真是越來越勤奮了啊。」李時珍站在堂客門口說道。

「師父，您就別打趣徒兒了。我最近不知怎麼了，這記性是越來越差，明明昨天才學過的知識，睡一覺便忘得一乾二淨。」龐憲苦笑著說道，臉上滿是幽的神情。

「有一顆積極進取的心固然是好事，但也要勞逸結合。你的神經繃得太緊，加之最近總是看書到深夜，睡眠不充足，記憶力變差也是正常的。放輕鬆一點，慢慢來，不要太急功近利了。」李時珍安慰道。

「知道了，謝謝師父……。」龐憲仍舊沒精神地說道。

「李大夫在家嗎？」門外傳來男子的聲音。

「在，您請進。」龐憲應和道。

「李大夫，我這腰上長了許多水泡模樣的東西，而且一片一片的，疼起來真是整夜無法入睡。這實在沒了法子，來找您給瞧瞧病。」說著，男子掀起衣服，將病痛部位給李時珍看。

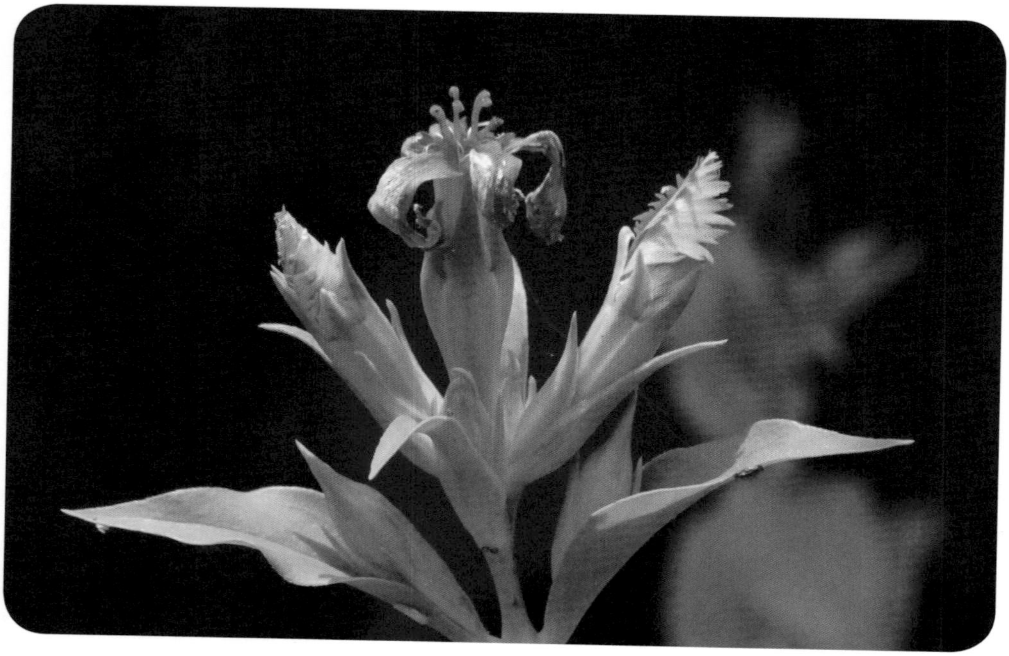

李時珍為其診脈過後道：「你這病是腰纏火丹，也被稱為火帶丹、蜘蛛瘡、腰纏龍等。此病起因為情志抑鬱，因而引發脾失健運，久鬱生熱，濕熱混雜於體內，遂引發毒邪之症。這種病起初最容易被人忽視，但隨著年紀增長，毒邪逐漸堆積於體內，會更加難以治療。」

「李大夫所言極是。起初我以為是出了水痘，也並未太過在意。可誰知，時間一長，這些水泡不但沒有好轉，反而還會時常疼痛。」男子咧著嘴說道，看上去極不舒服。末了，他擔憂地問：「大夫，我這病還能治嗎？」

「取適量剪春羅葉，將其研磨為細末後，加入蜂蜜敷在傷痛之處，即可緩解。但治療此病並非一日之功，需要足夠的時間與耐心慢慢調理。」李時珍道。

「今日可真是太感謝您了，我這便回去按您的方法養病。」男子道謝後便離開了。

「嘴裡嘀嘀咕咕地說什麼呢？」李時珍這才發現龐憲嘴裡一直沒閒著。

「師父您說巧不巧，我今早剛剛溫習完剪春羅這味草藥。」

李時珍笑道：「哦，是嗎？那就將剪春羅的藥性說給為師聽聽吧！」

「師父，您想考驗我就直說好了。」龐憲露出了得意的小表情，開口說道，「剪春羅性寒，味微苦且甘，它能歸於肺經以及肝經，並具有清熱解毒、除濕瀉火之效用，對於風寒感冒、纏腰火丹、風濕痹痛以及泄瀉之症有極好的療效。說起來，剪春羅也全身是寶，它可以全草入藥。」

「掌握得很好，值得表揚！」李時珍大笑道。

「那是當然！您講過的知識徒兒怎麼敢忘！」龐憲笑著回應道。

金盞草

治便血之特效草

這日，天氣陰沉，悶熱難耐。李時珍抬頭望瞭望天空，隨後命龐憲將晾曬在院子裡的草藥收進屋內。

「師父，這天像是要下大雨，不如我們早些將藥堂關了吧。」龐憲邊收草藥邊道。

李時珍點頭應允。沒一會兒，果然狂風大作，園子裡的草藥被吹得東倒西歪，天空也在頃刻間黑了下來。龐憲一路小跑地忙這忙那，也未聽見門外有叫喊聲，直到有人衝到他身邊，他才發現。

「請問李大夫在家嗎？」那人大聲問道。

「在。您跟我來吧。」龐憲瞇著眼睛大聲回應道。

龐憲將來人帶至客堂內，得知此人特意從京山縣來此找李時珍看病，不料今日剛剛抵達蘄春縣便遇上了狂風大雨。

「李大夫，我最近大便時總是有鮮血流出來，有時還會腹痛。這肚子也不知怎的還會自己叫起來，但我敢肯定那叫聲並不是因為肚子餓。」來人認真講述著自己的病情。

「有無肛周腫痛之感？」李時珍問道。

來人果斷搖了搖頭。

李時珍為其診脈後道：「你所說的肚子發出叫聲其實是腸鳴。你脈象浮弦，苔黃且舌紅，再加之腸鳴、

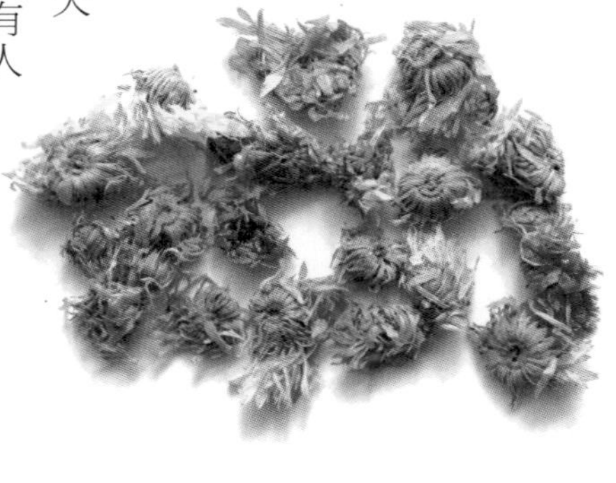

便血，這些症狀皆為腸風便血。風熱纏繞於腸胃，時間一久，便傷及陰絡，因而出現了病症。不過不要緊，只需用十來朵金盞草與冰糖一起加白水燉開，每日服用兩次，不出幾日便可好轉。」李時珍說著將藥方寫在紙上。

「師父師父，您所說的金盞草可是這樣的？」說著龐憲便描述起金盞草的特徵，「金盞草是一年或二年生的草本植物，具柔毛，其莖直立向上生長。葉子為長橢圓形披針狀，較粗的鋸齒生長於邊緣。金盞花開於夏季，頭狀花序生於頂端，苞片為綠色，形狀為線形，它具有花托但是無托片。金盞草具有瘦果，軟刺生於氣背部，但無冠毛。」

李時珍點了點頭，隨後問道：「金盞草的藥性你可還記得？」

「那是當然！金盞草全株及其花均可入藥，其性寒，味酸且甘，能歸入大腸經、肝經以及膀胱經。它具有清熱止血之效，對於腸風下血、痔瘡之症有非常好的療效。雖說這金盞草入藥時並無特別的禁忌，但是服藥時，最好保持清淡的飲食，少油膩之物，因為油膩之物易生痰濕，並且不易消化，這都會使藥效大打折扣。師父，我說得可對？」龐憲急切地問師父道。

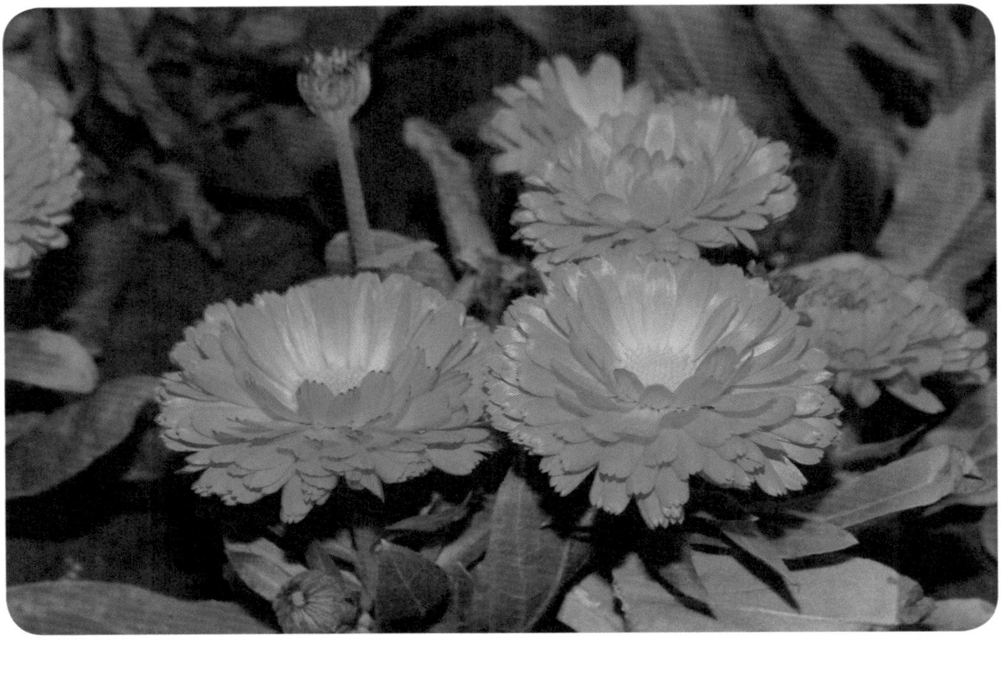

「完全正確！」李時珍滿眼笑意地說道。

「真是不得了啊，李大夫的弟子小小年紀便如此出色，果然名師出高徒啊。」一旁看病之人開口道。

龐憲不好意思地低下頭，嘿嘿傻笑起來。

「您過獎了。」李時珍望瞭望窗外，道，「外面現已下起大雨，一時也無法出行。兄台不妨先在寒舍休息一下，我讓徒兒為您煎碗湯藥。」李時珍笑道。

「在下真是感激不盡！李大夫果然是位仁醫，真是名不虛傳啊。」那人作揖道。

「您太客氣了。」李時珍回應道。

葶藶

瀉肺行水的瀉肺湯

「《本草經疏》曰，『葶藶，為手太陰經正藥，故仲景瀉肺湯用之，亦入手陽明、足太陽經。肺屬金，主皮毛，膀胱屬水，藏津液，肺氣壅塞則膀胱與焉，譬之上竅閉則下竅不通，下竅不通，則水濕泛溢為喘滿、為腫脹、為積聚，種種之病生矣。辛能散，苦能泄，大寒沉陰能下行逐水，故能療《本經》所主諸病』。」龐憲在院子裡背誦道。

「憲兒真是用功啊。」李時珍的聲音在一旁響起。

「師父早！」龐憲笑嘻嘻地喊道。

「一大早就這麼開心，遇到什麼事了？」李時珍好奇地問。

「這可不能告訴您！這是秘密！」龐憲得意地說道。

「你不說，為師也知道你心裡這點小心思。」李時珍笑道，又問，「葶藶這味草藥你已經學會了？」

「那是當然！這可難不倒我！」龐憲揚了揚頭，又拍了拍胸脯。

「那你說說這葶藶藥性如何，能治哪些病症。」李時珍刻意考察徒弟道。

「葶藶以種子入藥，其性寒且味辛、苦，它有甜葶藶和苦葶藶之分。葶藶能入肺經和膀胱經，並具有瀉肺行水、祛痰平喘之效，它能治療咳喘、肺癰、脘腹脹痛以及痰飲之症。」龐憲從容應答道。

「還有呢？」李時珍繼續問道。

「葶藶與知母、貝母、棗肉、半夏、巴豆、薺菜根、防己、雄黃等藥材相配伍，還能治療上氣咳嗽、咳

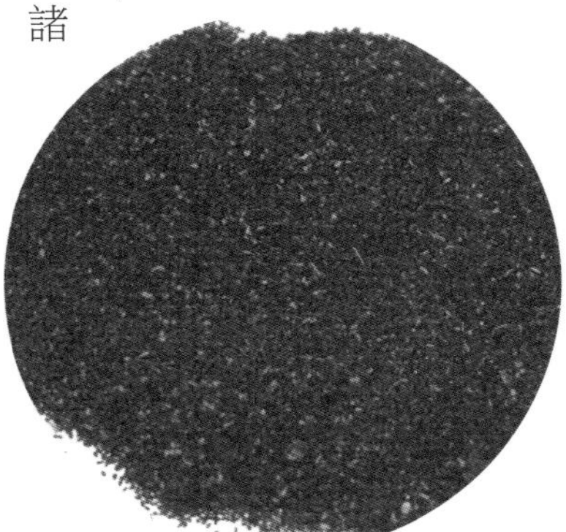

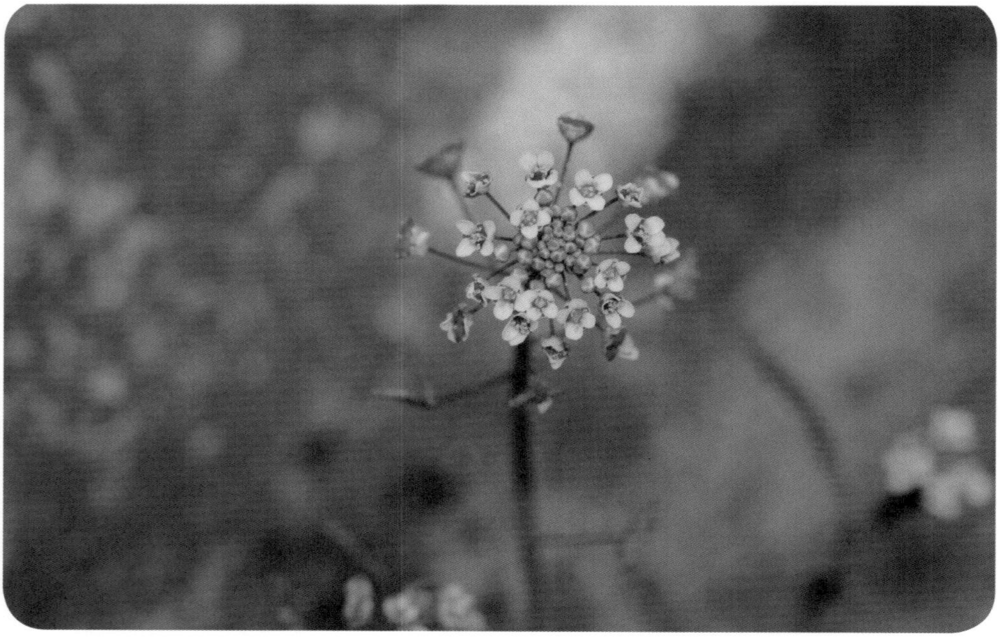

嗽喘急、喘不得臥、腸間有水氣、痞蟲蝕齒、小兒白禿等症。」龐憲毫不猶豫地說道。

「還有呢？」李時珍繼續問道。

龐憲撓撓頭，才接著說道：「唔……昨天有位姓吳的姐姐來看病，她的脈象反滑數，每每咳嗽時胸腔便會疼痛，更是躺不得。此外，她還時常有口乾舌燥之感，這便是肺癰喘急之症。吳姐姐先前感染風寒，且一直未有好轉，遂傷了肺，氣不通則聚結於肺，因而引起此症。若想醫治此病，便需要瀉肺行水，飲用瀉肺湯。」

「那麼如何製作瀉肺湯？」李時珍立即追問道。

「將炒黃後的葶藶研磨成末，加入蜂蜜做成彈子大小的丸。之後再將三升水、十二枚大棗煎成兩升，此時放入一丸葶藶，繼續煎，直至將水煎為一升，服用即可。」龐憲問道。

「那葶藶的外形特徵又如何？」李時珍又接著問道。

「葶藶為一年或二年生草本植物。其莖直立生長，葉片生於分枝的莖上。蓮座狀的葉片生於基部，外形為長倒卵形，邊緣具全緣或細齒。莖部生長的葉片分為卵形和長卵緣同樣生有細齒。葶藶在三到四月開花，其花為總狀花序，最多可開至九十朵，花梗較細，萼片為橢圓形；花朵初期為黃色，隨後變為白色。葶藶具短角果，其形狀為長圓形和長橢圓形。種子為褐色的橢圓形。」龐憲一口氣說道。

李時珍滿意地點了點頭，「收拾一下，咱們準備吃飯了。」

「好！」龐憲蹦蹦跳跳地向前跑去。

瀉肺湯

對症

肺癰喘急之症，頻頻咳嗽，咳嗽時胸腔便會疼痛，躺平時症狀加重，時常有口乾舌燥之感。

藥材

葶藶等量，大棗十二枚。

用法

將炒黃後的葶藶研磨成末，加入蜂蜜做成彈子大小的丸。之後再將三升水、十二枚大棗煎成兩升，此時放入一丸葶藶，繼續煎，直至將水煎為一升，服用即可。

車前

祛痰平喘之補湯

「我不過兩日沒來照料你們，怎麼長出這麼多野草啊！」龐憲看著園子裡錯雜生長的「野草」，懊惱起來，「這下又得收拾半個時辰。」

半晌後，龐憲抱著拔出的野草向門外走去。

「憲兒，你去做什麼？」李時珍問道。

「我把野草拿去給李爺爺餵兔子。」龐憲邊走邊應道。

「野草？」李時珍放心不下，快走兩步跟了上去。

「等一下，」李時珍喊住龐憲，「好好看看你手裡的是什麼？」

龐憲先是一愣，隨後按照李時珍所說的，認真看了看手中的植物，道：「這……還是『野草』啊？」

「傻孩子，這是車前！可以入藥的車前！」李時珍趕忙將車前從龐憲手裡拿過來。

「車前？師父，您別走啊……，師父，您給我講講車前這味草藥吧。」龐憲追著李時珍問道。

李時珍坐在長椅上，將車前草上的土剝乾淨，邊剝邊講解道：

「車前分為多年生以及二年生，是一種草本。它具有較多鬚根以及較為粗短的根莖。基部生長的葉片為蓮座狀，葉片為寬卵形，且有紙質與薄膜紙之分，邊緣具齒或全緣，葉柄較長。車前的花開於四到八月，花序有些直立生長，有些則呈弓曲狀生長；花朵為穗狀花序；苞片有些為三角狀披針形，有些則為狹卵狀三角形，且具有龍骨突；花萼較短；花冠為白色。車前的蒴果有圓錐狀卵形、卵球形以及紡錘狀卵形之分，其種子為黑褐色的橢圓形和卵狀橢圓形。」

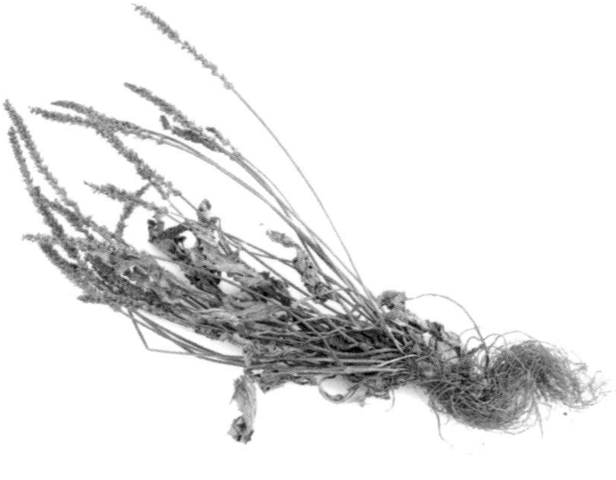

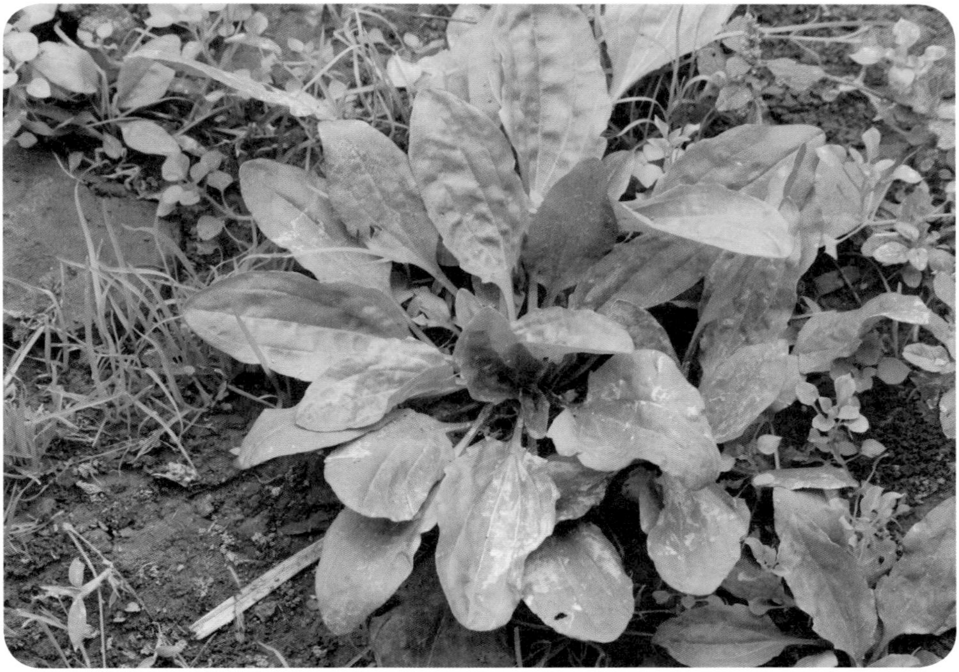

「那這車前的藥性如何呢？」龐憲邊問邊給李時珍幫忙。

「車前性寒，味甘，具有止咳、祛痰平喘之效，它能治療小便不利、咳喘、瀉痢、水腫脹滿、淋濁帶下、百日咳、目赤障翳之症。車前與地骨皮、旱蓮草、冬蜜、魚腥草、陳皮、觀音螺、鳳尾草、野菊花、鐵馬鞭等藥材相配伍，還可以治療尿血、衄血、火眼、痄腮、驚風、小兒癲癇之症。」李時珍看龐憲聽得出神，於是繼續說道，「先前有位老大爺脈沉數、苔薄白，並且身體虛弱，臉色青紫，同時還有腹脘冷痛之狀，其症狀皆為小便不利之症。因其腎陽氣不足，命門有火，致使膀胱氣化失司，因而導致小便無法自然排出。此時需將十錢車前與三升水相煎煎藥，煎至一升半，分三次服下即可。」

龐憲邊聽邊不時點著頭，道：「師父，聽您這樣一說，徒兒想起《本草匯言》一書中寫道，『車前子，行肝疏腎，暢鬱和陽，同補腎藥用，令強陰有子；同和肝藥用，治目赤目昏；同清熱藥用，止痢疾火鬱；同舒筋藥用能利濕行氣，健運足膝，有速應之驗也。設情動過節，膀胱虛，氣艱於化而津不行、溺不出者，單用車前疏泄，閉愈甚矣，必加參苓、甘、麥，養氣節欲，則津自行，溺乃出也』原來我很早之前便背誦過車前這味草，只是當時懵懂，並不理解其意，現在才算是真正明白了。」

「明白了就好。」李時珍微笑道。

解小便不利的車前藥湯

對症

小便不利之症，身體虛弱，臉色青紫，同時還有腹脘冷痛之狀。

藥材

車前十錢。

用法

將藥材與三升水相煎藥，煎至一升半，分三次服下。

馬鞭草

活血散瘀的瀉火草

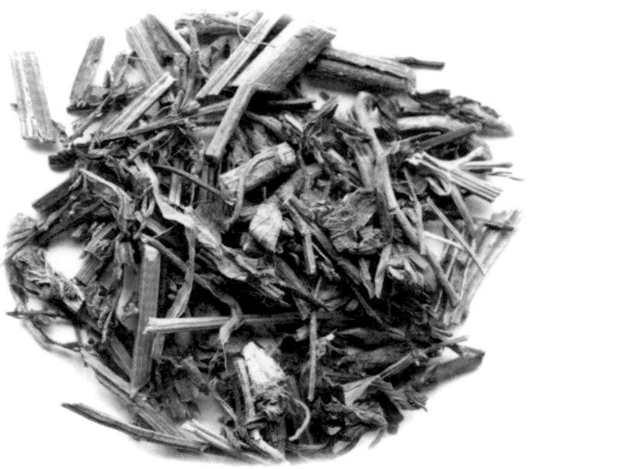

這日天空晴朗，碧空萬裡無雲，龐憲一個人坐在雨湖岸邊上發呆。也許是天色正好，出行的人很多，龐憲遲遲未見到自己的父親，就連停船等待的擺渡人也沒有幾個。龐憲無聊地向河裡丟著石子，波光粼粼的水面上，偶爾有幾隻蜻蜓飛過，但都被龐憲所扔的石子嚇跑了。

「怎麼一個人坐在這裡發呆？」身旁響起了熟悉的聲音——是師父。

「看看風景。」龐憲敷衍著說道。

龐憲自從跟著李時珍學醫以來，一直都是樂呵呵的模樣，像今日這樣悶悶不樂的樣子，李時珍很少見到。他摸了摸龐憲的手腕，見沒有生病，才放心下來。

「師父，我沒生病。」龐憲先一步說道。

「那你這副模樣，到底是怎麼了？」李時珍關切地問道。

「跟了您這麼久，我感覺自己一點長進也沒有。且不說望、聞、問、切這四門工夫，光是我認得的草藥就少之又少，我還時常會忘記藥性，分不清藥材的樣子。」龐憲的頭垂得更低了，肩膀一抽一抽的。

「你看，這是什麼？」李時珍將一束小花遞到龐憲眼前。

「丁香……不對……」龐憲揉了揉眼睛，又仔細觀察了一番，道，「這是馬鞭草。」

李時珍臉上隨即露出笑意，問徒弟，「它的特徵你應該還記得吧？」

「當然。」龐憲擦了擦鼻涕，說道，「馬鞭草是一種多年生的草本植物。它的莖為方形，節和棱上均生有毛。對生葉片無葉柄，其形狀為長圓形披針狀，較粗的鋸齒生於基部葉片上。馬鞭草開花在六到八月，花朵生於頂端或葉腋處，且為穗狀花序，花萼以及花冠同為管狀。其蒴果為長圓形，具有較薄的外果皮。」龐憲一鼓作氣說了出來。

李時珍點點頭，繼續問道：「那這馬鞭草有哪性呢？可以治療何種疾病？」

龐憲一邊看著手裡的植株一邊回憶道：「馬鞭草性涼味苦，能歸於肝、脾二經。《本草拾遺》一書說道，『主癥癖血瘕，久瘧，破血。作煎如糖，酒服』。因為它有活血散瘀、清熱解毒、消腫利水之效，對於水腫、痢疾、瘧疾、淋病、閉經、外感發熱、濕熱黃疸等都有極佳的療效。」

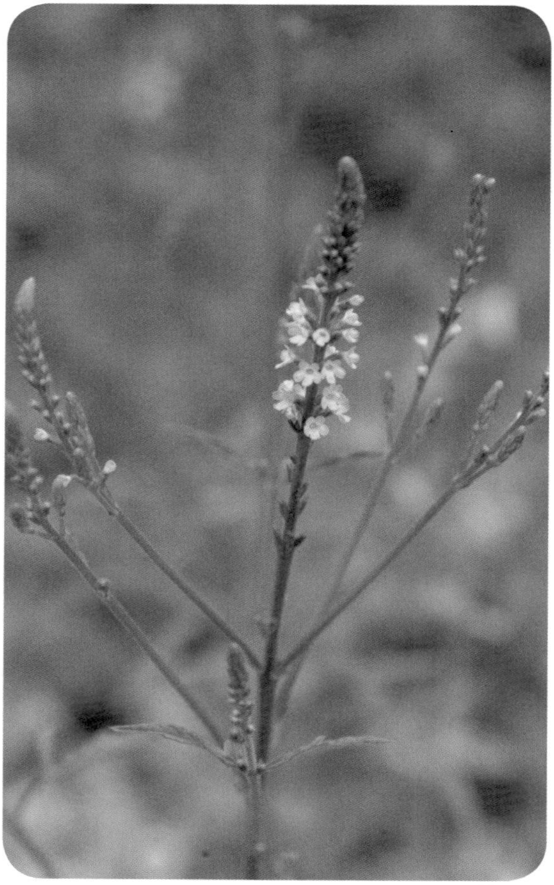

龐憲想了想，又繼續說道：「說起馬鞭草，我突然想起來，先前張叔叔體內火旺，火氣上攻於牙，再加之他牙齒本就有炎症，遂出現牙槽膿腫之症。您便將一兩曬乾的馬鞭草切碎，用水煎，張叔叔每日服用一劑，不出幾日，症狀就有所好轉。所以這馬鞭草也是治療牙周炎、牙髓炎、牙槽膿腫的好藥材。哦，對了，馬鞭草與羌活、鼠尾草、土牛膝、白芷等藥材相配伍，還可以治療痢疾、婦人疝痛、疳瘡、乳癰腫痛、脾臟腫大、酒積下血等症。此外，馬鞭草雖好，但是孕婦和脾陰虛而胃氣弱之人不能服用。」

李時珍的眼睛彎成了月牙狀，慈愛地看著徒弟，說：「你看，你將馬鞭草的藥理知識掌握得如此牢固，並且沒出一點錯誤，怎麼能說自己一點長進都沒有呢！路要一步一步地走，飯要一口一口地吃，師父能有今天這樣的知識儲備，也是靠這幾十年來一點點積累下來的。其實你的進步已經非常大了，只是你身在其中，並未有所察覺。」

「我明白了師父，我不急功近利。我會慢慢地一步步紮實地走下去，一輩子遵從本心，行醫救人。」龐憲認真回應道。

紓解上火牙齦腫痛的馬鞭草藥方

對症

體內火旺，火氣上攻於牙，出現牙槽膿腫之症。

藥材

曬乾的馬鞭草一兩。

用法

將馬鞭草切碎，水煎，每日服用一劑。

蛇含

活血解毒的五皮風

這日一早，龐憲跟隨師父來到蘄春縣碼頭接一位師父的故人。這碼頭處於長江中游，平日裡熱鬧非凡，一些南來北往的商人時常彙聚於此。龐憲左瞅瞅，右看看，小腦袋像個撥浪鼓一樣動個不停。

「雲姐，你家小孫子好些了沒有？」一旁一位大嬸開口道。

「哎，還是老樣子，看了兩位鈴醫，吃了半個月的藥也未見好轉。真是愁死人了。」一旁邊另一位看起來年紀稍長的婦人回應道。

「小孩子生了病，大人自然是放心不下，也要跟著著急上火。不然找位厲害的大夫給他瞧瞧，這生了病可是耽誤不得。」大嬸勸慰道。

「是啊，我孫兒還時常咳嗽，身子也變弱了許多，平時都只敢讓他在自家院子裡跑一跑，生怕他的病情再惡化。可是你也知道，小孩子就是好玩，天天關在家裡，哪裡閒得住？伺候這個小魔頭也是費心費力的。」一年長婦人不由得滿臉優愁。

「可不是嘛。不然找李時珍瞧瞧。他可是咱們這鼎鼎有名的大夫，人善，心腸好，醫術也高明……。」

「打擾了，在下李時珍。剛剛無意聽見二位的談話，如有冒犯，還請見諒。」李時珍邊作揖邊說道。

「原來是李大夫，我們方才還說起您，這可真是巧了。」

「敢問是否是小孩子出麻疹還伴隨咳嗽？」李時珍開門見山地說道。

「正是正是，哎呀，李大夫您可真是神醫啊！」

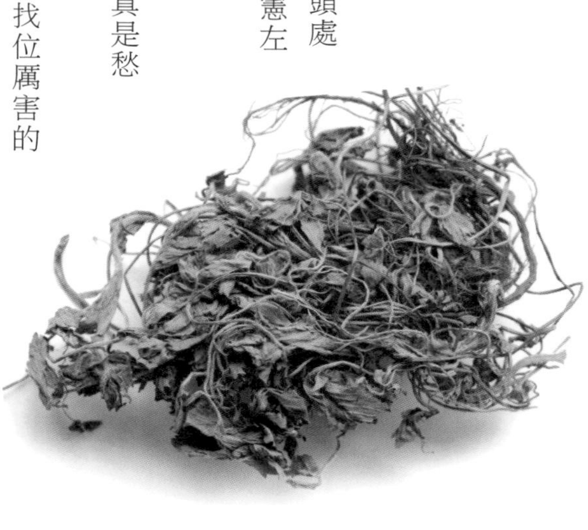

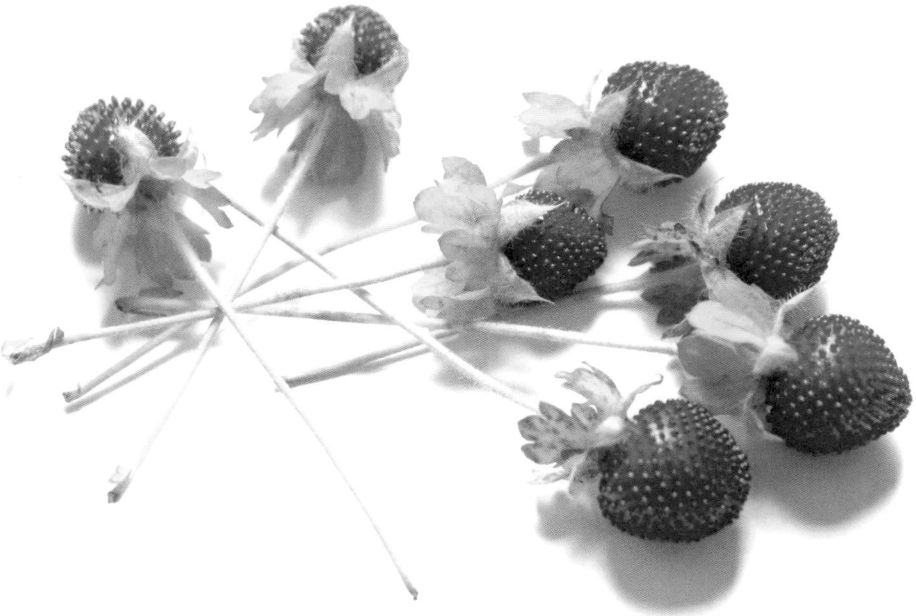

「不必太過擔心，此病只需取五皮風、枇杷花、白蠟花各二錢，將其研磨成末後加入蜂蜜蒸服即可。」李時珍告訴那位年長婦人道。

「只……只需要三味藥材就可以了？三味藥會不會太少了點？」年長婦人擔心道。

「用藥當對症，而不以多寡定其效。」李時珍微笑道。

「雲姐，李大夫可是出了名的神醫，肯定不會出錯的！我們快些回去，抓了藥煎給你孫兒喝，這病可不要再耽誤下去了。」另一婦人催促道。

二人謝別了李時珍，便匆匆離開了。

「師父，五皮風是什麼？我可從未聽過這味藥材的名字。」龐憲忙問道。

「那蛇含你總該認識吧？」李時珍微笑道。

龐憲愣了下，隨即道：「認識。難道……五皮風便是蛇含？」

李時珍點了點頭，問徒弟：「蛇含的外形特徵你可還記得？」

「我記得，蛇含這味藥材我很是熟悉。它是一種宿根草本植物，具有較多鬚根以及匍匐莖，新植株常於節處生出，且具柔毛。基部生出的葉片為鳥足狀，其上生有柔毛；托葉為淡褐色，並為膜質；蛇含的小葉片有長圓倒卵形和近倒卵形之分，鋸齒生於邊緣，同樣具有柔毛。蛇含花在四到九月開放，花期較長，花朵數量較多，聚集成聚散花序，並具五枚萼片，形狀則是三角卵圓形；花為黃色，且有五片花瓣。蛇含的瘦果為近圓形，其上長有皺紋。」

龐憲不緊不慢地一一說來。

「藥性又如何呢？」李時珍繼續問道。

「蛇含全草以及根均可入藥，其性微寒，味苦，能入肝經以及肺經。它有截瘧、化痰止咳、活血解毒、清熱定驚之效，對於治療瘧疾、百日咳、痢疾、咽喉腫痛、風火牙痛、蛇蟲叮咬、風濕、跌補損傷、月經失調、高熱驚風、肺熱咳嗽等症有極好的療效。《本經》說其『主驚癇，寒熱邪氣，除熱，金瘡，疽痔，鼠瘺惡瘡，頭瘍』。此外，蛇含與土生麻、辰砂草、銀花藤、土瓜根、白蘞、紫蘇、生薑、百蕊草等藥材相配伍，還可以治療小兒驚風、瘧疾併發高燒、肺膿腫等症。怎麼樣師父，我說的可有錯誤？」龐憲說完，仰著小腦袋望著師父。

李時珍點了點頭，對徒弟的表現十分滿意。

解小兒咳嗽麻疹的蛇含藥方

對症

小兒咳嗽、虛弱，身上出麻疹。

藥材

五皮風、枇杷花、白蠟花各二錢。

用法

將藥材研磨成末後加入蜂蜜蒸服即可。

鼠尾草

活血行經的月事之湯

「咚咚……。」門外響起了一連串的敲門聲。

「來了來了。」龐憲一路小跑著去開門，「秀秀姐！」看清來人，龐憲便大聲喊道。

「憲兒都長這麼高了啊！」秀秀邊説邊摸了摸龐憲的頭。

「秀秀姐快進來。」龐憲將秀秀請進屋。

「師父，秀秀姐來了！」龐憲邊走邊向書房的方向喊道。

「秀秀來啦！」李時珍微笑道。

「我這次是特意來向您道謝的。我先前小產，有了您，我才保住了一條命。我們家沒什麼值錢的東西，我帶了些雞蛋，還有一些自己做的糕點，煩請李大夫收下，也算是我的一點心意。」秀秀笑道，又説：「自從您上次為我看過病開了藥，不出幾日我的身體便恢復了很多。我一直想親自來向您道謝，怎料家裡事情太多，無法抽身，所以過了這麼些時日才來。」

「不要緊不要緊，行醫救人本就是我的職責，秀秀你也不必放在心上。」李時珍寬心道。

「其實我這次來……其實……。」秀秀臉上露出難色。

「可是有什麼難言之隱？」李時珍詢問道。

秀秀的臉一下漲得通紅，遲遲開不了口。

「可是與月事有關？」李時珍繼續問道。

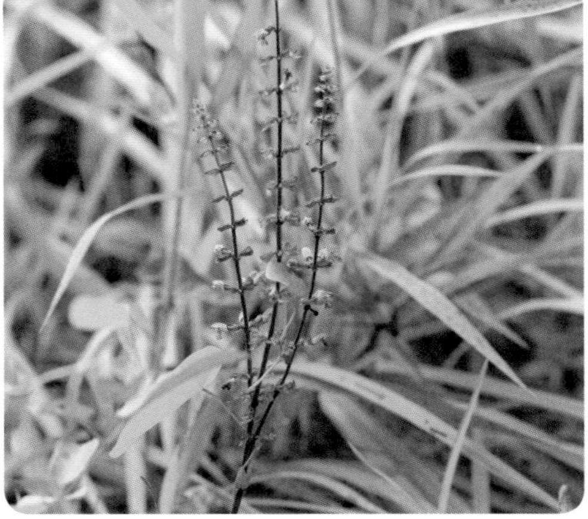

秀秀先是一臉不可思議，隨後輕輕點了點頭：「從四個月前開始，我的月事便不常來，有時是一次來半月之久。起初我並沒有太在意，可是過了這麼久並沒有好轉的跡象……。」

李時珍為秀秀診過脈，又看了看她的舌頭，隨即道：「你這是氣血兩虛所引起的月事不調。氣血虧虛，便導致血液運行不暢，遂影響月事。你的情況需取六錢鼠尾草全草與等量益母草、龍牙草與水煎湯，隨後用黃酒服下。此外，你體內有寒且體質屬陽虛，平日裡還需多曬太陽，以背向陽最好。我這便讓憲兒為你抓藥。」

「好，真是太感謝您了。」秀秀連聲道謝。

龐憲將秀秀送出門外，立刻跑回李時珍身旁。

「怎麼？不認識鼠尾草這味藥？」李時珍先一步説道。

「嘿嘿，師父您……，您真是料事如神。」龐憲撓著腦瓜説道。

「這鼠尾草為一年生的草本植物，並具有密集的鬚根以及直立生長的莖，其莖為鈍狀四棱形。上部莖生葉片為一回羽狀複葉，生於其頂端的小葉片有菱形和披針形，鈍齒生於邊緣；下部莖生葉為二回羽狀複

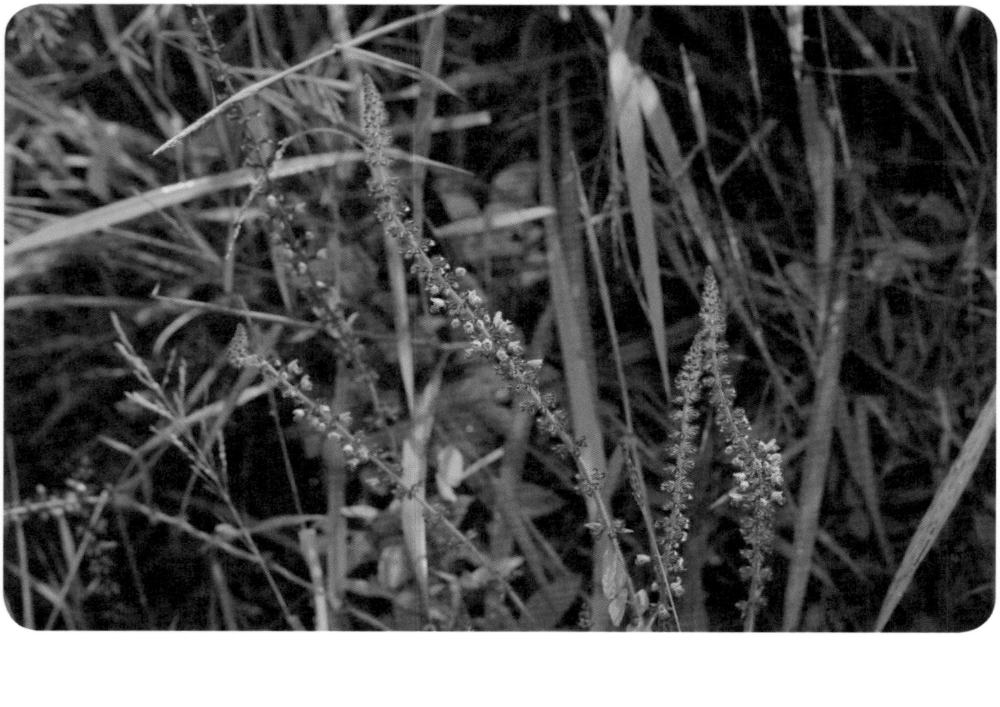

葉，葉柄較長，葉片相對較大。花朵生於頂端，並組成總狀花序或圓錐花序，它於六到九月開放；苞片呈披針狀，並具有全緣；花梗較短；花萼呈筒狀；花冠有淡紅、淡藍、淡紫和白色；鼠尾草具有小堅果，其形狀為橢圓形，且表面光滑，呈褐色。」李時珍解釋道。

「那它的藥性如何呢？」龐憲繼續追問道。

「《本草拾遺》一書中說，『平。主諸痢，煮汁服，亦末服。紫花莖葉堪染皂，一名烏草，又名水青』。鼠尾草以全草入藥，其性平，味辛且苦，具有調經活血、消腫解毒、清熱利濕之效，它對於治療月事不調、跌打損傷、瘡瘍癤腫、痛經、赤白下痢等非常有效。」李時珍詳細地解說道。

「師父，這鼠尾草是不是任何人都可以使用？」龐憲問道。

「一般人均可使用，但孕婦不可以。」李時珍鄭重道。

「明白了，我全記下了。我要回去抄到本子上，好記性不如爛筆頭！」龐憲笑道。

「快去吧！」李時珍也笑道。

調理月事的鼠尾草湯

對症

氣血兩虛所引起的月事不調、月事紊亂。

藥材

鼠尾草全草六錢，益母草、龍牙草等量。

用法

將藥材與水煎湯，隨後用黃酒服下。

狼杷草

養陰斂汗亦可去癬之藥

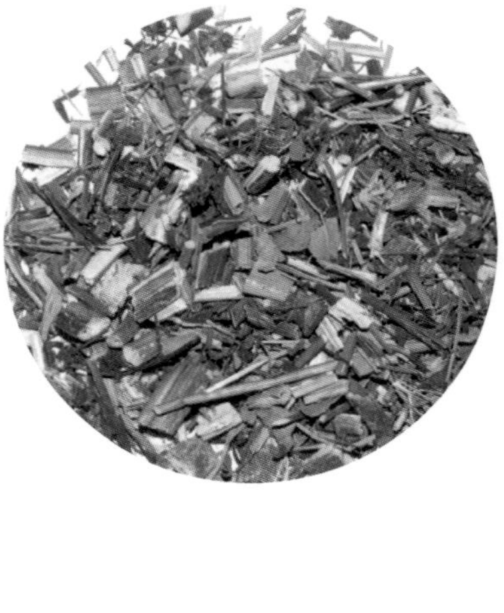

吃過午飯後，龐憲在院子裡散步，一邊消化食物，一邊嘟囔著什麼。李時珍走近一聽，原來是在背誦藥理知識。

「狼杷草為一年生的草本植物。它具有直立生長的莖，分枝生於基部，且不具毛。上部莖生葉較小，下部以及中部莖生葉為羽狀分裂；裂片為卵狀披針形；雜亂的較大鋸齒生於邊緣處；且具有葉柄。花朵生於頂端，並形成球形或者扁球形的頭狀花序；花朵外形為管狀，並開黃色的花。」只見龐憲手裡拿著一株植物，邊看邊說著。

「在複習狼杷草嗎？」李時珍突然出聲。

「啊！師父，您走路能不能出點聲音，這沒病的也要被您這『無聲腳』給嚇出病來了。」龐憲捂著胸口說道。

「我說你這個調皮鬼，現在竟敢調侃起師父來了。」李時珍捏著龐憲的臉蛋說道。

「哎呀呀，疼、疼……捏壞了您還得給我治……」，龐憲眨著眼睛，笑道，「師父，我本來對狼杷草的藥性瞭若指掌，可是被您這麼一嚇，我什麼也想不起來了。您再給我說說它的藥性吧！」

「你這個孩……，看來為師以後跟你可開不得玩笑了！」李時珍狀若生氣道，但還是對徒弟解釋道，「狼杷草性平，味甘且苦，它有清熱解毒以及養陰斂汗之效，最常用於治療咽喉腫痛、痢疾、丹毒、癬瘡、閉經、濕疹等……。」

龐憲激動地舉起手，喊道：「我來補充！《本草拾遺》一書中說它『主亦白久痢，小兒大腹痞滿，丹毒寒熱。取根、莖煮服之』。此外，狼杷草與鮮橄欖、馬蘭根、雞子等藥材相配伍，還可治療白喉、扁桃體發炎、血痢等症。怎麼樣師父，我說的可對？」

「對了，還有一點，這狼杷草除了可以入藥治病，它還可以做家畜的飼料。」龐憲得意地笑了笑，說，「我記得去年有一個跟我年紀相仿的男孩，手足長滿了癬。他因為常年跟著父親下水打魚，手腳長時間浸於水內，再加之居住地很是潮濕，濕邪由外入侵於體內，而郁化於皮膚，因此長了許多癬。您便是用狼杷草搗爛後與醋相調和，將他治好的。」

「說得沒錯，記得這般清楚，看來為師並沒有將你嚇傻……。」李時珍笑道。

「哎呀師父，我那是在開玩笑，逗逗您嘛！您反倒跟我認真起來了！」龐憲嘟起嘴，撒著嬌說道。

「真是拿你沒辦法！」李時珍先是無奈地搖了搖頭，隨後又不自覺地笑了起來。

「師父，我可是您的開心果呀！」龐憲笑道。

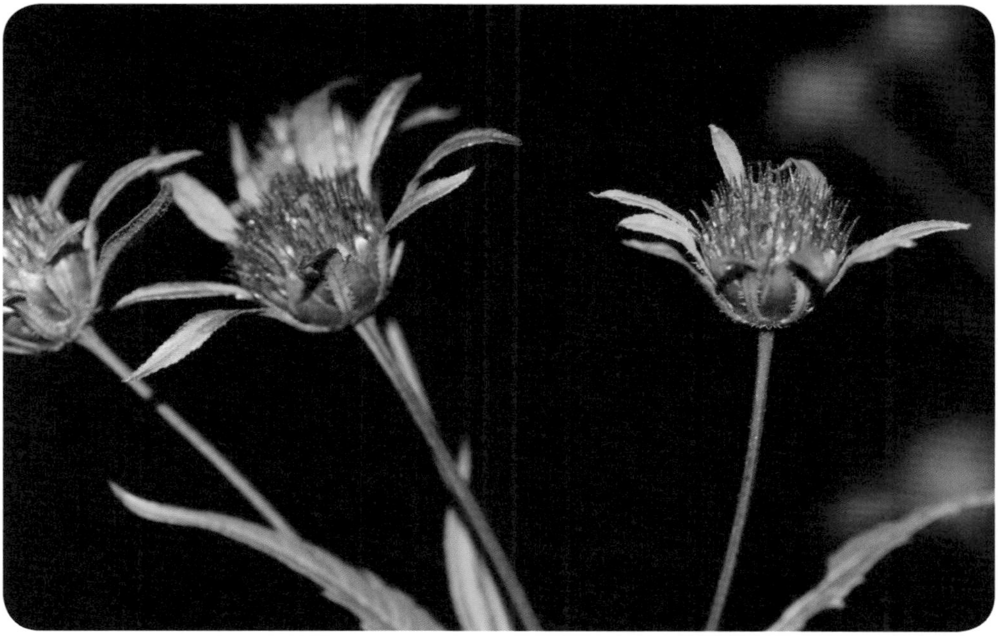

狗尾草

隨處可見的利濕殺蟲草

下過雨後的天空格外晴朗，空氣中彌漫著青草的味道。龐憲提著鐮刀來到園子，整理草藥間生出的雜草。

「我才兩日沒來，你們就長得如此高了！」龐憲眯著眼睛說道，「連雜草也變多了。

「怎麼會生出這麼多狗尾草來？」龐憲噘著小嘴抱怨道。

「憲兒，你在哪兒？」李時珍在院子裡喊道。

「師父，我在小園子裡，我在整理雜草！」龐憲喊道。

片刻後，李時珍也來到園子裡，和龐憲一起打理雜草。

「你怎麼將狗尾草全部除了出來？」李時珍疑惑地問道。

「這些雜草當然要除掉，不然會影響草藥生長的。我一會兒把狗尾草給李爺爺送去，他家的兔子最愛吃草了！」龐憲認真地說。

「這狗尾草也是能入藥的！」李時珍淡淡地說道。

「啊？我怎麼從來沒聽說過，師父，您在跟我開玩笑吧？」龐憲皺著眉頭，滿臉不相信地說道。

李時珍拍了下龐憲的小腦袋，道：「你啊！為師什麼時候與你開過關於草藥的玩笑？狗尾草性平，味淡，它有清熱解毒、利濕、祛風明目以及殺蟲的作用，對於風熱感冒、痢疾、小便澀痛、目赤澀痛、癰腫、瘡癬、黃疸等症狀有很好的療效。它治疣目，貫發，穿之即幹滅也；凡赤眼拳毛倒睫者，翻轉目瞼，以一、

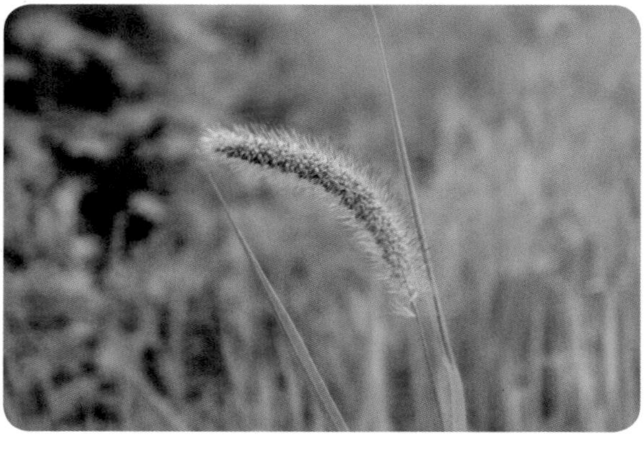

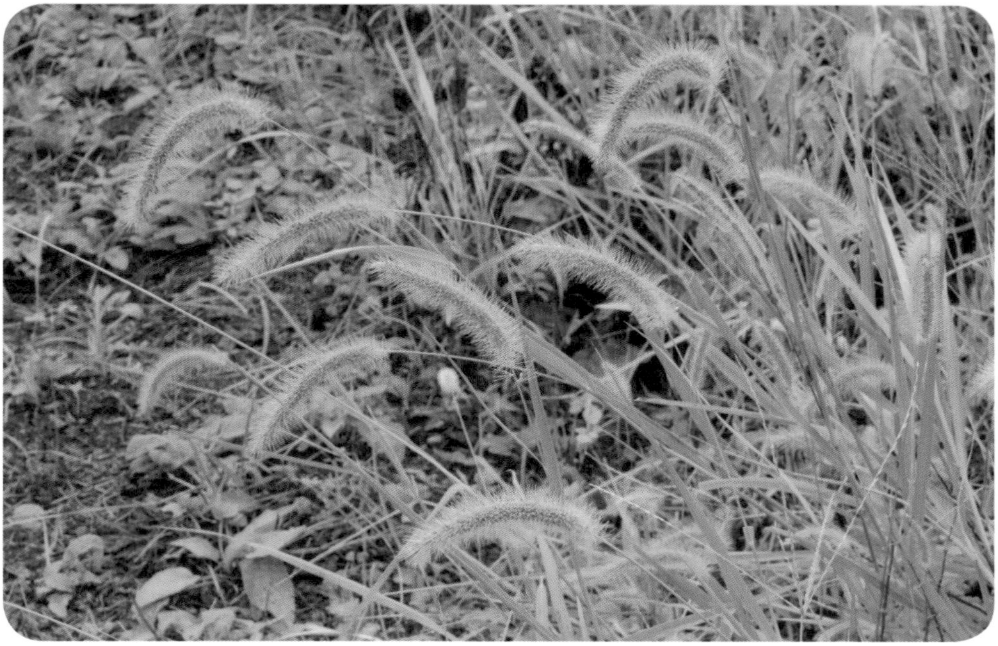

二莖蘸水夏去惡血。」

「真想不到，這隨處可見的狗尾草居然也是味藥材！」龐憲不禁感慨起來，又看向師父，請求道，「師父，那您再給我說說這狗尾草的外形特徵吧！」

「狗尾草是一年生的植物，且具有鬚狀根。它的稈直立生長；葉鞘有柔毛和疣毛之分；葉片有長三角狀披針形和線狀披針形，有些無毛，有些具疣毛。狗尾草的花開在五到十月，花期較長，其花為圓錐花序，部分直立生長，部分稍彎曲。它具有卵形第一穎以及橢圓形的第二穎。其穎果是灰白色的。」李時珍向龐憲慢慢解釋道。

「你可還記得先前一位漁夫臉上生癬之事？」李時珍問徒弟道。

「……記不得……。」龐憲一時語塞。

「那位漁夫臉上生了癬，將狗尾草的莖搗爛放在面癬部位揉搓，幾日之後便有所好轉了。」李時珍敍述道。

「看來這狗尾草是治療面癬的好藥材呢！」龐憲驚呼道。「不過這狗尾草會危害莊稼，尤其是穀子、玉米、棉花、麥子、馬鈴薯等，而且，它身上還能養蚜蟲、葉蟬等害蟲，反正我是對它喜歡不起來。」龐憲略帶嫌棄地說道。

「既然你這麼討厭它，那就把它們拿去送給李爺爺家的兔子吃吧！」李時珍笑道。

「哎，其實吧，這狗尾草也沒那麼討人厭，好歹也是種能治病救人的草藥呢！要不，就把它留下來吧！」龐憲偷偷看了眼李時珍的反應。

「隨你便好了！」李時珍笑著起身向院子走去。

「那我就不拿它們餵兔子了！」龐憲在李時珍背後大喊道。

鱧腸

滋補肝腎的「豬飼料」

這天，難得藥堂沒什麼人，龐憲便跟著李時珍來到雨湖附近散步。師徒倆走在鄉間的小路上，斑駁的樹影點映在凹凸不平的石子路間，龐憲仰頭沐浴著從樹葉間溢下來的日光。

「真舒服啊，難得的好天氣」，龐憲一路感慨著，「好久沒有這樣悠閒地散步了……。」

李時珍在一旁笑道：「昨天你不是還趁機溜出去玩了？」

「師父！您……您真是太不解風情了！」龐憲尷尬地撓了撓頭。

龐憲昨日趁著給病人送藥的空當，跑到鎮子西頭的假山上去玩了會兒，一玩起來，便忘了時間，直到未時方才回到家中。

「你啊，雖好學，但這貪玩的性子卻也從未變過。」李時珍取笑道。

「師父您這就有所不知了，我這是勞逸結合，能提高學習效率呢！」龐憲向李時珍做了個鬼臉。

「師父，您快看啊，您看那人是不是想尋死啊？」龐憲發現河邊似乎不大對勁，忙招呼師父。李時珍順著龐憲所指的方向看過去，有一位滿頭灰髮的男子正往湖裡走。

「師父，我們過去看看吧。」在龐憲的要求下，李時珍二人來到那人身後。

「老爺爺，您可別想不開啊。」龐憲還未站定，便急忙開口說道。

待那人轉過身來，龐憲先是一愣，臉上的表情頓時由驚訝轉為懷疑最後變為不敢相信。

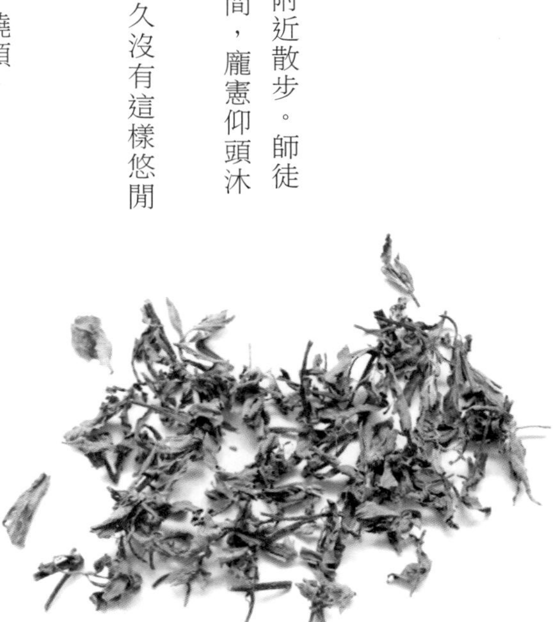

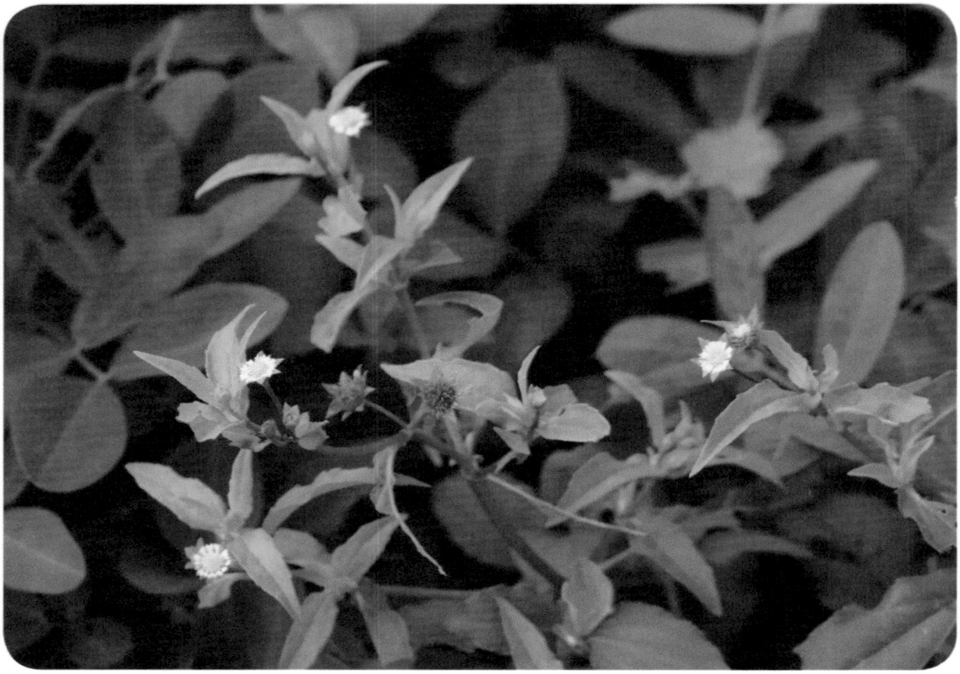

「對……對不起啊。看背影，我還以為您是位老人家，沒想到您還這麼年輕……。」龐憲一時尷尬得不知說什麼才好。

「沒關係的，凡是見過我的人，都是你這樣的反應。我這個樣子，大概也沒有活在世上的意義了。」那人的神情變得更加憂鬱起來。

「這位兄台，可否讓我為你診上一脈？」一旁的李時珍終於開口道。

「為……為什麼？」那人不解地問道。

「這位是我師父，他是蘄春縣有名的大夫。既然我師父開口了，您便讓他瞧瞧吧。」龐憲搶先說道。

那人將信將疑地從水裡走出來，將手腕伸了出來。

「兄台不必過於傷心，你的病只需服用鱧腸這味草藥便可治癒。腎主藏精，其華在髮，你的腎後天失養，因此出現腎氣虛弱的症狀，故生出大量白髮。」切過脈後，李時珍微笑解釋道。

「真……真的？就只用這一味藥便能將我治好？」那人不可置信地問道。

「當然！」李時珍果斷回應道。

「那……哪我這就去藥房抓藥。」那人三步並作兩步地跑開了。

「師父，這鱧腸還能治病？它不是給畜生吃的飼料嗎？」龐憲一臉懷疑地看向李時珍。

李時珍不禁大笑道：「鱧腸雖能做飼料，但它也有治病的功效。鱧腸性涼，味甘且酸，能歸於肝經以及腎經，它有涼血、止血、滋補肝腎以及烏髮、黑髮之效。此外，它還能治療鼻出血、腸出血、尿血、痔瘡下血、血崩等症。」

「真想不到，這豬飼料還有這麼多妙用。」龐憲不禁感慨道，頓了頓又說，「這鱧腸的外形特徵我倒是記得。鱧腸是一年生的草本植物。它具有平臥莖、斜生莖和直立生長的莖，分枝多生於基部。葉子分為披針形和長圓披針形，並有無柄和短柄之分，上下面具毛且邊緣生有鋸齒。鱧腸在六到九月開花，其花聚集成頭狀花序；苞片為綠色的鐘形，且為草質；花冠為白色管狀；花托具微毛。其瘦果為暗褐色，有凸起生於表面，且外表光滑。」李時珍滿意地點了點頭。

「今天救了一個人的性命，做了件大好事，真是開心！」龐憲邊說邊露出一個滿足的微笑。

陸英

舒筋活血的外用藥

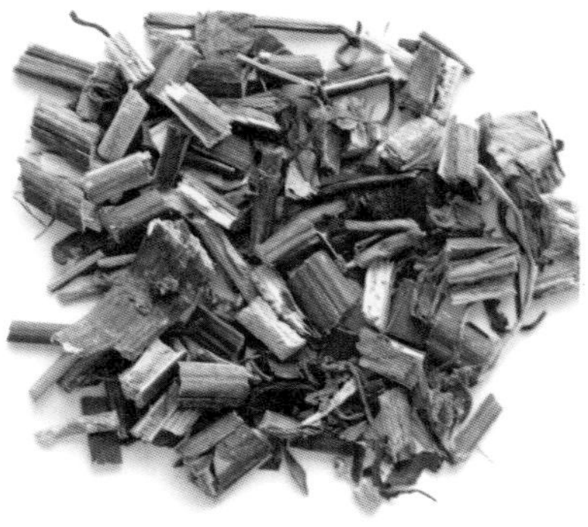

這日一早，龐憲便一直心緒不寧。李時珍問了幾次，也不見龐憲說出個所以然，索性就由他去了。整個上午，龐憲都坐立難安，就連李時珍為他講解草藥知識，他都沒聽進去。午飯過後，李時珍回到書房看書，龐憲一路跟了過去。

「師父……。」龐憲低垂著頭，手裡搓著衣襟。

「怎麼了？有話要說？」李時珍問道。

龐憲點了點頭：「師父，我說了，您能不責怪我嗎？」說完更不敢抬頭看向李時珍。

「但凡不是違背人倫道德及法紀綱常之事，為師便不會責怪你。」

李時珍嚴肅地說道。

「昨日我與元兒出門玩耍，見一老人跌倒在路邊，他不僅膝蓋受傷流血，腰也扭了一下。情急之下，我找來些陸英，將其搗爛後敷在老人的受傷……。」

「然後呢？」李時珍見龐憲沒再繼續說下去，便問道。

「我越想越覺得不對，我是不是用錯了草藥？萬一老人家的傷情因為我用錯草藥而惡化了可怎麼辦？我……。」龐憲擔憂害怕，眼淚都要掉下來了。

李時珍走到龐憲身旁，用手輕撫著龐憲的背，道：「好孩子，別怕。你用的藥沒有錯，老人家的病情不會惡化的。」過了一會兒，李時珍繼續道，「你可還記得先前你為張虎治療風寒之症的事？那時的你可跟現在完全不同，那時你沉著、冷靜地分析病因，又嚴謹地給出了藥方，怎麼昨日我沒在你身邊，你就這般的不自信了？你要對自己所掌握的藥理知識有信心，你要相信自己，即使師父未在你身邊。」

龐憲認真地點了點頭。

「那你說說昨日為何選擇陸英這味藥材。」李時珍鼓勵徒弟道。

「陸英以莖和葉入藥，它性平，味微苦且甘，能歸於肝經以及腎經，它有舒筋活血、祛風利濕之效。所以陸英單方用藥時，常用於治療腰腿疼、水腫、跌打損傷、丹毒、風濕痹痛、風濕瘙癢等症。雖然延胡索、郁金、川芎等藥材都可治療跌補損傷之症，但陸英同時還可治療老人的閃肭骨節之症，所以陸英是最為對症的藥材。」龐憲說完，看向師父。

「你方才這番敍述，不僅有條不紊，而且句句在理，為什麼還那樣侷促不安？」李時珍問道。

「也許正如師父所說，我對自己的醫術並不自信。」龐憲低聲說道。

「那陸英的外形特徵是怎樣的？」李時珍又問道。

「陸英有半灌木和高大草本之分，其莖具有白色的髓和棱條。陸英具複葉且為對生，其小葉片為披針

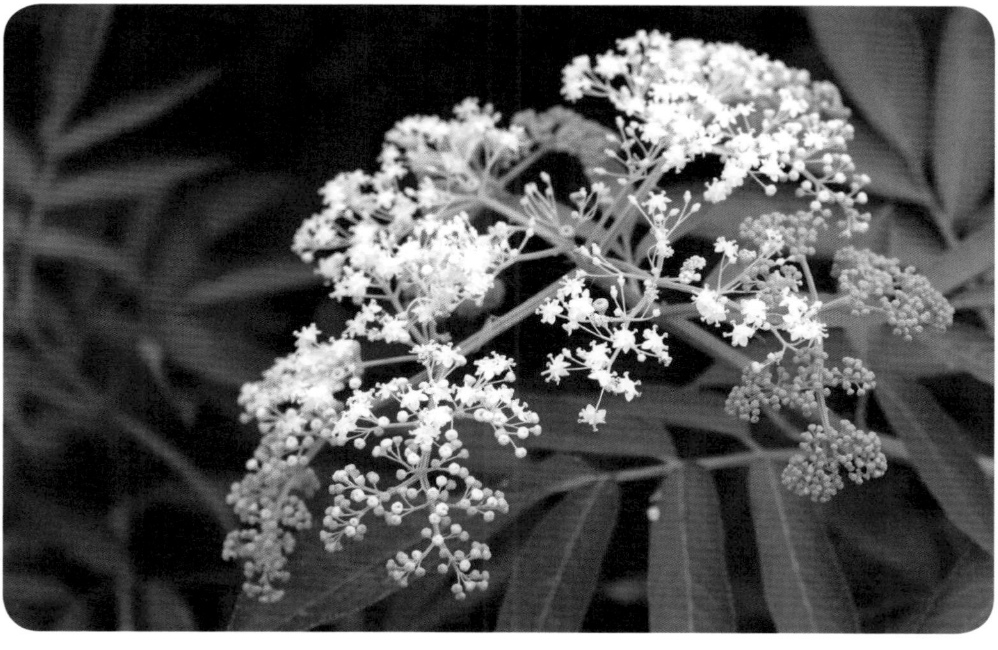

形，具不對稱的兩側，細鋸齒生於邊緣，且葉柄較短。陸英的花開於四到五月，花朵生於頂端，並聚集為複傘形花序，但花朵較小，苞片為線形，花萼為杯狀，萼齒為三角形。其漿果為紅色的球形，表面具有凸起。」龐憲毫不猶豫地說了出來。

「還有，陸英與當歸、白芍、川芎、石灰等藥材相配伍時，還可治療傷筋骨折以及瘡化膿、腐爛之症。但是孕婦不可使用。」龐憲繼續補充道。

李時珍笑道：「你用藥沒有錯誤，而且藥理知識也掌握得非常紮實。現在可以安心學習了吧？」

「嗯！我去整理草藥了！上午我都在擔心這件事，現在終於可以鬆口氣了。」說著，龐憲開心地跑出了書房。

青黛

瀉火定驚的「顏料」

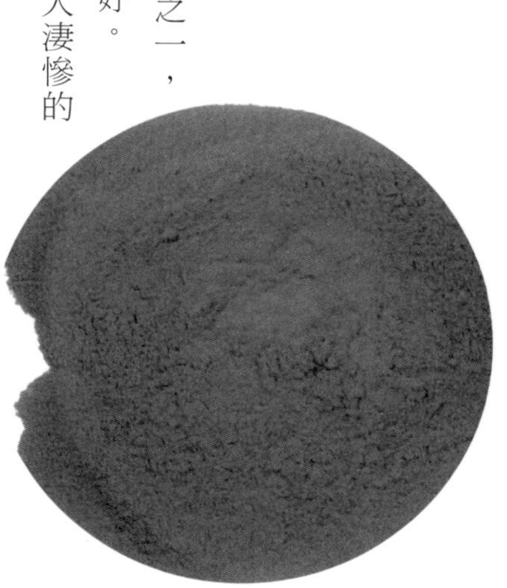

「師父，李家請您去為他家大少爺看病。」龐憲站在書房門口道。

李時珍點點頭，示意龐憲準備出診用具。李家是蘄春縣的大戶人家之一，李家大少爺叫李少卿，他從小天資聰穎，繪畫造詣極高，就是身體不太好。

不一會兒，龐憲與李時珍便來到李家。剛進門，師徒倆就聽見了女人淒慘的叫聲。

「夫人，李大夫來了。」管家在門外通報。

「快把他請進來。」李夫人哽咽著說道，「李大夫，您看看我的卿兒可還有救？他這樣吐血已有一月之久了，起初我們以為是傷寒引起的，並未太在意，可誰知……」話還未說完，李夫人便號啕大哭起來，「我的卿兒啊……。」

「李夫人，您少安毋躁，待我為李少爺診過脈，方可知曉。您不要過於傷心，以免憂慮過度傷了身體。」李時珍勸慰道。

李夫人的哭聲稍稍止住了些，隨即輕聲道：「那就拜託您了。」

李時珍點了點頭，隨即為李少卿把脈，「李少爺可有脘腹脹悶之感？」

李少卿躺在床上，用力眨了眨眼睛。因為身體虛弱，他已無力說話，只能以眨眼的動作來回應李時珍。

「吐出的血可是鮮紅色？」李時珍又問。

「是是是，是紅色的，很紅的那種。」還未等李少卿做出反應，一旁的李夫人搶先回答道。

「憲兒，去取二錢李少爺作畫所用的青黛，用新水調和餵他服下。」李時珍命令道。

「什麼？青黛？作畫的顏料？」李夫人難以置信地問道。

「正是！」李時珍肯定道。

「真是可笑至極，顏料怎可入藥？虧得蘄春縣的百姓尊敬你，仰慕你，看來你也不過是個庸醫！」李夫人情緒異常激動。

「青黛本就是藥材，只不過因其特殊性，才會將它用於印染布匹、畫眉以及作畫。李少爺口有異味且口乾，苔黃且舌紅，脈滑數，這便是胃熱引起，熱而不散，傷及胃絡，遂引起吐血之症。而青黛便是對症之藥。」李時珍耐心解釋道。

「娘親……」一旁的李少卿緩緩開口道，「我相信李大夫的醫術……您、您……。」

「好了好了，娘親知道你要說什麼，我這就讓管家去抓藥。」李夫人趕忙開口道。

李少卿喝過藥後，李時珍並未急著離開。一個時辰過後，李少卿吐血次數明顯有所減少，臉上的氣色也恢復了些，李時珍這才安心帶著徒弟離開。

路上，龐憲問道：「師父，青黛到底有什麼藥

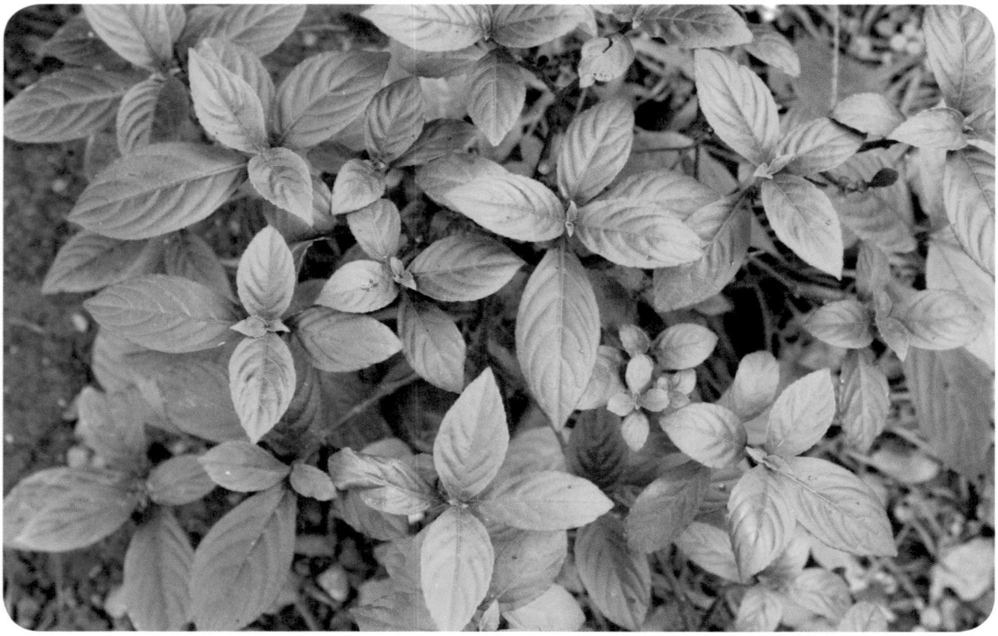

性？能治哪些病症呢？」

「青黛性寒，味鹹，能歸於肝經，它具有清熱解毒、瀉火定驚以及涼血之效，對於血熱吐衄、口瘡、小兒驚癇、溫毒發斑、胸痛咳嗽等症有極好的療效。《本草拾遺》一書中說它可『解毒；小兒丹熱，和水服之』。」李時珍解答道。

「那這青黛到底長什麼樣子呢？我只知道它是藍色的粉末，可並未見過全株。」龐憲好奇地問。

李時珍摸摸徒弟的頭，回憶道：「青黛是一種多年生草本植物。其莖和葉有黑綠色和藍色。其根莖不僅粗且壯，長於地上的莖呈木質，形狀較方。葉子對生，形狀有卵狀橢圓形和倒卵狀橢圓形；葉柄較短；具全緣、鋸齒或者波狀齒；且具有側脈。青黛的花開在六到十月，穗狀花序生於葉腋處或頂端；苞片為葉狀的狹倒卵形，但不具梗；花冠淡紫色。它的蒴果為匙形。」

龐憲點了點頭，隨即嘆了口氣。

「怎麼啦？為何無故嘆氣？」李時珍有點搞不懂這小徒弟。

「徒兒有些氣憤。方才那李家夫人真是可氣，把您請了過去還質疑您的醫術！」龐憲不滿地說道。

李時珍擺擺手，笑道：「以後出門看診時，這種事不知會遇到多少。我們的職責是行醫救人，有人說了難聽的話，不去理他就好了，何必與他置氣。」李時珍寬慰著龐憲。

龐憲聽後只得無奈地點點頭。

紫甘藍

散結止痛的「紫色菜」

「李大夫、李大夫……。」隔壁的王嬸剛走到門口就大喊道。

「王嬸好！」龐憲恭敬地向王嬸行禮。

「憲兒呀，我做了一道醋拌甘藍，拿來給你們嘗嘗鮮。正好我聽說李夫人近幾日出門了，怕你們師徒倆餓著。快，拿著。」王嬸說著便將這一盤菜塞到龐憲手中。

「謝謝王嬸，我去叫我師父……。」

「別去了，別去了！我也沒啥事，就是送盤菜，不打擾李大夫看書了，我這就回去了。」說著王嬸便離開了。

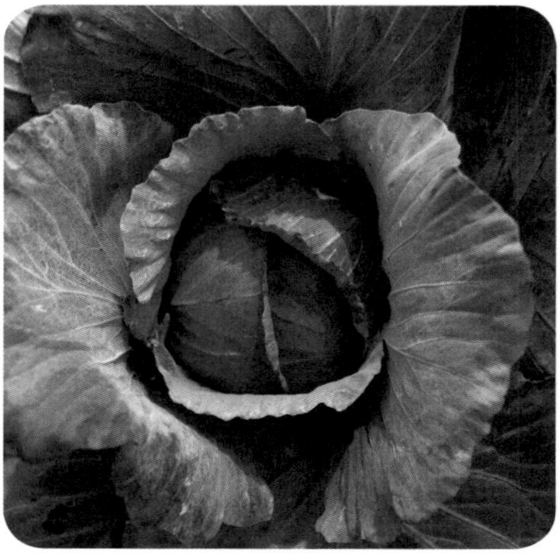

「謝謝王嬸！」龐憲再次道謝。

李時珍平日為人低調，不僅行醫救人更是樂於助人，因此特別受街坊鄰里的喜愛，大家無論做了糕點還是酒釀，或是得到些新鮮水果，都要拿來給李時珍嘗嘗。

「師父，飯做好了，我們吃飯吧！」龐憲來書房請李時珍。

「憲兒什麼時候會做菜了？」李時珍看著桌子上一盤菜問道。

「這不是憲兒做的，這是王嬸送過來的，說是醋拌甘藍！」說著，龐憲不禁皺起眉頭，「師父，這甘藍吃了沒有問題吧？這甘藍我可是認識的，它可是入藥之物呢！《本草拾遺》一書中說它『補骨髓，利五藏六腑，利苯節，通經絡中結氣，明耳目，健人，少睡，益心力，壯筋骨。治黃毒，煮作菹，經宿漬色黃，和

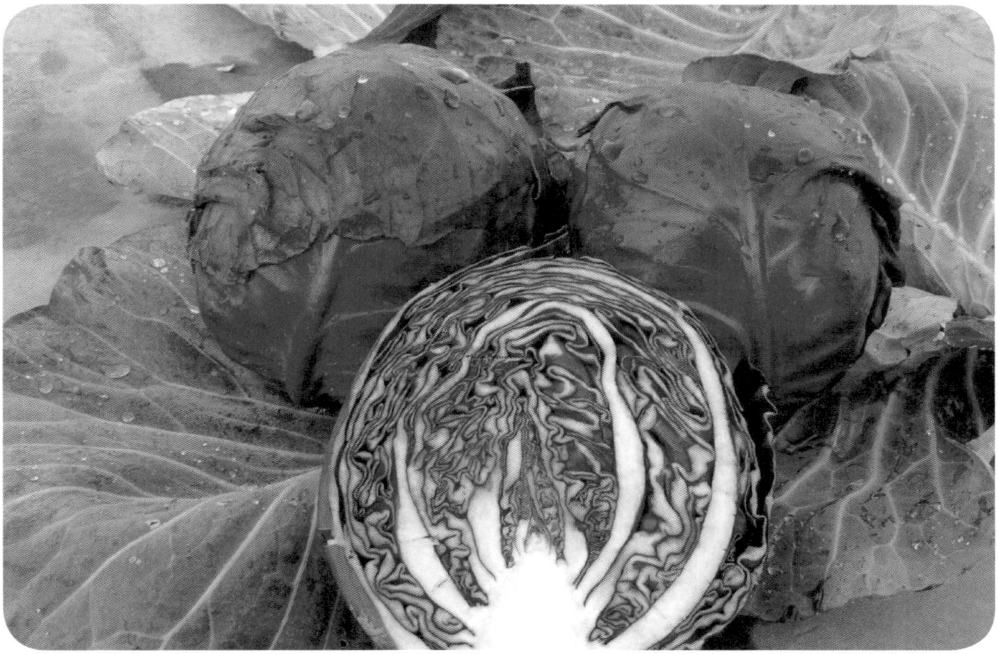

鹽食之，去心下結伏氣』」，龐憲隨即興致勃勃地說了起來，「甘藍以葉入藥，其性平，味甘，能歸於肝經和胃經。它有散結止痛、益腎補虛以及清熱利濕之效，多用於治療虛損、腸胃潰瘍引起的疼痛、關節疼以及濕熱黃疸之症。對了，先前楊姐姐患有虛損症中的氣虛之症，因而少言懶動，時常四肢無力，沒有精神，稍微加大運動量，便會氣喘，且時時內心煩悶。您便是用甘藍將她治好的，我記得可清楚了。」

「那《本草拾遺》一書還說過，『甘藍是西土藍，闊葉可食』，你怎麼偏偏沒記住這一句？」李時珍板著臉，反問道。

龐憲瞪圓小眼睛看向李時珍，隨後一句話來說，便跑了出去。

「憲兒，你去哪裡啊？飯不吃了？」李時珍連忙向他喊道。

「我馬上回來！」龐憲喊道。

沒一會，龐憲喘著粗氣回到了飯桌前，喘著氣道：「我這糊塗腦子，看書都如此馬虎。您說得對，書上確實寫了，都怪我沒仔細看……。」龐憲忍不住懊惱起來。

李時珍搖搖頭，寬慰徒弟道：「沒關係的，現在記住了不就好了！那甘藍的外形特徵你可還記得？」

「那當然！這甘藍是二年生的草本植物，它的肉質莖不僅粗且矮，並不具分枝，顏色有綠色和灰綠色之分。基部生出的葉片數量較多，一層裹著一層從而形成扁球形，顏色有乳白色和淡綠色之分。葉片有長圓狀倒卵形、長圓狀卵形和卵形之分，鋸齒生於邊緣位置。花朵只在四月開放，花朵生於葉腋處以及頂端，形成總狀花序，顏色為淡黃色；萼片為線狀長圓形；花瓣有寬橢圓狀倒卵形和近圓形之分。甘藍的長圓果為圓柱形，種子為球形。」說罷，龐憲立刻夾起甘藍吃了起來，頓時讚嘆道，「真好吃！」

「多吃點，吃飽了下午隨師父出門看診。」李時珍笑道。

「好啊！又可以學習新知識了！」龐憲開心地喊道。

水蓼

治蛇頭疔之妙藥

「憲兒，李大夫在家嗎？」一個熟悉的聲音在龐憲身後響起。

這日一早，李時珍出門看診，龐憲因先前生了場大病，這兩天身子才康復，於是便留守在藥堂。趁著無人登門看診，龐憲便收拾著門前的雜草。

「李嬸好！我師父出門看診了，您晚些時候再過來吧！」龐憲微笑道。

「哎，真不湊巧，本想著今日早些來，看病的人或許會少點，誰曾想……。」李嬸摸著右手說道。

龐憲剛要低頭除草，無意中瞥見了李嬸被包裹起來的食指，遂問道：「咦，李嬸您的手受傷了嗎？」

「可不是。起初我只是感覺手指麻麻的，本以為是農活做多了，休息不夠。可誰知這指頭漸漸腫脹起來，還時時有刺痛之感。」李嬸一邊說一邊將紗布拿下，指給龐憲看道，「你看看，還有黏黏的東西流出來。」

「李嬸，您這病是蛇頭疔。」龐憲觀察過後，毫不猶豫地說道。

「蛇頭什麼？我這是中了蛇毒？我不記得自己被毒蛇咬過啊？」

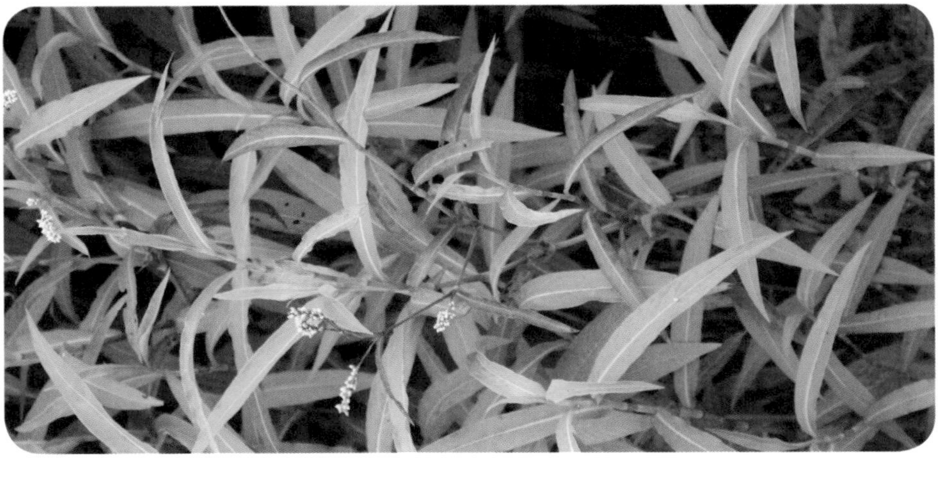

李嬸驚嚇又疑惑地說道。

「它雖然叫蛇頭疔，但與蛇毒毫無關係。這蛇頭疔是一種感染性的病症，它常發生於手指的末端，腫脹時手指形狀像蛇頭一樣，吶，就是您手指所患的這種。」龐憲耐心解釋道，「我先前跟隨師父出外診，便遇到過一位這樣的病人，您與她的症狀完全一致。我敢肯定，不會錯的。」

「那你可還記得治療方法？」李嬸有些激動，抓住龐憲的手道，「我這手真是要疼死了，憲兒你可得救救我！」

「記得，您隨我來吧！」龐憲將李嬸帶至藥櫃處，取了兩種草藥搗爛後敷在她的患處。

沒一會兒，李嬸臉上緊鎖的眉頭舒展開來，她驚奇地說：「這藥真神了，疼痛減輕了不少。」

「我把藥方寫給您，您回去之後按藥方敷藥就行了。明天再來複診，您的症狀雖與先前的病人一樣，但我知識尚淺薄。雖然沿用了師父先前的藥方，但還是明日讓我師父再看看比較穩妥。」龐憲說道。

送走李嬸，龐憲繼續整理門前的雜草。傍晚時分，李時珍回到了家中。

「師父，今日李嬸來找您瞧病，我看李嬸疼痛難耐的樣子，便給她開了藥方。」龐憲如實說道，「師父，李嬸這病是蛇頭疔，我敢保證，肯定錯不了。我按照您先前開過的方子，四兩水蓼葉加上等量

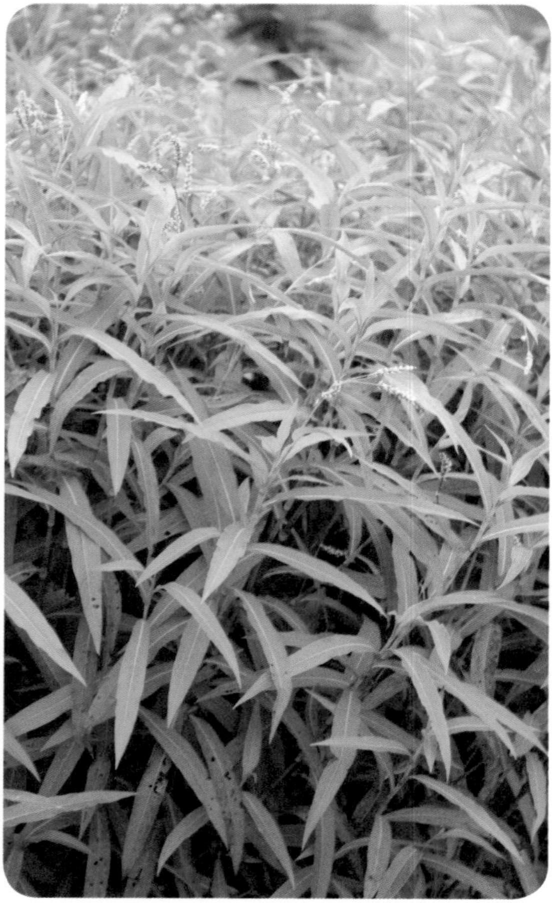

的芋樹柄，搗爛後敷在李嬸的患處。」龐憲急忙解釋道，隨後又補充了一句，「李嬸明天會再來找您瞧病的！」

李時珍微微笑了笑：「怎麼一口氣解釋了這麼多，是怕為師責怪你嗎？憲兒現在長大了，都能學以致用了，為師高興還來不及呢。」

「真的嗎？師父不生氣？真是太好了！我還溫習了好多遍水蓼的特徵和藥性呢！」龐憲如釋重負地說道。

「是嗎，那你說給為師聽聽，順便考察一下你有沒有記錯。」李時珍好整以暇地看著徒弟。

「水蓼是一年生的草本植物。莖上具有較多分枝，但不具毛，且莖部直立生長。葉片有橢圓狀披針形和披針形之分，全緣生於邊緣處，且上下均無毛，葉柄較短，且具托葉。水蓼的花開於五到九月，且具穗狀總狀花序，花朵多生於葉腋處或者頂端，花朵生長時略下垂；苞片為漏斗狀。水蓼的瘦果為黑褐色卵形。」龐憲詳細地說道。

看師父並沒有反應，龐憲吞了口口水繼續道：「水蓼有祛風止癢、散瘀、解毒、化濕止血之效，它能治療泄瀉、痢疾、崩漏、痛經、便血、外傷出血、濕疹、風疹、毒蛇咬傷、咽喉腫痛、血滯閉經、風濕痹痛等症。它性平，味辛且苦，能歸於脾經、胃經以及大腸經。」

李時珍緩緩點點頭：「不錯，完全正確。」

「師父，先吃晚飯吧。您今日勞累了一天，要早些休息才好。」龐憲關心地說道。

「為師稍稍歇會兒便來。」李時珍應道。

毛蓼

排膿生肌的解暑藥

「師父，我們今日上山採些草藥吧，藥櫃裡又有一批草藥用完了。」龐憲來到李時珍身邊，說道。

「你將藥筐以及鐮刀取來，我們這就上山。」李時珍說著，放下了手中的書。

一路上，龐憲只是默默跟隨師父的腳步，沒有說一句話。李時珍早已習慣此情此景。每到上山時，龐憲便安靜得像換了個人似的。李時珍專心地尋找著草藥，並未過多在意他的小徒弟。

下了山，師徒倆決定去湖對面的山上去看看。來到湖邊，碰巧遇見老龐。

「李大夫，坐我的船吧！」老龐熱情地說道。

龐憲見了老龐，也只是淡淡喊了聲「爹爹」，全不見往日的興奮、欣喜之情。

「怎麼了憲兒？」老龐開口問道。

「沒什麼，就是有點頭暈。」龐憲一邊擦著頭上的汗水一邊小聲回應道。

「頭暈？是不是暈船了？」老龐關切地問道。

李時珍立刻為龐憲把了脈，隨即道：「他中暑了。」

話還沒說完，只見龐憲面色蒼白，並開始作嘔，甚至出現昏厥的情況。

「龐大哥，加快速度上岸。」李時珍大聲喊道。

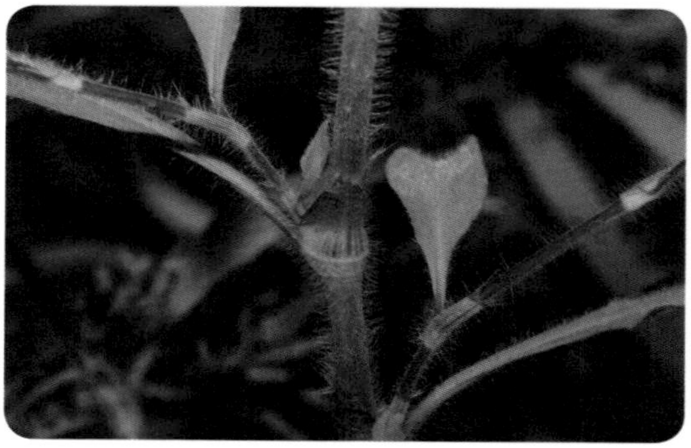

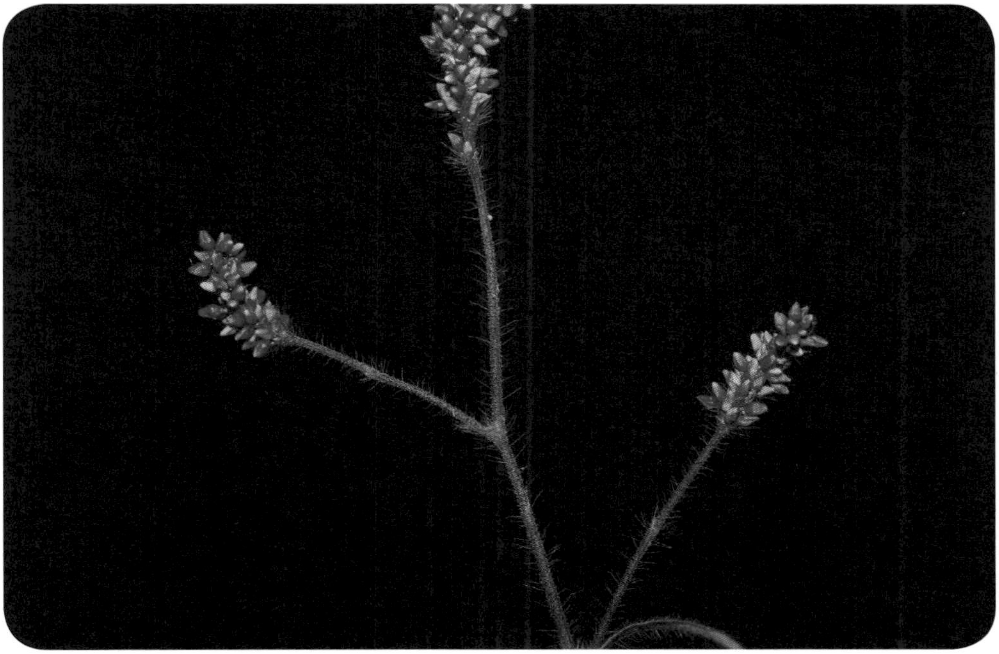

老龐看在眼裡，急在心裡，只得不停加快速度划船。李時珍則不停地向龐憲身上潑著冷水，並不時為他搧著風。

到了對岸，李時珍讓老龐撿些木柴生火，並找出船上的鐵缽。一切準備就緒，李時珍將草藥放入缽內煎好，隨後餵龐憲喝下。不一會兒，龐憲緩緩睜開了雙眼。

「你醒了，可嚇死爹爹了。」老龐終於松了口氣。

「我……發生什麼事了？我暈倒了？」龐憲有氣無力地問道。

「你中暑了。」李時珍端了碗清水給龐憲。

「中暑？我記得我感到一陣頭暈、噁心，而且一直不停流汗，再後來心跳加快，突然一陣耳鳴，我就什麼也不知道了。」龐憲說著，看向缽內，問道，「師父，您給我喝的是什麼藥啊？」中暑症狀剛剛緩解，對草藥極度熱愛的龐憲就打起精神向師父請教問題了。

「是毛蓼與黃精葉。」李時珍回應道。

「毛蓼？我還是第一次聽說這味草藥。」龐憲皺著眉頭說道。

「你的身體剛剛恢復，先好好休息一下吧。」老龐在一旁說道。

「不嘛，我想聽。而且我的身體已經沒什麼大礙了，爹爹您就放心吧！」龐憲堅持道。

「毛蓼是一年生的草本植物。它具有直立生長的莖。其葉片為互生，並具有較短葉柄；其托葉為膜質的鞘筒狀，並具長柔毛；葉片為披針形，兩面均具毛，緣毛生於其葉緣處；它還具有清晰的葉脈。毛蓼的花開於四到八月，花期較長，花朵生於葉腋處或頂端，並形成聚散花序；苞片為膜質，並生有緣毛。毛蓼的瘦果為黑褐色的三棱形，其上佈滿光澤。」李時珍詳細地為徒弟解說道。

「那藥性呢？它的藥性如何呢？」龐憲的精神頭比先前又足了不少。

李時珍摸摸徒弟的額頭，感覺沒有發熱發汗了，遂點點頭，繼續道：「毛蓼內服可治療久虐、痢疾、外感發熱、泄瀉、風濕痹痛、麻疹等症，外用還可治療蛇蟲咬傷、跌打損傷、高燒不退之症，這皆是因其有排膿生肌、清熱活血、解毒、透疹之效。此外，毛蓼能以全草入藥，其性溫，味辛，能歸於脾經以及肺經。毛蓼不僅可以單方入藥，它與馬蘭、酸雞泡、苦蒿蒿、野煙頭、馬蹄草等藥材相配伍，還可治療羊毛疔、爛水瘡等症。」

龐憲聽後，立刻起身，穿好鞋子便向不遠處跑去。

「憲兒，你去哪啊？」老龐也跟著跑了過去。

「毛蓼這味藥可真是寶貝，我得多採些回去。」龐憲一邊說，手裡一邊採摘著草藥，「萬一我一會兒又中暑了，還有藥可以救命！」

老龐看著兒子這般癡迷於醫術，也不知該說什麼，只好站在他身後，默默注視著，以防他發生危險。

「爹爹，我已經沒事了，不要擔心了。您快回去吧，不然可就沒生意做了。」龐憲督促著老龐快些離開。

「那我走了，你好好聽李大夫的話，聽見了沒？還有，要好好照顧自己。」老龐不放心地囑咐道。

「知道啦、知道啦。」龐憲揮揮手道。

火炭母草

治療痢疾的聖藥

太陽逐漸升至高空，陽光從樹葉的縫隙間懶洋洋地灑下，李時珍與龐憲走在山間的石子路上。斑駁的樹影映襯於山間，這番景象好不愜意，龐憲忍不住哼起了歌謠。

「遇見什麼事了，這麼開心？」李時珍略有些好奇地問道。

「採了這麼大一筐的毛蓼，我當然高興啊。」說罷，龐憲傻笑了起來。

「你呀你！」李時珍笑著搖了搖頭。

「咦，師父您快看那兒！我沒記錯的話，那可是火炭母草？」龐憲手指著一叢植物，不確定地看向李時珍。

「對，沒錯。」李時珍肯定道。

「我記得有一年建元因腸炎而拉痢疾，您便用了火炭母草這味草藥。不過詳細的藥方我記不起來了。」龐憲不自覺地皺起了眉頭。

「我是將三錢半火炭母草與等量小鳳尾以及布渣葉一同煎水給建元喝的。」李時珍補充道。

「對！沒錯！那時我便特意學習了火炭母草這味藥材。」龐憲興奮地說道。

「哦？那你給為師講講可好？」李時珍挑著眉看向徒弟。

「咳咳。」龐憲清了清嗓子，說道，「首先，這火炭母草是一種多年生的草本植物，並具有木質的基部以及較為粗壯的根狀莖。其莖部具毛且直立向上生長，其上具有縱向分佈的棱，且分枝較多。它的葉片有長卵形和卵形兩種，全緣生於邊緣處，且不具毛，葉柄較短。火炭母花於七到九月開放，花朵生於葉腋處或頂

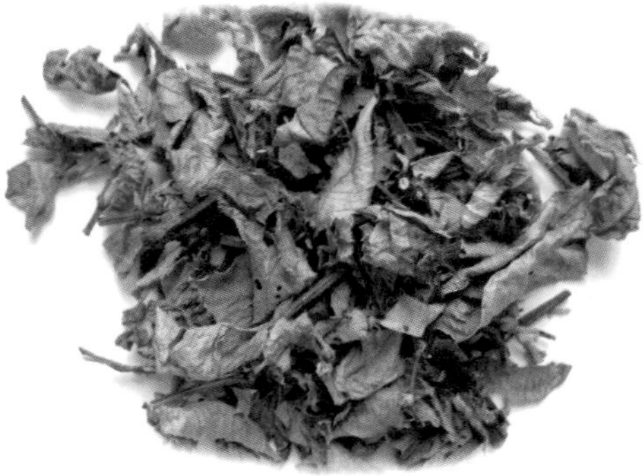

端，且聚集為圓錐狀頭狀花序；苞片為寬卵形。其瘦果也為黑色的寬卵形，但是並無光澤。」龐憲一邊採摘火炭母草一邊繼續說道，「其次，火炭母草除了可以治療痢疾外，它與金海沙、雞骨草、白雞冠花等草藥相配伍時，還可治療赤白痢、白喉、婦女帶下以及濕熱黃疸之症……。」正說著，龐憲突然停頓，看來是不記得後面的內容了。

「火炭母草以地上部分入藥，它性涼，味辛且苦。火炭母草有清熱解毒、涼血利濕、舒筋活血以及明目之效，內用可治療泄瀉、肺熱咳嗽、百日咳、癰腫、濕疹、眩暈耳鳴、咽喉腫痛之症，外用可治療跌打損傷。」李時珍幫徒弟補充道。

「對對對！完全正確。」龐憲連忙點頭，又想起來道，「《本草圖經》中說它可『去皮膚風熱，流注骨節，癰腫疼痛』。多採一些回去，以備不時之需！」龐憲說著，七手八腳地採摘起來。

「慢點兒，不用著急，你看看，慌亂成什麼樣子了。」李時珍苦笑著搖搖頭，上前來幫忙。

「師父，您又偷著樂什麼呢？」龐憲不解地看向李時珍。

「你看看你這副模樣，渾身髒兮兮的……。」

龐憲低頭看了看自己的衣服，不僅衣角褶皺，上面更是沾滿大片泥土。龐憲不由得用手蹭了蹭鼻子，不蹭倒好，這一蹭，反倒將手上的灰塵給蹭了上去，活生生多出一撇小鬍子來，這模樣更是令李時珍大笑不止。

「師父，您就知道嘲笑徒兒！」龐憲嘟著小嘴說道。

「一會兒找處乾淨的地方，給你好好洗洗。」李時珍笑道。

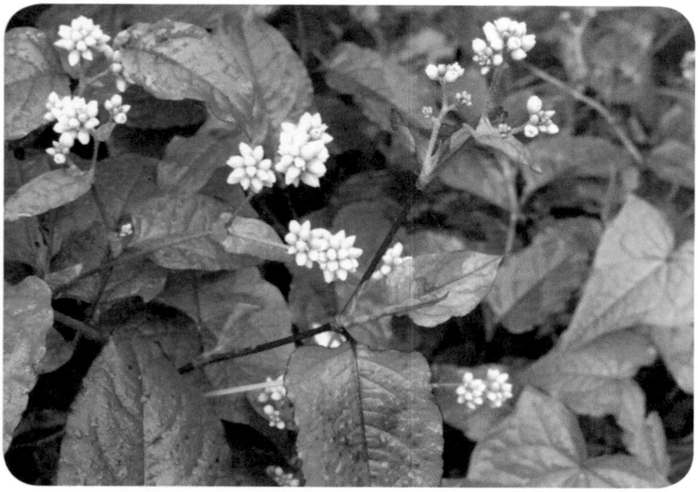

三白草

利尿、解毒、消膿腫之藥

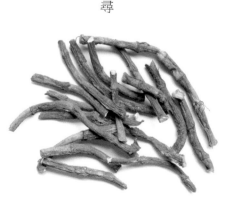

「三白草……三白草……在哪裡啊……。」龐憲對應著本子所做的記錄，尋找著藥櫃裡所缺少的藥材。

「奇怪，怎麼一直未見到三白草？」龐憲自言自語道。

「等一下。」李時珍向龐憲喊道，「這麼快就不記得三白草的特徵了？」

「我才沒有忘記呢！」龐憲立刻反駁道。

「三白草是一種濕生草本。其莖粗壯，其上長有縱向生出的棱以及溝槽，下半部分緊貼於地面，且上部為綠色。葉片為闊卵形至卵狀披針形，且為紙質，上下均不具毛，較小葉生於上部，形狀近似花瓣狀；葉脈最多可生出七條，並且具清晰的網狀脈絡；葉柄較短且無毛。三白草的花開於四到六月，且為白色花序；花梗較長，其上無毛；苞片為近匙形，並緊密附著在花梗處。三白草的果為近球形，外表具有突起。師父您看，徒兒一點也沒忘記！」龐憲噘著小嘴道。

「明明記得這草藥的外形特徵，卻找不到它，可見你還是不夠用心啊。」李時珍無奈地搖頭道。

「我……」龐憲剛要開口說什麼，便聽見身旁傳來一陣說話聲。

「妙兒快過來，我找到三白草了。」

「感謝上蒼，我的病可有救了。」

龐憲看向斜上方的位置，兩位說話的姑娘身旁，生長的正是一簇簇的三白草。龐憲不由得撇了撇嘴，這下可丟人了，龐憲暗自想著。

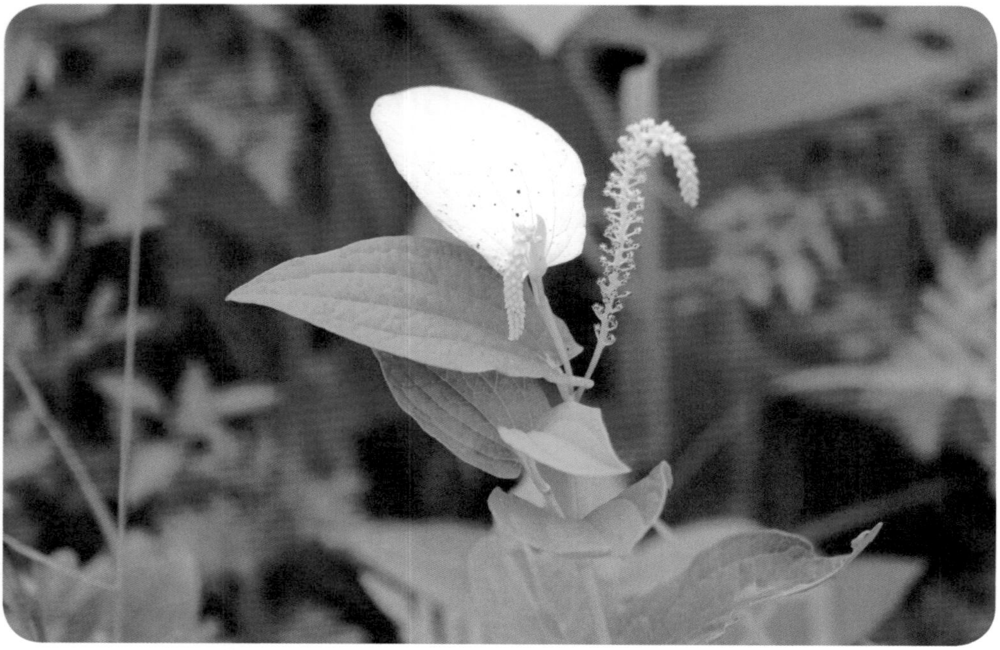

「師父，我們也去採一些吧。」龐憲小聲向李時珍說道。

李時珍微笑著點了點頭。

「奶奶跟我說，將新鮮的三白草葉子，搗爛後敷在患病處，每日敷兩次，很快就可以痊癒的。」藍衣女子說道。

「姐姐可是生了什麼病嗎？」龐憲好奇地問道。

兩位姑娘先是一愣，繼而你看我我看你，都不說話了。

「冒犯了，這是隨我學醫的徒兒。他不過是對病症好奇，一時魯莽，還請姑娘不要介意。」李時珍連忙說道。

「沒關係的。」叫作妙兒的姑娘開口道，「其實我也不知道我這是什麼病，只是臉上生了許多膿瘡，又紅又腫，有時還會疼痛，聽說三白草可以治療此症，我們才來此採藥的。」說著妙兒將臉上的面紗揭開，只見她的臉上生有大片的紅、紫色膿腫，有的已有黃色膿水流出。要不是生了病，想必是位美麗的姑娘。

「在下是位郎中，可否為姑娘診上一脈？」李時珍開口道。

「真的嗎？您是位大夫？那真是太好了！」藍衣女子開口道。

李時珍為那妙兒診脈過後，眉頭微微皺起，告訴她道：「你的病為疔瘡。起初為皮膚不潔生出帶有白尖的痘，後又因手或針等外物將其擠壓弄破，進而引發火毒侵襲，而邪熱藏匿於皮膚，遂出現疔瘡腫毒之症。此病不可輕視，毒熱會四下流竄於經脈，若攻於臟腑，情況則會更加危急，甚至傷及性命。」

「大……大夫，我這病可還有法子救治？」妙兒頓時眼淚汪汪地詢問道。

「按照剛才那位姑娘所說的藥方便可治癒，但不可再拖下去了。」李時珍囑咐道。

「今日幸好遇見了您，否則我被這病症拿去了性命恐怕也全然不知。您的救命之恩，我無以為報……。」妙兒含淚說道。

二人作別李時珍後，便匆匆下山了。

「生得如此好看的姐姐，竟害了這樣的病，真是有點可惜……。」龐憲不自覺地感慨道。

「三白草的藥性可還記得？」李時珍敲敲小徒弟的頭，問道。

「哎呀，師父，您可真掃興。」龐憲小眼珠轉來轉去的。

「看來你這是在埋怨師父了？」李時珍假裝生氣地說道。

「不敢不敢。」龐憲立刻露出諂媚的笑容，道，「我背就是了。三白草以乾燥的地上部位入藥，其性寒，味辛、甘，能歸於肺經以及膀胱經。它有清熱解毒、利尿消腫的效果，對於患有水腫、濕疹、瘡瘍腫毒、小便不利、淋漓澀痛之症之人，有極好的療效。不過脾胃虛寒之人可千萬不能用。」

「這還差不多，摘完三白草我們便繼續趕路吧。」李時珍囑咐道。

「是，師父。」龐憲喊道。

虎杖

化痰止咳的特效藥

「師父，師父……您等等我啊！」龐憲揹著一竹筐草藥跟在李時珍身後，並不時哀號道，「師父，我……我不走了，我走不動了。我要休息一會兒，打死我我也不走了……」，龐憲一屁股坐在了地上。

「前面有一處小溪，溪旁還有樹蔭可以乘涼。我們再走幾步，到那裡去休息，順便吃午飯。」李時珍鼓勵徒弟道。

「午飯！」一聽到吃，龐憲立刻來了精神，「您這麼一說，我倒真覺得餓了。」龐憲摸了摸自己的肚子？立即站了起來，向前方跑去。

「你這孩子，不是累到走不動了？怎麼還這麼能跑……。」李時珍也快走兩步追了上去。

「師父您快點，這邊風景又好，又涼快。」龐憲邊跑邊回頭看李時珍，不時催促著。

「師父，您猜我看見什麼了！」過了一會兒，龐憲在樹叢的另一邊喊道，「師父，您快過來！」

待李時珍氣喘吁吁地趕到，龐憲早已盤著腿坐在一塊大石頭上等他。

「你這個……小傢伙，跑得倒是快……。」李時珍也累得一屁股坐在地上。

「師父，您太慢了，我都把虎杖採摘完了。」龐憲咬著一根狗尾草，悠閒地說道。

「虎杖，你幾時認識了虎杖這味藥材？」李時珍問道。

「這是秘密！」龐憲得意地說道。

「既然如此，說說虎杖的特徵讓為師聽聽。」李時珍頗帶懷疑地說。

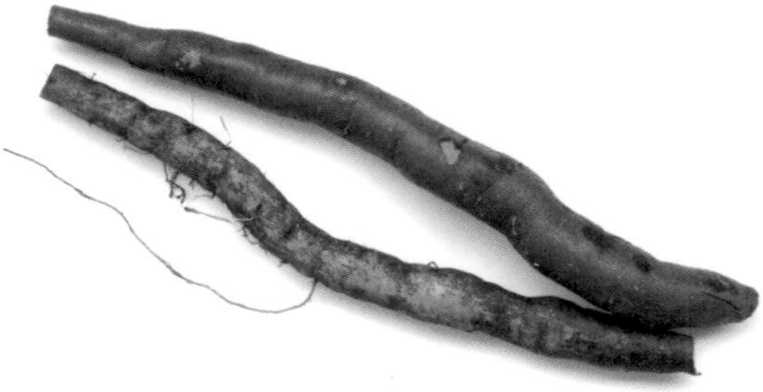

龐憲立刻回答道：「虎杖為多年生的草本植物，且具有橫向生長的根狀莖。其莖內空且外無毛，粗壯且直立生長，有縱向棱生於其上，表面具有凸起。其葉片有卵狀橢圓形以及寬卵形之分，革質，全緣生於邊緣，上下面均無毛，凸起也生於葉脈處，托葉為褐色鞘膜質，無毛且較早脫落。虎杖的花開於八到九月，花開於葉腋處，並形成圓錐狀花序；花梗較短；花被為淡綠色。虎杖的蒴果為卵形，且有黑褐色的光澤。」

「還算過關。」李時珍略點了點頭，「我猜，虎杖的藥性你肯定不知道。」李時珍挑了挑眉說道。

「師父，您可別小瞧我，我可是深藏不露的！」龐憲做了個鬼臉。

「哦？那你再說說看。」李時珍看著小徒弟笑著說。

龐憲吐了吐舌頭，調皮道：「那您聽我慢慢說。虎杖以乾燥的根、根莖入藥。其性微寒，味微苦，能歸於肺經、膽經以及肝經。虎杖有清熱解毒、散瘀止痛、化痰止咳、利濕退黃之效，患有淋濁、風濕痹痛、癰腫瘡毒、時疫流毒、跌打損傷、肺熱咳嗽以及濕熱黃疸等病之人，多以虎杖來治療。此外，虎杖與牛膝、土瓜根、沒藥、凌霄花等藥材相配伍，可治療月經不通、宿血、月水不利之症。但是此藥使用也有

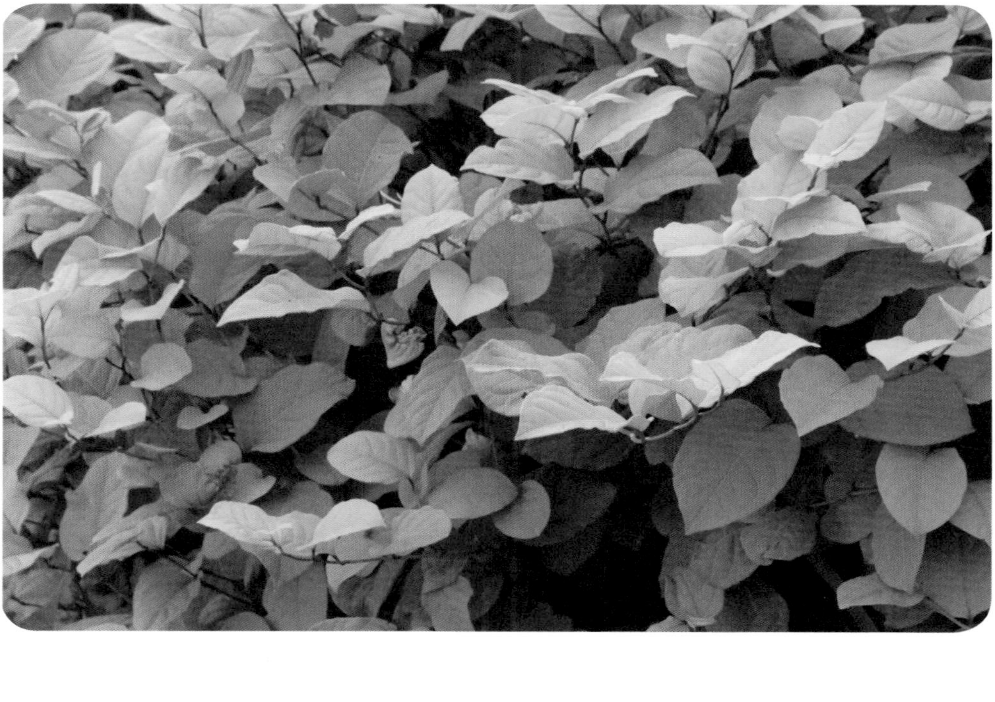

禁忌，懷有身孕之人不可用。」

李時珍贊同地點了點頭，還未開口，龐憲卻先開口道：「師父，您知道我為什麼對虎杖的記憶如此清楚嗎？先前我眼睛疼，正在敷藥時，有一男子來看病。我雖然看不見，但是您說的話我全都記在心裡了。那男子從高處摔落，導致小腿骨折，而傷處常有瘀血聚集不散，您給出的方子裡便有虎杖這味藥材。我還記得您用了二兩虎杖與一兩赤芍藥，將其搗羅為散，讓那男子每次以溫酒服用三錢匕。幾日後，那男子便登門來道謝了。還有一次，我娘親告訴我，我的一個遠房姐姐，遲遲未來月事，於是找了個鈴醫為她瞧病。那鈴醫醫術不精，將我姐姐診斷為血瘀閉經之症，我姐姐喝了帶有虎杖的湯藥，導致流產。原來我姐姐那時已有身孕，是萬萬不可服用虎杖的。」龐憲說著，聲音有些哽咽，眼神裡充滿了悲傷與恨意，咬牙道，「所以從那時起，我便告訴自己，一定要學好醫術，絕不能成為害人的庸醫！」

李時珍走到龐憲身前，抱了抱這個個子不高、皮膚略黑的少年，他好像又長高了一些……。

萹蓄

通淋利尿的藥材

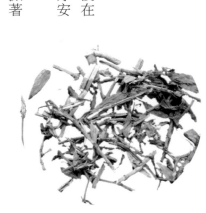

龐憲到底還是個孩子，這小孩的脾氣可不是大人能摸透的。剛剛還沉浸在悲傷之中的龐憲，一吃起來似乎便已將先前之事拋在腦後。李時珍本想好好安慰一下這孩子，但目前看來，怕是可以省下了……。

「師父，師母做的餅可真好吃！比我娘親做的好吃多了！」龐憲一手抓著餅，一手拿著水壺，嘴裡咀嚼著食物，還不時讚美幾句。

「好吃就多吃點。你正是長身體的時候，可不能缺了營養。」李時珍回道。

「咦，是李大夫嗎？」一個響亮且尖細的聲音在二人身後響起。

師徒倆回過頭去，原來是張大嬸。張大嬸是縣裡出了名的熱心腸，誰家遇著點困難，只要她能幫的上她都會去幫，因此也得了個好人緣。

「真是巧了！我今日去藥堂找您瞧病，誰料藥堂關著門，我便想自個上山來找找草藥，沒想到在這遇見你們了！」張大嬸激動地說道。

「張大嬸，您生了什麼病？哪裡不舒服嗎？」龐憲連忙問道。

「不是我，是我家小孫子。他日日鬧肚子疼，臉色也鐵青，有時鬧得厲害了連飯也吃不下。李大夫，我這小孫子是不是肚子裡有蟲啊？」張大嬸皺著眉頭問道。

李時珍思忖片刻後道：「應該是蛔蟲病。治療此病需取十斤萹蓄，細判過後，加入一石水，煎濃湯讓孩子空腹服下，蟲自下，病癒。」

「果然如此！那這萹蓄長什麼樣呢？」張大嬸忙問道。

「我知道！我知道！」龐憲舉著手大聲喊道，「萹蓄是一年生的草本植物。其莖有些匍匐生長，有些斜向上生長，基部具有較多分枝，表面長有清晰的縱向溝紋以及節。葉片為披針形至橢圓形，互生具較短的葉柄，上下面不具毛但具全緣。萹蓄的花開於六到八月，花朵於葉腋處簇生，最多可開至十朵；花梗較短；苞片全為透明膜質；結果後，花被邊緣由綠色變為粉紅色。萹蓄的瘦果藏於花被內，外形為卵形，顏色較黑。」

「憲兒現在可真是不得了，什麼藥草都知道，分明是個小郎中了。你看我這個老糊塗，你說了這麼多我也沒記住多少，我怕是找不著萹蓄這味草藥。」張大嬸有些侷促地說道。

「不要緊的，我一會兒採了萹蓄給您送家裡去！」龐憲笑著說道。

「那可真是太感謝你們了！」張大嬸不住地道謝。

「沒什麼的，舉手之勞而已。張大娘您快回去照顧孫子吧，草藥的事交給我！」龐憲再次說道。

「那是再好不過了，那我這就下山……。」張大

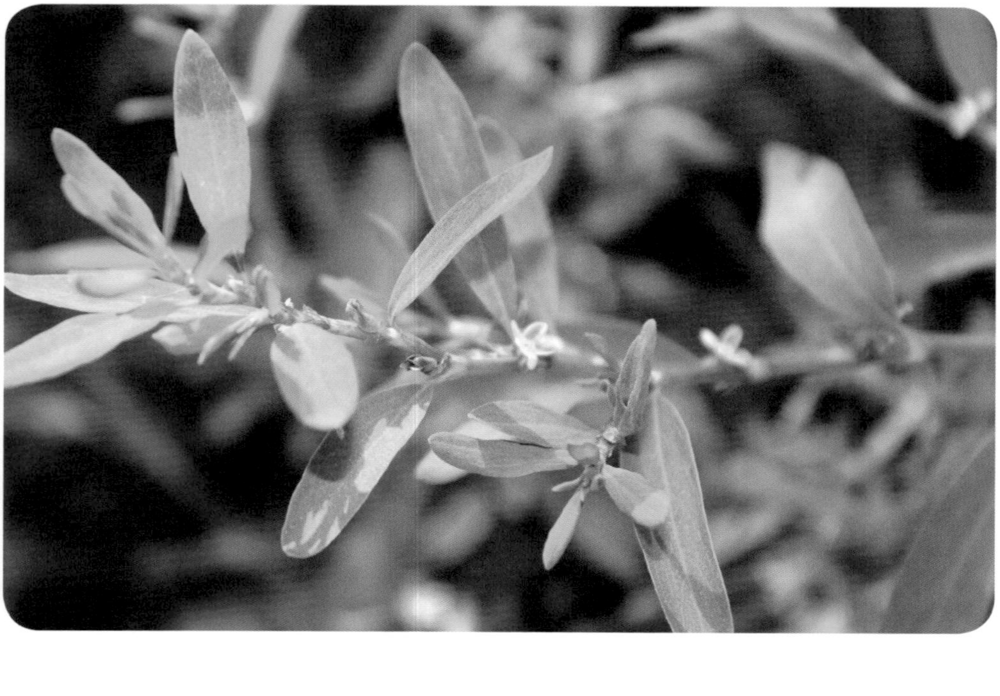

嬸欣喜地下山了。

待張大嬸走後，李時珍開口道：「憲兒幾時這般乖巧懂事了？」

「師父，您就拿我尋開心吧！」龐憲決定趕快吃完手裡的餅。

「那這萹蓄的藥性……。」李時珍看向徒弟。

「師父，我知道您要說什麼。」龐憲喝了口水，從善如流地回答道，「萹蓄以全草入藥，它性微寒，味苦，能歸於膀胱經。萹蓄可以治療小便短赤、蟲積腹痛、熱黃疸疾、肛部濕癢以及皮膚濕疹之症，因其有利尿通淋、殺蟲止癢之效。萹蓄與燈芯百莖、滑石、大黃、車前子、瞿麥、木通等藥材同用時，亦能治療小便不通、熱淋澀痛、心經邪熱之症。《本草求真》一書中曰，『功專利水清熱。除濕殺蟲。是以小兒病。女子陰蝕浸淫瘙癢疽痔諸病。無不借此以為主治耳』。」

「看來真是難不倒你了！」李時珍微笑道。

「我早就說了，我可是深藏不露呢！」龐憲吃得越發起勁了。

「吃完之後我們可要繼續趕路了，不然天黑才能回去了。」李時珍道。

蒺藜

祛風止癢的「扎人球」

「憲兒，你慢點走！」李時珍在龐憲身後不停叮囑著，「前面有個土坡，小心一點！」

「哎呀，師父您放心吧。您總是不停嘮嘮叨叨的，我耳朵都要起繭子了！」龐憲嘟嘟囔囔地說道。

「啊！」突然龐憲腳下一滑，整個人失去了重心，一路順著土坡滾了下去。

「憲兒……憲兒……你怎麼樣？」李時珍趕快跑了過去。

「哎喲……師父……。」只見龐憲躺在地上痛苦地叫著。

「來，快起來，有沒有哪裡受傷？」李時珍小心攙扶起龐憲。

「哎哎哎……師父、師父……屁股、屁股……我屁股疼……。」龐憲邊起身邊叫喊著。

「扎到東西了。」李時珍將龐憲屁股上的幾顆物體取下，並拿給龐憲看。

「可扎死我了。」龐憲揉著屁股說道：「師父，有沒有止痛膏啊？我屁股疼。」龐憲不開心地噘起了小嘴。

「你啊，方才就叫你慢點跑，要看清腳下的路，你卻嫌棄為師囉嗦。現在可好，摔了一跤，心裡可是舒服了？」李時珍責備道。

「師父，我都摔得這麼慘了，您就別責備我了。」龐憲嘟著小嘴，撒嬌道。他看了看師父手裡的東西，一把抓起來扔到地上，喊著：「都怪這破玩意，可扎死我了……。」說著便用腳使勁將扎了他的物體碾碎。

「發洩完了可不准再破壞草藥了。」過了一會兒，李時珍說道。

「啊？草藥？剛才扎我屁股這東西是草藥？」龐憲的小眼珠瞪得圓溜溜的。

「對，這種草藥叫蒺藜。」李時珍告訴徒弟道。

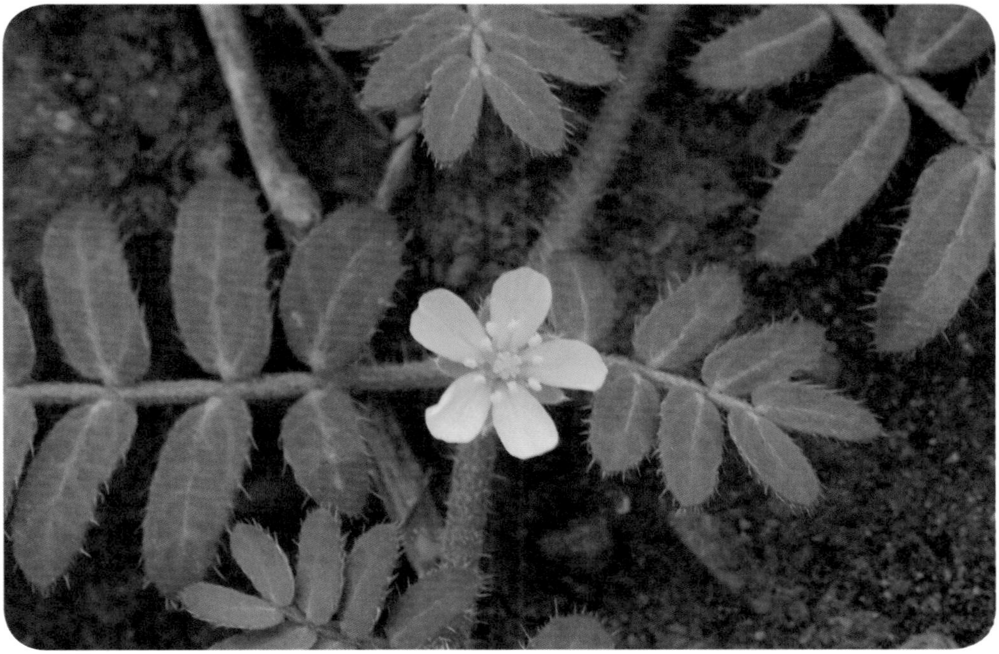

「師父……」龐憲二話不說撿起地上的幾顆已被自己碾破了的蒺藜，邊觀察邊伸出手去拉李時珍。

拗不過龐憲，李時珍便解釋道：「蒺藜是一年生的草本植物。它的莖無毛且平向生長。葉片為偶數羽狀複葉；其小葉有斜短圓形以及矩圓形之分，互生且具全緣。它的花開於五到八月，花朵生於葉腋處，花色為黃色，花朵生有五瓣；花梗較短；花萼五枚。蒺藜的果具被毛或無毛。」

「那藥性呢？這『扎人』的草藥能治什麼病呢？」龐憲再次追問道。

李時珍無奈地搖搖頭，認真講解道：「蒺藜性微溫，味苦、辛，能歸於肝經。蒺藜有活血明目、祛風止癢、平肝解鬱的功效，對於患有胸脅脹痛、風疹瘙癢、乳閉乳癰、頭暈目眩之人極為有效。當蒺藜與胡麻仁、金銀花、小茴香、沒藥、當歸等藥材相配伍時，還能治療身體風癢、全身浮腫、氣腫痛以及翳障不明之症。但是蒺藜有小毒，使用時一定要注意藥量。」

「這麼說來，陳爺爺的胸痹之症也可以用蒺藜來治療了？」龐憲立刻想到了先前來看病的陳爺爺，「我記得您說過，陳爺爺上了年紀，身體虛弱，腎氣不足，再加之精血漸少，遂無法帶動陽氣，使氣運行，進而引起腎陰虧虛，因五臟得不到好的補給，於是出現胸痹之症，胸痹之症的病機正是心脈閉阻。那師父，蒺藜可以治療陳爺爺的病嗎？」龐憲急切地問道。

「想不到憲兒已經可以舉一反三了！你說得沒錯，其藥方為，取一斤蒺藜，連刺炒熟後研磨為末，每日早、中、晚各以白湯調和四錢服用。」李時珍頗欣慰地說道。

「雖然我還是不太喜歡這『扎人』的草藥，不過看在它有如此多功效的份上，我就採摘一些吧！」龐憲興高采烈地採著蒺藜。

「屁股還疼不疼？」李時珍關切地問道。

「其實本來不疼了，但是您一問，突然又疼了起來。」龐憲說著又揉了揉。

「你啊你！除了屁股疼，還有其他哪裡受傷嗎？」李時珍繼續問道。

「唔……好像沒有了！」龐憲笑道。

治療胸痹之症的蒺藜藥方

對症

腎陰虧虛引起的胸痹之症。

藥材

蒺藜一斤。

用法

將蒺藜，連刺炒熟後研磨為末，每日早、中、晚各以白湯調和四錢服用。

穀精草

疏風、止血的涼藥

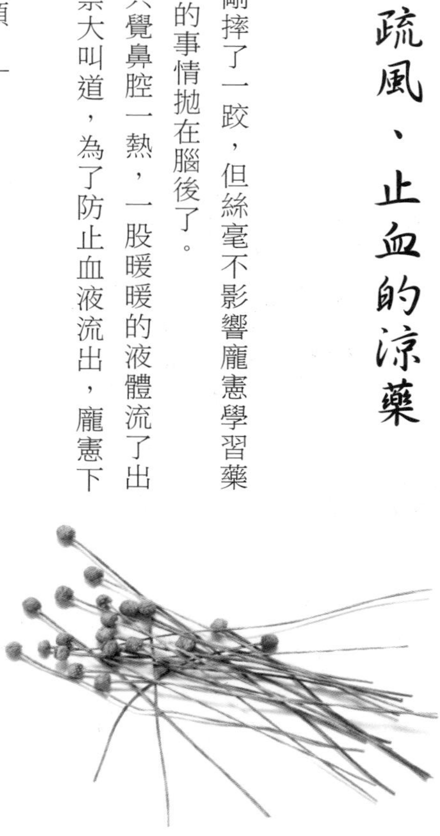

龐憲繼續跟著李時珍採摘草藥。雖然剛剛摔了一跤，但絲毫不影響龐憲學習藥理知識的勁頭。看他這架勢，估計早就將跌倒的事情拋在腦後了。

「怎麼還流鼻涕了」，龐憲走著走著，只覺鼻腔一熱，一股暖暖的液體流了出來，「啊！是血！」龐憲看著手上的鮮血不禁大叫道，為了防止血液流出，龐憲下意識地將頭仰了起來。

李時珍趕忙呵斥道：「身體前傾，不要仰頭。」

龐憲按照李時珍的話身體向前。「你的頭向後仰起會導致血液流進口腔內，若是有血液被吸進肺部，是很危險的事情。」李時珍解釋道。

不一會兒，龐憲的鼻血便止住了，他又像之前一樣蹦蹦跳跳起來。

「師父，您說我怎麼還流鼻血了呢？肯定是方才滾下土坡，撞到了鼻子……。」龐憲摸著自己紅紅的鼻頭說道。

「師父，您快看，前面那一片小花真好看！是接骨木！」看到路旁的野花，龐憲興奮地喊道。

話未畢，他便挨了李時珍一掌，「哎喲，師父您打我做什麼？」

「說話之前想也不想，想到什麼就說什麼，這可不是個好習慣。你走近看看，那到底是什麼？」李時珍教育道。

龐憲撓著頭，蹲在地上看來看去，嘀咕道：「這樣仔細一看，確實不是接骨木，估計就是個普通野花吧！」龐憲剛要起身，便被李時珍一把按住。

「師父，您就不能對病人溫柔點嗎！」龐憲瞪著眼睛大叫起來。

「這可不是野花，這是穀精草，是一種草藥。」李時珍不理徒弟的暴躁，面無表情說道。

一聽到草藥二字，龐憲二話不說，連根拔起草藥就往自己的竹筐裡扔。

「夠了夠了。你把草藥全都採了回去，讓其他人怎麼辦？」李時珍見徒弟莽撞的樣子，直搖頭。

「那好吧。那您給我講講這穀精草是何物吧！」龐憲立刻露出討好的笑容。

「好好，給你講。這穀精草是一年生的草本植物。其具有較多細軟且濃密的鬚根，但不具莖。基生葉片為線狀披針形，仔細觀察，能看到葉片上具有透明的方格，這是縱脈與橫脈交叉形成的。穀精草於七到十二月開花，花期較長，花為頭狀花序；苞片為倒卵形。穀精草的蒴果是三棱狀的球形。其種子則是長橢圓形，表面生有茸毛。」李時珍不慌不忙地說道。

「那它的藥性呢？這穀精草可以治療哪些病症呢？」龐憲追問道。

「穀精草以乾燥的頭狀花序入藥，其性平，味

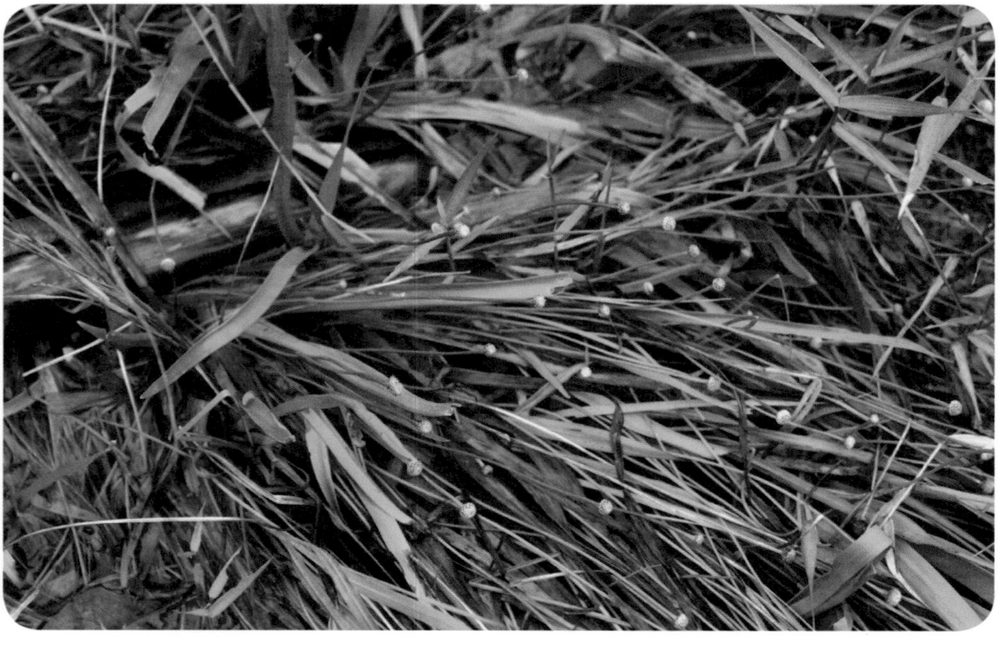

甘、辛，歸於肺、肝二經，它有疏風散熱、明目退翳之效。穀精草單方入藥可治療偏正頭痛、風熱目赤、風熱頭痛、腫痛羞明之症。而它與銅綠、赤芍、龍膽草、麝香、生地、紅花、茯苓、甘草、牛蒡子、木通、防風等藥材相配伍，還可以治療腦風頭痛、牙齒風疳、目赤翳障之症，它與羊肝、豬肝等一同入藥，還可治療小兒手足掌心熱、晚間突不見物之症……。」李時珍詳細地講解道。

龐憲突然間站立起來，像先前那樣身體前傾著。

「又流鼻血了？」李時珍趕忙為龐憲診脈。

「師父，我的鼻子是不是撞的太厲害了？怎麼一直流血？」龐憲邊擦著鼻血邊說道。

「你這是氣血上逆所致。鼻開竅於肺，肺火較旺，因而導致鼻衄之症。將穀精草搗為末，將二錢粉末加入熱麵湯內服下即可。回去之後，讓師母為你煮碗湯麵吃了，很快便會痊癒。」李時珍安慰徒弟道。

「師父，我覺得今日大概是不宜出行。我先是中了暑，然後摔了一跤，現在又不斷流鼻血……，這悲慘的一天快快結束吧！」龐憲無奈地說道。

經龐憲這麼一說，李時珍想了想這一天裡發生的事，也不自覺地笑了出來，對徒弟道：「那我們快些趕路，早點回家吧！」

止鼻血的穀精草藥方

對症

氣血上逆所導致的流鼻血。

藥材

穀精草適量。

用法

將穀精草搗為末，將二錢粉末加入熱麵湯內服下即可。

海金沙

清熱利濕的聖藥

忙了一天，李時珍與龐憲的藥筐裡盛滿了草藥，揹著沉重的藥筐，龐憲的小身子越發彎曲了。

「先在這裡休息一會吧！」李時珍提議道。

「師父，您終於想休息了……」龐憲苦著臉說道，「我這腿都要失去知覺了。」

「怎麼體力還是如此差，每每上山採藥都要哀號一番。」李時珍擼起袖子，邊整理著藥筐裡的草藥邊說道。

「師父，我今日可是生了病，我還是個病人呢！」龐憲抱著胳膊說道。

「為師也知道，讓你小小年紀便跟著為師東奔西走，風餐露宿，真是苦了你了。」李時珍說著，嘆了口氣。

龐憲一聽師父這樣說，哪還敢抱怨，忙站起來道：「師父，我不累，我一點兒也不累了，真的！我們繼續趕路吧。」

李時珍卻仍坐在地上不動，表情深遠地看著龐憲，也不說話。

這下可把龐憲急壞了，以為師父真的生氣了。他連連認錯道：「師父，我真的錯了。我以後再也不抱怨了。」

李時珍撫摸著徒弟的頭，想了想，說道：「剛才你中暑昏倒，你父親急得如同熱鍋上的螞蟻，卻因為我在場，他不便說什麼。我卻知道，他是十分心疼你的。」

龐憲想起父母，也有些傷感，說道：「憲兒跟師父在一起學醫術，學本事，長大了可以治病救人，爹娘一定會開心的。」

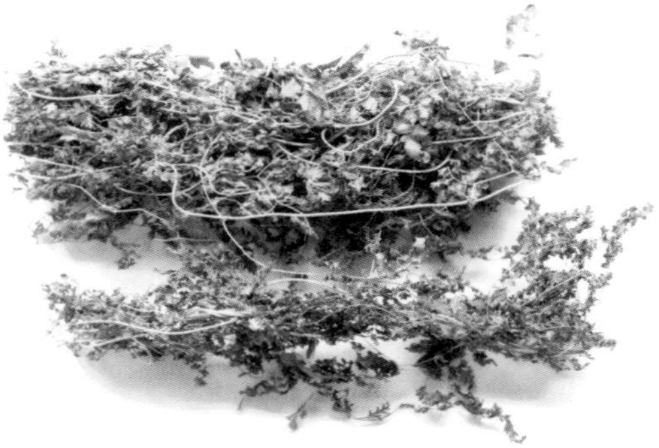

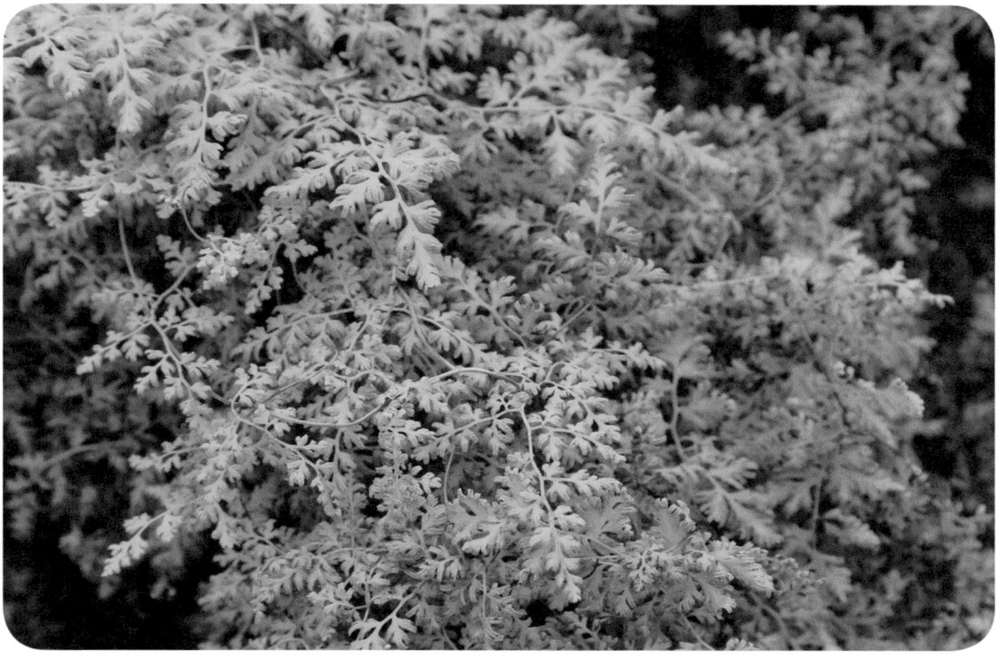

李時珍見徒弟這樣懂事，心中很是欣慰，便道：「採完藥回去，過兩月你便回家看看父母吧。與家人團聚一番，好叫他們放心。」

龐憲點點頭，答應道：「是，師父。」

師徒倆坐著說了會兒話，直到李時珍發現徒弟背後的一叢草有些特別，讓他拔給自己看。

「沒錯，就是它。」李時珍喃喃自語道。

龐憲見師父拿著一把草自言自語，忙湊過去，好奇地問道：「師父，這是什麼草啊？」

李時珍道：「這是海金沙。」

龐憲更加好奇：「這麼說是一味草藥了？師父，您快給我講講這味草藥吧。」

「這海金沙是一種多年生的草質藤本，最高可長至五米。其根狀莖橫向生長，具毛且生於節上，節為黑褐色。鬚狀根同樣為黑褐色，質地較硬，並具被毛。對生葉較多，且生於短枝的兩邊，呈紙質且具短毛。營養葉為二回羽狀，細鈍齒雜亂生於邊緣，孢子葉為亂狀三角形。海金沙具孢子囊穗，外表為黑褐色。」李時珍緩緩道來。

「海金沙有哪些藥性呢？適用於什麼病症呢？」龐憲追問道。

「乾燥的成熟孢子是海金沙的入藥部位，其性寒，味甘且鹹，能歸於膀胱經以及小腸經，它有清熱利濕、通淋止痛之效，對於石淋、血淋、尿道澀痛、熱淋以及膏淋之症有很好的療效。海金沙多方入藥時，比如與石葦、豬苓、澤瀉、肉桂、白朮、芍藥、蠟面茶、甘草、滑石等相配伍時，可治療諸淋之症、小便出血以及小便不通。」李時珍解釋道。

過了一會兒，李時珍問徒弟道：「你可還記得臨縣有一位肚大如船的漁夫？」

龐憲立刻點頭道：「記得！我記得那人不僅肚子大，還有喘病，嚴重起來甚至無法躺下。」

「沒錯，那人之病為脾胃腫滿，即脾胃病變。脾胃為氣血生化之源頭，是後天之本，當脾胃出了問題，便會影響水谷以及水液運化，遂出現以上問題。治療此病之方為一兩海金沙，二錢白朮，五分甘草以及一錢五分黑醜（牽牛），一同煎水服用即可。」李時珍道。

「嗯！徒兒全都記住了！」龐憲笑道。

「那咱們採些海金沙便回家吧！」李時珍道。

聽到師父的吩咐，龐憲立刻拿出工具幹起活兒來。

利濕的海金沙藥方

對症

脾胃病變，肚子脹大，還有喘病，嚴重起來甚至無法躺下。

藥材

海金沙一兩，白朮二錢，甘草五分以及黑醜（牽牛）一錢五分。

用法

將所有藥材一同煎水服用即可。

水楊梅

利濕、消腫的酸甜「果子」

「師父……您快看啊！這植物怎麼長得如此新奇！有點怪異又有點好看！」龐憲撅著小屁股俯身看向地面的一簇植物。

「這是水楊梅。」李時珍回應道。

「楊梅？好吃嗎？」龐憲說著便將樹上的果子一把摘了下來。

「是水楊梅，一種草藥。」李時珍糾正道。

「啊？這居然是草藥？」龐憲一臉驚訝。

「水楊梅是一種落葉小灌木，最高可長至三米。它具有小枝，其上具赤褐色的毛；頂端生出的芽不易被發現。對生葉有卵狀橢圓形與卵狀披針形之分，無柄且為薄革質，並具有全緣。水楊梅的花開在五到十二月，花期較長，花朵單生於頂端或葉腋處，並形成頭狀花序；小苞片有線狀棒形與線形之分；花冠較短，且呈紫紅色。其蒴果為長卵狀楔形。」李時珍見到龐憲的反應，便知他早已將水楊梅忘了，於是重新為他講述了一遍。

「這水楊梅能治什麼病呢？藥性如何呢？」龐憲繼續問道。

「水楊梅以其地上部分入藥，其性涼，味苦且澀，能歸於大腸經、胃經以及脾經。它具有清熱解毒、利濕消腫之效，對於疳積、濕熱泄瀉、風火牙痛、痢疾、跌打損傷以及外傷出血等有極好的療效。水楊梅可多方入藥，若與三角泡、苦地膽等藥材相配伍時，可治療牙根腫痛、濕疹等症。」

「聽您這樣一說，我總感覺水楊梅這三個字在哪裡聽過……」龐憲皺著眉頭思忖著。

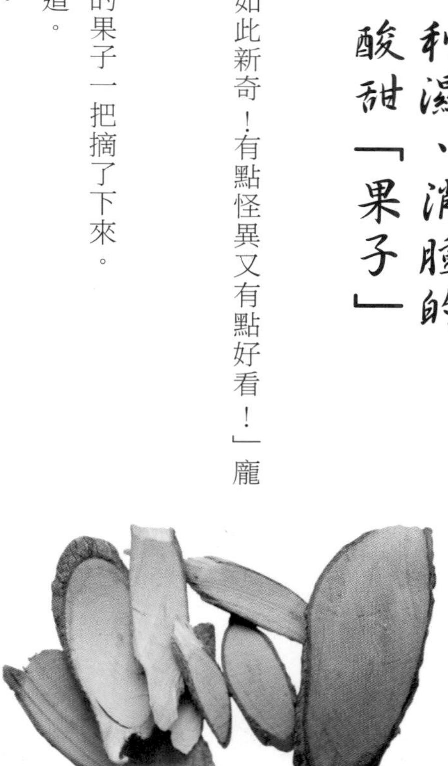

「現在想起來了？」李時珍反問道。

「難道我以前便學習過水楊梅這味藥材？」龐憲喃喃道，突然，他叫出聲來，「啊！對了！有一次您外出看診遲遲未歸，有一位老婆婆來藥堂看診，她的手肘以及膝蓋處擦傷，不停流血。那時我剛跟隨您學醫，連藥草都不認識，更別說看診了。剛巧門外有一鈴醫經過，老婆婆便找那人瞧了病。那鈴醫便是將新鮮的水楊梅的葉子搗爛後，敷在老婆婆的傷口處，不一會兒，血就停止了。而且老婆婆說，疼痛之感也減輕了不少。」龐憲一邊回憶著，一邊向李時珍描述那時的經過。

「哦，原來藥堂裡還發生過這種事。」李時珍笑道。

「我那時本來打算告訴您的，而且一直想向您請教水楊梅這味草藥。可是您回來之後，又忙著看診，我便將此事忘了。」龐憲撓著腦瓜說道。

「那你還記不記得，有一年中秋過後，有一少年上門看診，他牙齦時常出血，並且牙齦肥大，顏色深紅？」

龐憲歪著頭想了一會兒，隨即露出笑臉，道：「記得！那少年有牙根腫痛之症，您便是將水楊梅的葉花搗爛，敷在他的牙根處。幾日之後，那少年的病

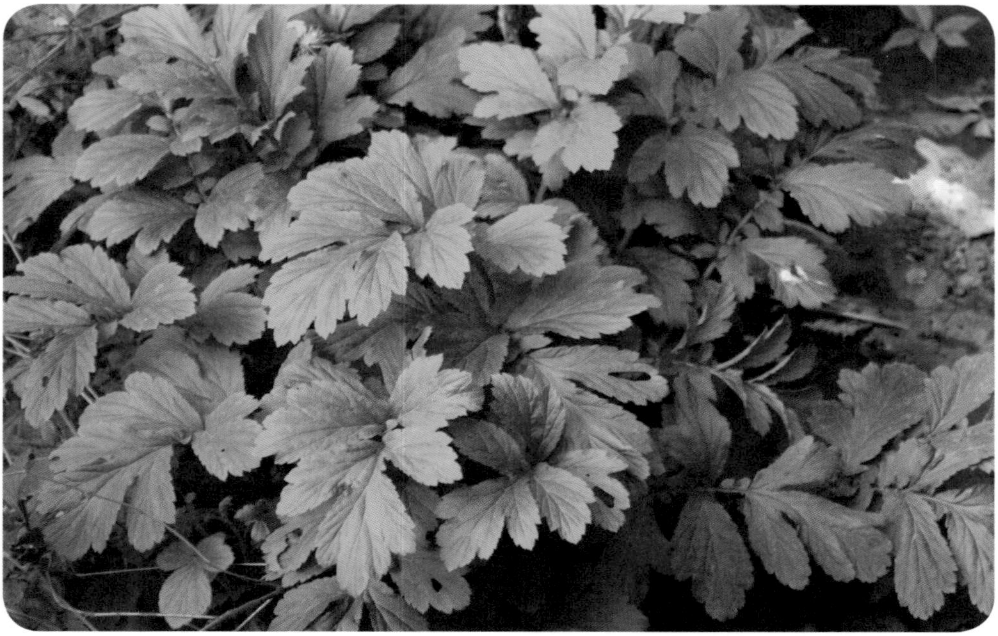

就好了。」龐憲拍了拍自己的腦門，

「我可真是糊塗，遇見兩次的草藥也會忘記！」

「這次記住便好！」李時珍輕聲説道，「時候不早了，我們趕快下山吧，不然連渡船都沒有了。」

「嗯！我現在感覺精力滿滿，可以出發啦！」龐憲歡快地説道。

倒地蜈蚣草

解毒利濕的「蜈蚣草」

「終於到縣城了！」龐憲拖著疲憊的身子，艱難地行走著。

「走不動了？為師揹著你吧！」李時珍看龐憲有氣無力的樣子，再加之今日不斷受難，對這徒弟也是心疼不已。

「不用了師父，我還能走。馬上就到家了，不用擔心，我可以的。」龐憲臉上擠出一抹笑容。

「回家之後，讓師母為你煮碗熱麵湯，與二錢穀精草一同服下，你這流鼻血之症便可痊癒。還有，今日就不要熬夜看書了，早些休息，身體為重。」李時珍叮嚀道。

「知道啦！」龐憲回應道。

「李大夫啊，您可回來了！」突然有一個人影從門口竄出來。

「哎呀，嚇死我了！」龐憲驚叫道。

「實在抱歉啊，我是來找李大夫瞧病的。等了一天，終於等到你們了，方才略有魯莽，還請見諒。」那人說道。

「今日我與徒兒上山採藥，時間耽擱得久了些。兄台快請進。」李時珍將那人請進屋裡。

進了屋內，光線明亮起來，龐憲這才看清那人長相。大約二十歲出頭，身形健壯，相貌堂堂，身上雖沾有大片泥土，倒也沒有污濁邋遢之感，一隻手扶著手臂，想必是受了皮外之傷。

「李大夫，我傍晚跟隨家父上山捕蛇，不料被蛇咬了。本以為是無毒之蛇，但不適之感加重，怕是中了蛇毒，煩請您給看看。」說著，男子便擼起了袖子。

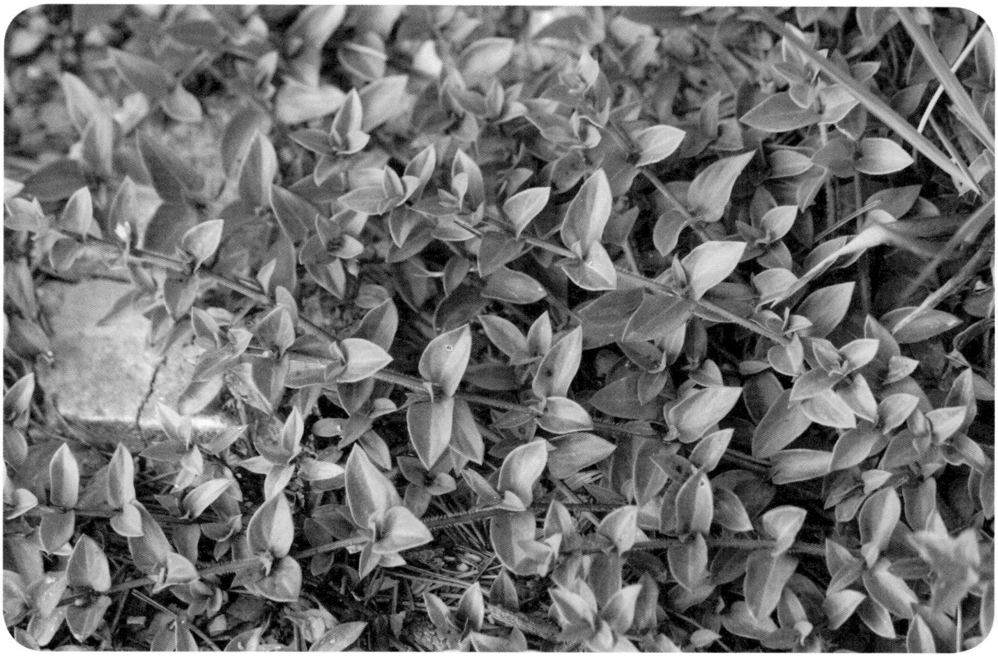

只見男子手臂有兩處齒痕，且呈倒八字形，齒痕顏色較深。

「有什麼感覺？」李時珍一邊檢查男子傷口，一邊問道。

「剛剛被咬之時，是痲痲的感覺，隨後又痲又痛之感逐漸加劇。」男子答道。

「傷口處出血較少，同時有血泡以及青紫瘀斑出現。」李時珍檢查完傷口，隨即為其診脈。

「大夫，這毒嚴重嗎？」男子眉頭緊鎖，問道。

「按我開的藥方服用，應是無甚大礙。」說完，李時珍看向龐憲道，「憲兒，將四兩倒地蜈蚣草搗出汁。」

片刻後，龐憲將搗好的藥汁拿了過來，讓男子服下，又將搗爛如泥的倒地蜈蚣草敷於他的傷口處。

「三日後回來複診。」李時珍輕聲道。

男子謝別李時珍，便離開了。

「師父，倒地蜈蚣草除了有治蛇毒之效，還有什麼藥效呢？我先前一直看到藥櫃裡有這味藥材，但總是忘記向您請教。」龐憲抓著腦袋說道。

「倒地蜈蚣草以全草入藥，其性涼，味甘，能歸於膽經、肝經以及小腸經，它有清熱解毒、退黃利濕之效，它除了能治療蛇毒，還能治療小便不利、肝炎以及臃腫瘡瘍之症。倒地蜈蚣草單方入藥時，還可治療水熱燙傷、喉頭腫痛以及發背、對口等癰。」李時珍解答道。

「那它的外形特徵又是怎樣的呢？」龐憲急切地追問。

李時珍繼續說道：「倒地蜈蚣草為多年生的肉質草本，且整株植物不具毛。其根為纖維狀，根極易生長在近地面處。葉片形狀為倒披針形，且具全緣。其花開於五到七月，花朵生於頂端，形狀較小，且為聚散花序；萼片為寬披針形；黃色花瓣五片。倒地蜈蚣草的蓇葖果內長有種子，其種子不僅細小且為卵圓形，外表具有突起。」

「可是師父，既然這倒地蜈蚣草有治蛇毒之效，為何先前我們遇到的那個小女孩卻不能用呢？」龐憲所指的女孩是他們上次為馬老爺看病時，在路邊遇到的，她同樣中了蛇毒。

「那個小女孩脾胃虛弱，因而不能用倒地蜈蚣草。現在你可明白了？」李時珍看著徒弟，問道。

「嗯！徒兒不僅明白，而且全部記住了。」龐憲笑道。

「先吃飯吧，吃過飯後好好睡上一覺，這些草藥明日一早再整理也不遲。」李時珍欣慰地說道。

「是，徒兒遵命！」龐憲應道。

半邊蓮

利尿消腫又可解疔瘡之毒

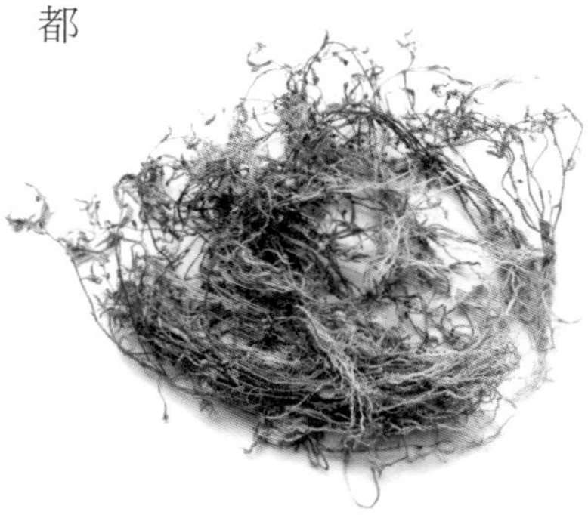

「李大夫，李大夫……。」門外傳來一陣腳步聲以及嘈雜的吵鬧聲。

「李大夫，求您救救我女兒吧！」只見一位女子抱著一個十多歲的女孩，身後還跟著一位男子。女孩臉色蒼白，半瞇著眼睛，並不時發出幾聲呻吟。

龐憲隨李時珍一同趕來，幫著將女孩安置在廂房內。

「都說了早點帶她來看病，你非不聽。現在好了吧，女兒現在病得這樣嚴重，都是你害的……。」女子大聲哭喊著。

「你還有臉說我，當初要不是你帶她出去遊玩，也不會惹得一身病症！」男子憤怒地指責著。

「二位可否安靜一些？我師父正在診病。」龐憲提醒道。

「聽見沒有，你給我安靜點！」男子再次大喊道。

「明明是你在大聲說話，你還好意思說我？你這個人簡直不可理喻……。」女子終於止不住地大哭起來。

「麻煩二位出去等候！」龐憲提高了嗓音說道，並用嚴厲的目光注視著二人。

二人走後，屋內安靜了許多，女孩重重喘著粗氣，臉色也由慘白變為紅色，但這並不是病情好轉之相，而是生病時才有的潮紅。

「你現在感覺怎麼樣？」李時珍輕聲問女孩道。

女孩昏昏沉沉地說道：「頭……頭疼，胃裡一陣噁心，很想吐……渾身沒有力氣，四肢酸疼……。」女孩斷斷續續地形容著，並掙扎著抬起手臂給李時珍看。女孩的手臂又紅又腫，摸起來很硬，並有黃色的膿水

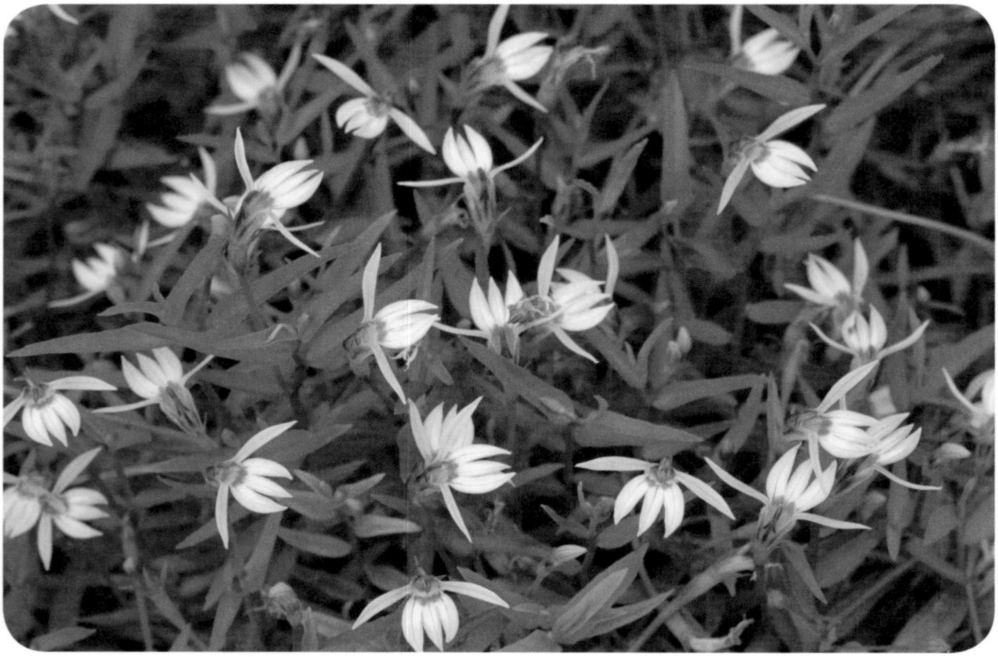

流出。

李時珍為其把脈過後，命龐憲將一把鮮半邊蓮葉與鹽粒一同搗碎，將其敷於女孩的患病部位。片刻後，便有黃水流出。隨後，龐憲又拿了沾水的帕子為女孩降溫。

「師父，她生的病可是疔瘡？」龐憲問道。

李時珍點點頭：「對。只不過這疔瘡生於四肢，也被稱為『疔瘡走黃』。」

龐憲抓住機會問道：「那這半邊蓮本來是哪種草藥呢？又有什麼藥性呢？」

「半邊蓮以乾燥的全草入藥，其性平，味辛，能歸於心經、小腸經以及肺經。它有清熱解毒以及利尿消腫之效，常用來治療泄瀉、痢疾、面足浮腫、蛇蟲叮咬、濕熱黃疸、濕疹、濕瘡以及癰腫疔瘡。半邊蓮多方入藥時，尤其與雄黃、白茅根、大黃、金錢草、砂仁、神曲、麥芽、虎杖、白花蛇舌草等相配伍，可治療寒韻氣喘、蜇傷、大腹水腫以及小便不利之症。再說它的外形，半邊蓮為多年生的草本植物。其莖纖細，且匍匐生長，根生於節處。互生葉片為橢圓狀披針形，具鋸齒或全緣。花開於五到十月，花期較長，通常開一朵花，並長於分枝的葉腋處；花萼為倒長錐狀；花冠有粉色與白色兩種。其蒴果為倒錐形，且種子為肉色橢圓形。」李時珍詳細地告訴徒弟道。

龐憲若有所思地點著頭，手上也沒停止為女孩更換帕子。

「那這半邊蓮的使用有禁忌嗎？」龐憲繼續問道。

「虛證水腫之人萬萬不可用，一定要謹記！」李時珍叮囑道。

「水……渴……。」女孩緩緩睜開眼睛，虛弱地說道。

「給，慢點喝。」龐憲輕輕地將女孩扶起，餵她喝水。

「感覺怎麼樣？」李時珍輕聲問道。

女孩眨了眨眼睛，點點頭，開口道：「好多了，謝謝你們。」

「你這身子還很虛弱，今日便在這裡住上一晚吧。外面天色陰沉，怕是有雨之兆。我同你父母說好，讓他們明日來接你。」李時珍說道。

女孩點了點頭，肚子卻不經意發出了叫聲。

「餓了吧？我去給你找點吃的，先墊墊肚子。」龐憲笑著起身說道。

「宜清淡之物。」李時珍急忙囑咐道。

「我早就想到啦，師父！」龐憲笑著回應道。

紫花地丁

解毒消腫的草藥

這天吃過早飯，龐憲便早早來到院子裡整理草藥，將草藥擇洗乾淨後，又一個個擺至竹篩內晾曬。全部忙完後，龐憲滿頭大汗地坐在地上。

「吃塊西瓜解解渴吧！」李時珍端著一盤西瓜過來。

「師父，這株草藥是什麼？我從未見過。」龐憲指著身旁一株植物問道。

「這是紫花地丁，它有清熱涼血，解毒消腫之效。」李時珍回應道。

「哦，那它有何藥性呢？」龐憲啃了口西瓜，問道。

「紫花地丁以全草入藥，其性寒，味辛且苦，能歸於心經以及肝經，對於治療蛇毒咬傷、疔瘡腫毒、丹毒以及癰疽發背之症極為有效。紫花地丁與蒲公英、金銀花、野菊花、紫背天葵子、黃花地丁相配伍時，還能治療各種疔毒，且以紫花地丁為君藥。」李時珍回答道。

龐憲連忙又道：「那它的外形特徵有哪些呢？現在這個樣子看來，徒兒不太能認得出紫花地丁。」

「紫花地丁是一種多年生的草本植物，且不具有地上莖。它具有短且直的淡褐色根狀莖，其上生有較多節以及細跟。基生葉為蓮座狀，並有三角狀卵形、狹卵形、狹卵披針形、長圓形以及長圓狀卵形之分，並有圓齒生於邊緣；葉柄較長；托葉為淡綠色或白色膜質。紫花地丁開花於四到九月，多為淡紫色或紫色，有長圓狀倒卵形和倒卵形之分；萼片有卵狀披針形和披針形之分，並有白邊生長於邊緣。其蒴果為長圓形，且表面不具毛，種子則為淡黃色的卵球形……。」李時珍詳細地解釋道。

正說著，便有人來藥堂看診。

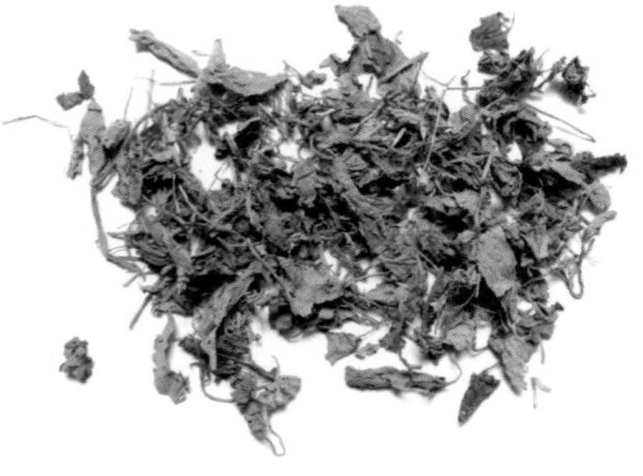

「龐憲！」一個跟龐憲差不多年紀的小女孩喊道。

「咦？你是小花？」龐憲猶豫片刻，隨即認出了面前的小女孩。

女孩用力點了點頭。

「你們可是認識？憲兒，這是你新交的朋友嗎？」李時珍疑惑道。龐憲跟隨李時珍看診以來，結交了不少朋友，有些就連李時珍也不認識。眼前的小姑娘李時珍就從未見過，也從未聽龐憲提起過。

「我曾在私塾讀過兩年書，她是我同學的妹妹。」龐憲解釋道。

李時珍點了點頭，道：「快請進吧！」

二人坐下後，小花身旁的老婦開口道，「我們家小花近來總是咳嗽，還時常頭痛，有幾次甚至因為嗓子疼而吃不下飯。」

李時珍聽後，立刻為小花把脈，又讓她張了張嘴：「舌頭偏紅，苔薄白，脈浮數，咽喉有些紅腫。咽唾液時可有疼痛以及發熱之感？」

小花重重點了點頭。

「痰是什麼顏色？」李時珍繼續問道。

「黃色的。」小花低聲回答。

「這是喉痹之症，由風熱外侵引起，遂肺氣虛

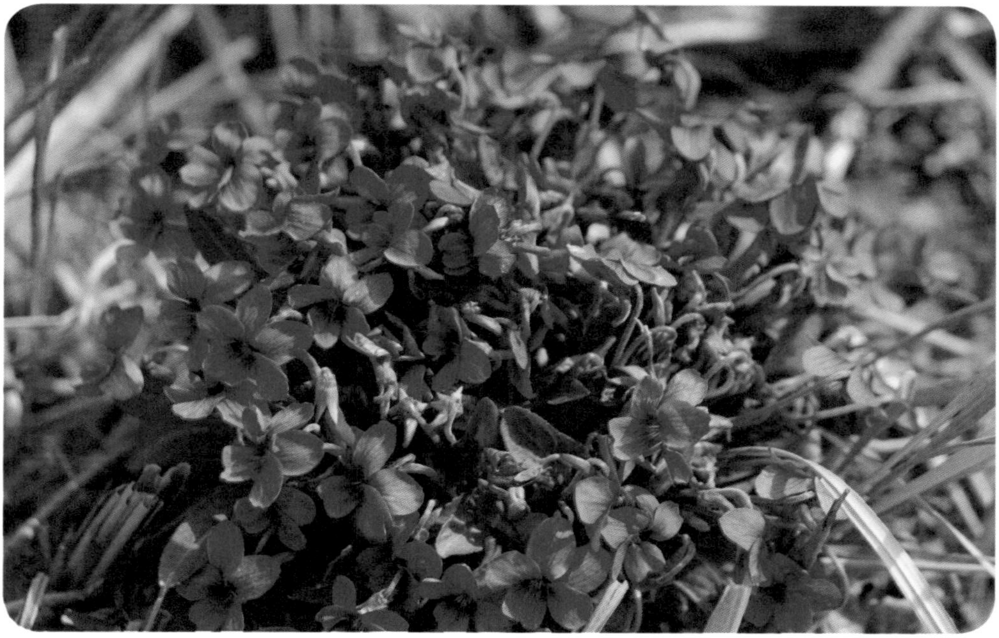

弱，衛外不固，也便是常說的肺衛不固證，不過並不是什麼大病。」李時珍轉身面向龐憲，道，「憲兒，去取些紫花地丁葉來。」

待龐憲將藥草取來，李時珍將其研磨過後放入碗內，用毛筆蘸入小花的咽喉，隨後命小花將其吐出。不一會，小花咽喉內的灼熱之感便減輕了許多。

「回去之後按此方法用藥，病好即停。」李時珍將藥方遞給小花姥姥，說道。

小花姥姥跟李時珍去取藥時，只剩龐憲與小花二人。

「原來你不讀私塾，是來跟隨李大夫學醫。」小花道。

「師父當年救了我的命，我父母便將我送過來跟隨師父學習。對了，你這病還需多多靜養。」龐憲關心地說。

「嗯，知道啦。」小花點頭道，隨即笑道，「你現在可真像個小郎中。」

「嘿嘿，真的嗎？聽你這樣說我真開心，不過我學識尚淺，要更加刻苦努力才行。」龐憲道。

「你一定會成為一名出色的大夫的！」小花笑道。

隨後，小花與姥姥告別了李時珍二人，便離開了。

鬼針草

活血除濕 止頭痛之藥

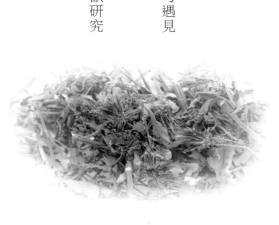

這日難得空閒，龐憲本想去看看小花的病情是否有所好轉，出門時，恰巧遇見了一位前來化緣的老僧人。

龐憲雙手合十，身體微微前傾道，「老師父好！」

龐憲本就心地善良，常跟隨師父外出，也見過一些僧人。加之師父也喜歡研究佛法，龐憲聽得多了，對佛門之人也都心存敬畏之心。

「阿彌陀佛，小施主這是要出門嗎？」老僧人問道。

「是的，我去看看先前的病人。」龐憲微笑回應道。

「可否打擾你一會兒？老衲想化些齋。」老僧人恭敬地説道。

「當然可以！您請進！」龐憲説著便將老僧人引進門，「您先請坐，我去去就來。」説著，拿起老僧人的圓鉢向堂前跑去。

片刻，龐憲滿頭大汗地小跑回來：「老師父，讓您久等了，給您！」老僧人沒有回答。

「老師父？您還好嗎？」龐憲這才發覺老師父皺著眉頭，不住地用手捂著頭。

「您稍等，我去請我師父。」龐憲撒腿便向書房跑去，邊跑嘴裡邊喊著，「師父……。」

「發生什麼事了？慌慌張張的……」。李時珍放下手中的書問道。

「一位老師父……身子不舒服……」。龐憲大喘著粗氣説道。

聽到有人生病，李時珍立刻跟著龐憲前來那為老僧瞧病。

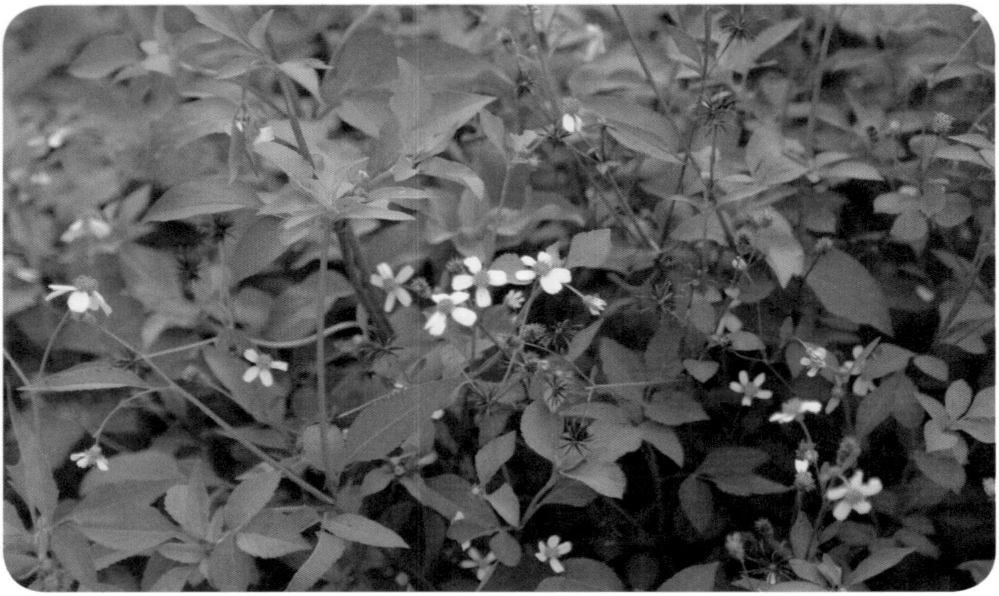

「老師父，您哪裡不舒服？可是頭痛？」李時珍見其模樣，便猜測與頭痛之症有關。

「哎，老毛病了，時常右側顳部疼痛。」老僧人臉上的表情依舊緊繃著，看起來極為不舒服。

李時珍立即為其把脈，問道：「您可是還有噁心想吐、懼怕響聲之感？」

老僧人點了點頭。

「此外，是否還很容易感到疲勞？」李時珍繼續問道。

「是的。其他症狀倒是還好，只是這裡一疼起來，簡直無法度日。」老僧人再次指向自己的顳部以及眼眶周圍。

「您這症狀為偏頭痛，您先在此稍作休息。我讓徒兒去為您煎藥。」說著，李時珍便吩咐道，「憲兒，去藥櫃取一兩鬼針草以及三枚大棗，我去藥堂燒火。」

沒一會，龐憲便將草藥取回來，李時珍將藥放入罐中煎熬。

「師父，這鬼針草還有治偏頭痛之效嗎？」龐憲問道。

「當然。」李時珍應道。

「看來我記藥性時，的確太不認真了。我都不記得鬼針草還有如此功效。」龐憲撓撓頭道。

「哦？那你是如何記憶的？說予為師聽聽！」李時珍命令道。

「鬼針草能治療泄瀉、痢疾、疔瘡腫毒、蛇蟲叮咬、黃疸、咽喉腫痛以及跌打損傷之症，因其有清熱解毒、活血消腫以及祛風除濕之效。再者，鬼針草性微寒，味苦，能歸於肝經、脾經以及腎經。對了，它還能全草入藥。」龐憲答道。

「你說得沒錯。那它的外形特徵你還記得嗎？」李時珍追問道。

「記得記得！鬼針草屬一年生的草本植物。莖生葉為對生。葉柄較長。葉片羽狀分裂後有三角形以及鞭狀披針形之分，同時有鈍齒或細齒生於其邊緣處，上下具較短的毛。鬼針草的花開於八到九月，且為頭狀花序；花梗較長；苞片為條狀的橢圓形。其蒴果為條形，其上長有短毛。」龐憲忙道。

李時珍點了點頭，補充道：「鬼針草多方入藥，與柞木葉、青松針、當歸、川芎、丹參、蒲公英以及筋骨草相配伍時，還可治療急性腎炎、感冒發熱以及肝炎等症。」

說罷，李時珍將煎好的湯藥盛了出來。

「師父，我來吧！」龐憲將湯藥端至老僧人身前。

一個時辰後，老僧人的氣色恢復了許多，頭也沒有那麼疼了。

「今日可多虧了您，不然我定是還要受這病痛的折磨。您可真是行醫救人的活菩薩，阿彌陀佛！」老僧人感激道。

「哪裡哪裡，這不過是舉手之勞而已。」李時珍謙虛道。

「老衲四處化齋，身上只有這僅剩的一文錢，煩請李大夫收下。」老僧人道。

「老師父，您把錢收好。今日看病不要錢，藥材也是送給您的。」李時珍微笑道。

老僧人再次謝過李時珍後，便繼續上路了。

化解偏頭痛的鬼針草藥方

對症

顳部局部疼痛，痛時疼痛難耐、想吐、懼怕響聲，易感到疲憊。

藥材

鬼針草一兩，大棗三枚。

用法

藥材與水一同煎服。

大黃

涼血解毒的血分藥

今日難得空閒，李時珍看了一會書，便來藥櫃處檢查草藥。雖然已經將整理草藥一事交與龐憲打理，但自從上次發生草藥放錯一事，李時珍便更加小心地檢查起來。用藥可不是小事情，若是因為草藥放錯了位置而給病人抓錯了藥，那後果就不堪設想了。

「憲兒，你到藥堂來。」李時珍大聲喚著龐憲。

「怎麼啦，師父？」龐憲一路小跑著過來。

「你怎麼將這大黃全部放在一起了？」李時珍指著藥櫃責問道。

龐憲立刻有些摸不著頭腦，瞪圓了眼睛問道：「師父，我沒明白您的意思。大黃不放一起，難道要分開放？」

李時珍見龐憲這一頭霧水的模樣，隨即抓了一把大黃道：「你過來。」

師徒倆走到案幾前坐下，李時珍將大黃分成了四堆，並依次為龐憲解釋道：「離你最近的是生大黃，這是酒大黃，這是熟大黃，最後這個是大黃炭。它們因為炮製方法不同，作用和使用方法也各有不同。」

「生大黃我是認識的，但沒想到大黃還分這麼多種……」龐憲的小腦袋立刻低垂下來，認錯道，「師父，對不起，徒兒又做錯事了。徒兒太馬虎了，沒仔細辨認藥材就將它們歸置進了藥櫃……。」

李時珍寬慰道：「沒關係的。」

隨後便為徒弟細緻講解道，「拿這酒大黃來說，大黃片沾過黃酒後用小火將其微燜，取出來再曬乾而

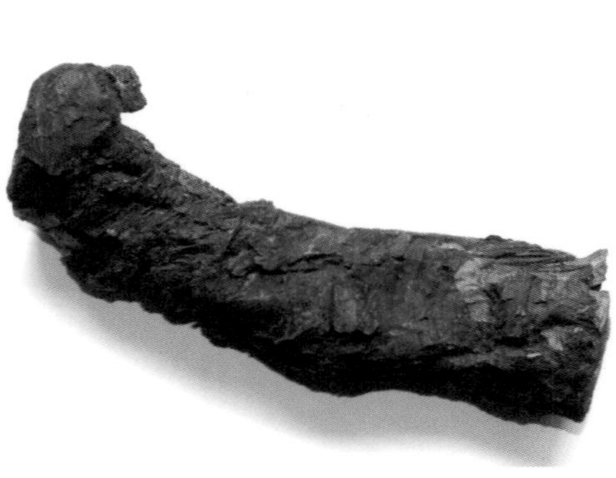

成。再就是這熟大黃，是將沾上黃酒的大黃片放進罐子裡或蒸籠內，隨後將其放入有水的鍋中隔著水蒸熟，取出來曬乾而成。最後這大黃炭，是將大黃片用大火炒至焦褐色，淋上少許清水後曬乾而成的。」

「原來如此。這回徒兒全明白了，再也不會放錯了！」龐憲認真說道。

「既然你說認識大黃，那就說說它的藥性吧！」李時珍有意考查道。

「大黃性寒，味苦，能歸於脾經、肝經、胃經以及大腸經。書中寫道，『足太陰，手、足陽明，手、足厥陰五經血分藥』。它有涼血解毒，瀉熱通腸以及祛瘀通經之效……唔……。」龐憲說著便支支吾吾地，完全想不起來了。

「濕熱便秘、濕熱黃疸、目赤腫痛、閉經、咽喉腫痛、跌打損傷、血熱吐血之症等都可以用生大黃來治療。」李時珍補充道，「酒大黃常用來治療牙齒牙齦腫痛以及目赤、咽腫；熟大黃多用來治療火毒瘡瘍；而大黃炭則多用於治療因血熱所引起出瘀血之症。」

龐憲認真地點了點頭，嘴裡重複李時珍的話。

「師父，我知道大黃的外形特徵！」龐憲自告奮勇道，想要彌補自己忘記大黃藥性一事。

「那你說說吧！」李時珍微笑道。

龐憲自信地說道：「大黃為高大的草本植物，並且為多年生。它具有粗且壯的根莖。其莖直立向上生長，莖上不具毛。基部有葉片生出，且形狀較大，並具長柄，它有近圓形以及寬心形之分；莖部生出的葉片形狀較小，具短柄。大黃在六到七月開花，花朵生於頂端且為大圓錐花序；花梗較細長；花朵為紫紅

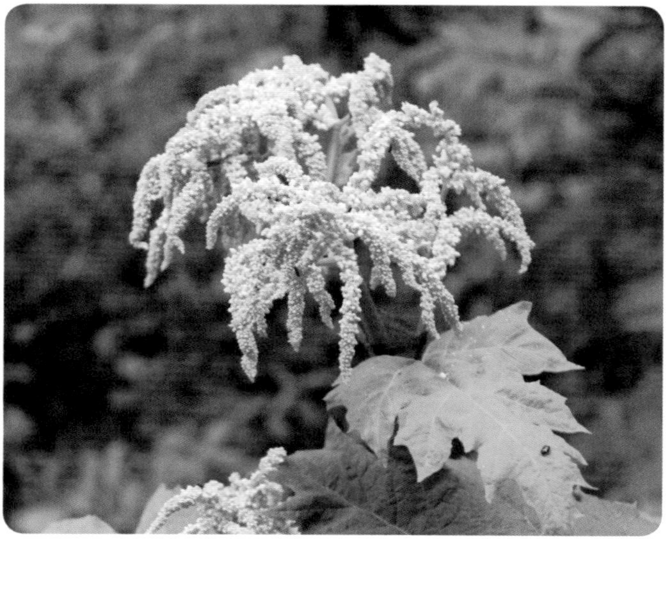

色。大黃的瘦果為暗褐色，且具三條棱……」龐憲說著停了下來，歪著頭思考了一瞬，才又繼續說道，「這大黃雖是瀉下通便的良藥，但是它不可過量使用，更不能長期服用。對於一些體內有虛寒以及脾胃虛弱之人更是不能用。《本草匯言》一書中明確規定，『凡病在氣分，及胃寒血虛，並妊娠產後，及久病年高之人，並勿輕用大黃』。」

龐憲見師父肯定地看著自己，頓時信心大增，於是繼續說道：「這樣說來，我想起先前您為張大爺治療口瘡糜爛一事。張大爺來看診時，舌尖處長了一片尖針大小的小泡，小泡聚集在一起，看上去是淡黃色的，後來您說那是覆蓋著一層膜狀物……」龐憲繼續回憶道，「小泡邊緣處的皮膚較紅……唔……據張大爺形容，小泡處有灼燒的痛感，並伴有頭暈噁心以及身體乏累的症狀。您便是將等量大黃與枯礬研磨為末，擦在張大爺患病部位。片刻後，您便讓張大爺吐了口唾液；沒過幾天，張大爺的病就痊癒了。當大黃多方入藥時，它還有治療大便燥結，產後因瘀滯引起的腹痛，火熱亢盛，凍瘡以及跌撲傷痕等症，尤其當它與厚朴、芒硝、黃芩、丹皮、牡丹、黃連、甘草、桂心等相配伍時。」

李時珍終於滿意地點了點頭，道：「快去吧，把大黃重新分好，以後不要再犯這種錯誤了。」

龐憲大聲答應：「是，師父！」。

商陸

通利二便的「葡萄精」

「不得了啦，師父您快來看呀！咱家的葡萄成精啦！」一大早，龐憲就扯著嗓子嚷嚷道。

「來啦，來啦……。」李時珍隨手披了件衣服便匆匆趕來。

「怎麼啦？出什麼事了？」李時珍快步來到園子。

「師父，不得了啦，咱家的葡萄成精了！」龐憲指著一株植物説道。

李時珍先是一愣，隨後大笑起來。龐憲以為李時珍在嘲笑這棵植株，也跟著李時珍嘿嘿傻笑起來。

「師父您看這葡萄，長成這個怪模樣，是不是就跟成精了似的？」龐憲笑道。

李時珍一掌拍在龐憲的小腦袋上：「傻孩子，為師是在笑你啊！」

「啊？笑我？」龐憲臉上的笑容立刻凝固了，接著便是疑惑不解，「我哪裡説錯了嗎？」

「當然錯了！」李時珍笑著説道，「這是商陸，是一種草藥！」

「這是草藥？這怎麼可能是草藥？長相如此怪異！」龐憲不禁吃驚不已。

「這種草藥名叫商陸，它是一種多年生的草本植物，全株不具毛。它的肉質根不僅大且肥厚，外表有淡黃色以及灰褐色之分。其莖為圓柱狀，且直立向上生長，其上長有縱向的溝以及較多分枝。葉片有披針狀橢圓形、長圓形和橢圓形之分，且具凸起的中脈，葉柄不僅較長且粗。商陸在五到八月開花，花朵數量較多，並聚集為總狀花序；花梗較長；花絲為白色。其漿果為扁球形，種子為腎形。就是你眼前所看到的植物！」

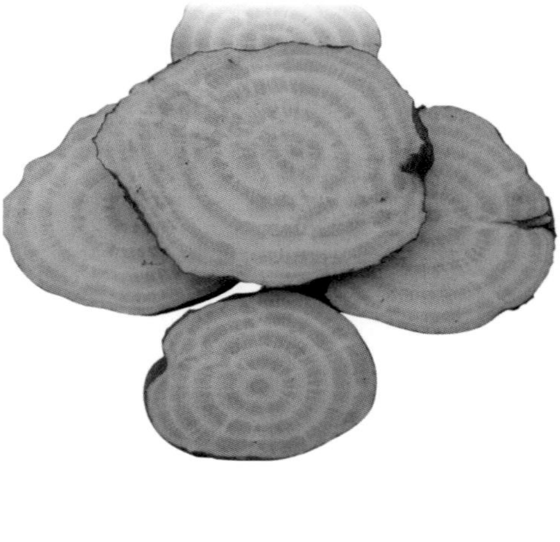

李時珍詳細地解釋道。

龐憲看看李時珍，又看看商陸，這才若有所思地點了點頭。

「師父，這商陸能幹什麼呢？它有何藥性呢？」既然是草藥，龐憲自然要問個明白。

「商陸以乾燥的根入藥，其性寒，味苦，能歸於肺經、脾經、腎經以及大腸經。它內用有通利二便以及消腫之效，外用則有解毒散結之效。水腫脹滿、大小便不利以及癰腫瘡毒等症常用商陸來治療。」李時珍講解道。

李時珍拉著徒弟坐下，又講道：「先前有人生有水氣腫滿之病，便是服用了商陸豆方之後痊癒的。此人脾腎兩虛，脾虛便不可將水克制，而腎虛則不能令水液良好運作，故水存積於體內，令人腫脹。」

「那師父，這商陸豆方又是如何製成的呢？」龐憲一隻手撐著頭，歪著腦瓜問道。

「先將生商陸切成麻豆大小，與等量的赤小豆放入三枚鯽魚肚子裡。鯽魚不必去鱗，只去腸子。用棉布將其包裹好，放入三升水內，直到豆子爛後，取出魚肚內的兩味藥材，令病人空腹以魚湯汁送服。」李時珍走到藥圃邊，邊說邊打理著植株旁的雜草。

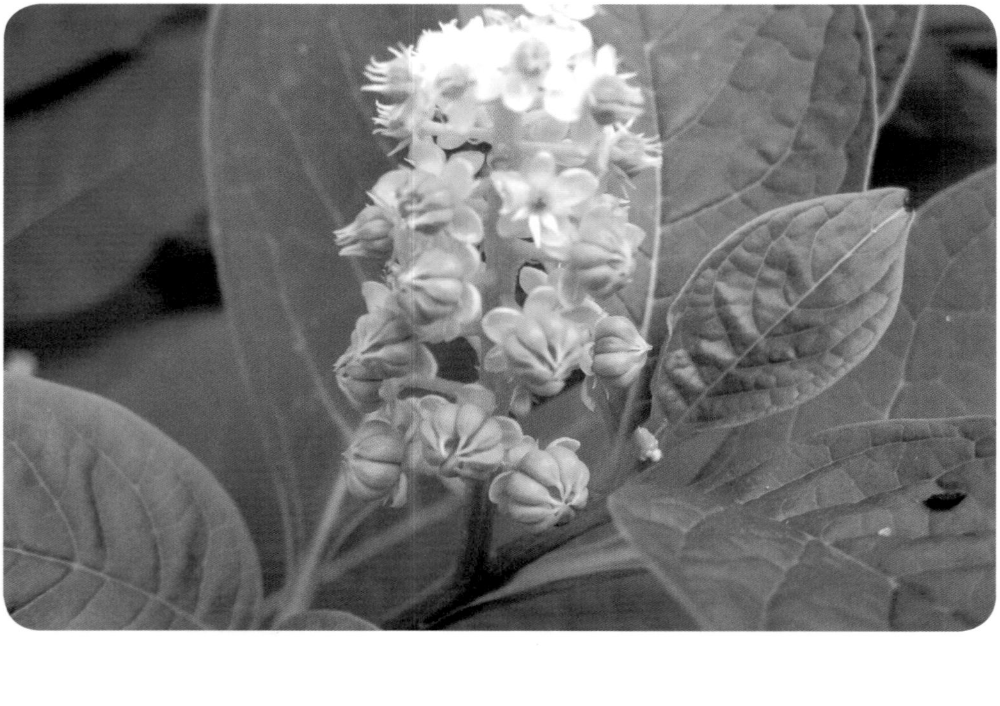

「師父，您什麼時候種的這商陸啊？我怎麼一點也不知道？」龐憲對此很是在意。

「為師每次要種草藥時，你都不知道跑哪瘋去了，你自然不知道這商陸是什麼時候種下的。」李時珍笑道。

「師父這話說的！您要種草藥之前，就不能告訴我一聲嗎？」龐憲撅著小嘴道。

「好好好，為師下次一定提前通知你，行了吧？」李時珍寵溺地看著徒弟道。

「那咱們可說定了！現在我回去把您說的全部記錄在本子上。我怕自己忘了，到時您又要考我可就麻煩了！」龐憲說道。

李時珍無奈地笑道：「你這小鬼靈精！」

商陸豆方

對症

水氣腫滿之病。

藥材

商陸、赤小豆等量，鯽魚三條。

用法

先將生商陸切成麻豆大小，與等量的赤小豆放入三枚鯽魚肚子裡。鯽魚不必去鱗，只去腸子。用棉布將其包裹好，放入三升水內，直到豆子爛後，取出魚肚內的兩味藥材，令病人空腹以魚湯汁送服。

狼毒

瀉水逐引的「毒」草藥

未時，龐憲一溜煙地跑回了家中，偷偷摸摸地行至堂前，彷彿做賊一樣。關上門後，龐憲先是擼起袖管，隨後舀了碗水，清洗著手臂。只見他手臂處有幾處擦傷，其中一處傷勢較為嚴重，正不住地流血。

「到底哪種草藥可以止血？快想起來啊……。」龐憲一邊洗著臉上的灰塵一邊小聲嘟囔著。

「憲兒……憲兒……是你回來了嗎？到書房來……。」李時珍聽見屋外窸窸窣窣的動靜，於是召喚龐憲。

「完了……完了……這下完蛋了！」龐憲只得向書房走去，垂著腦袋，無精打采的。

「師父……。」龐憲的聲音極小。

「上次讓你給衛大爺送的藥你送去了嗎？他……。」李時珍邊說邊抬頭看向龐憲，只見他臉上青一塊，紫一塊，身上沾滿了泥土，手臂背在身後，彷彿在隱瞞著什麼……。

「跟人打架了？」李時珍趕忙放下手中的書，上前為龐憲檢查身體。

龐憲支支吾吾地半天沒說出話，李時珍知道他是怕挨訓。李時珍要檢查龐憲的手臂，可是龐憲一直將手臂背在身後，任李時珍如何勸說也不拿出來。李時珍只得用力扯過他的手臂，只見他手臂受傷最深的一處傷口正在流血。李時珍又看了看龐憲身體的其他地方，見無大礙，懸著的心才稍稍放了下來。

「你坐在這裡等我，不要亂跑。」李時珍嚴肅地說道。龐憲知道師父生氣了，嚇得動也不敢動。

「完蛋了……師父肯定是去找木棍了，我肯定要挨揍了。」龐憲心想。

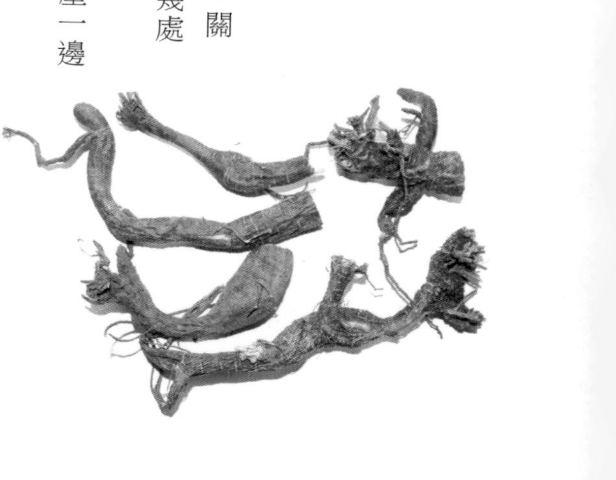

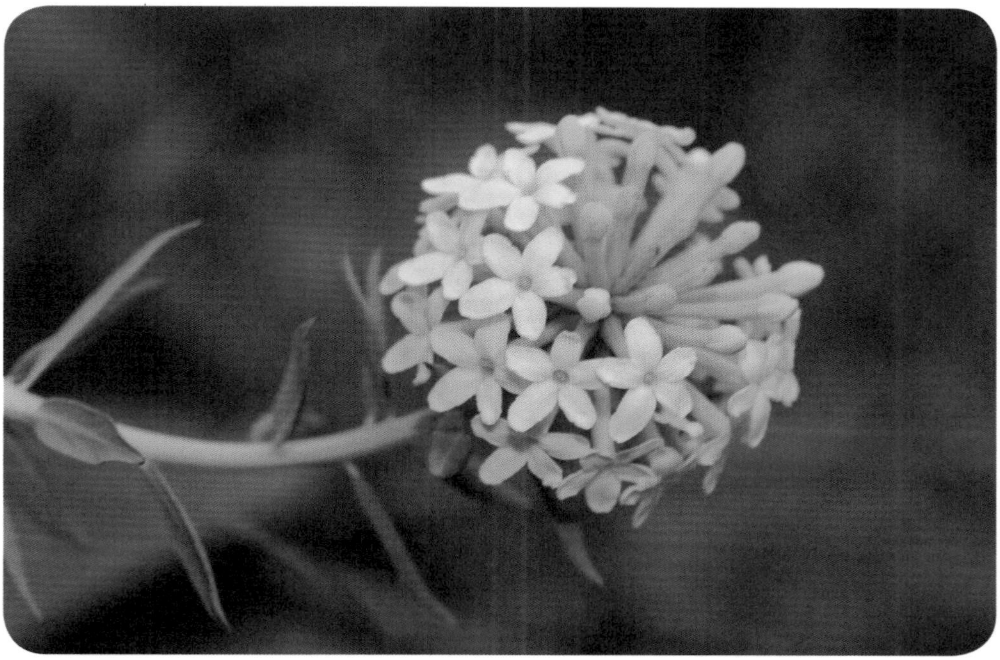

「把手伸出來。」沒一會兒，李時珍回來了。

龐憲以為師父這就要處罰自己了，忙伸出手，同時閉上眼睛，咬緊牙關，準備接受處罰。可誰知，師父只是將一些搗爛的草藥敷在了自己的傷口處。

「身為郎中，受傷了卻不自醫，真是不合格。」李時珍繃著臉說道。

「徒兒……徒兒看到自己流了好多血，頓時腦子一片空白，什麼也想不起來了。」龐憲滿臉委屈地說著。

「發生什麼事了？與人打架了？」李時珍緊繃的臉這時才緩和了一些。

龐憲點了點頭，解釋道：「我本來與小胖玩得好好的，誰知來了一個大塊頭，他一上來就欺負小胖，我看不過去，便上前指責了他幾句。沒想到這大塊頭二話不說便打了我一拳，我氣不過，於是就跟他打了起來。」龐憲越說越來勁，「我一個人當然打不過他，還好有小胖來幫忙。那架勢，我一記左勾拳，打在了大塊頭……。」說著，龐憲看了眼李時珍，見師父臉黑得如同鍋底，趕緊閉嘴。

「那結果呢？輸了？」李時珍看龐憲的這番模樣，簡直不知說他什麼好。

「沒有輸！打平了！」龐憲興奮地說道，「那大塊頭欺人太甚，我真是看不過去！」說到此，龐憲仍有些憤憤不平。

龐憲還是個孩子，這氣來得快，去得也快。手上沒那麼疼了，他就立刻想起問師父草藥一事。

「師父，您給我塗的是什麼草藥啊？這味道很陌生。」龐憲好奇地問道。

「狼毒。」李時珍淡淡地說道。

「啊？狼……毒……師父，我本以為您會揍我一頓，可原來，您想到了更殘忍的方法。師父，我錯了！您要早點給我解毒啊！徒兒還想多跟著您學醫術呢……」龐憲說著，一臉的悲痛欲絕。

李時珍被龐憲悲痛的模樣嚇了一跳，但隨即他又大笑起來：「雖然這草藥名叫狼毒，但它並不是從狼身上取下的毒液！」李時珍拍了龐憲後腦勺，說道，「為師怎麼會害你呢？你這孩子盡愛胡思亂想。」

「那這狼毒長什麼樣呢？有什麼藥性呢？」龐憲驚魂未定，吸著鼻涕問道。

「狼毒是一種多年生的草本植物。其根莖不僅粗且壯，木質且外表呈棕色。它的莖為叢生，不具分枝且直立生長，其上不生毛。葉片較為稀疏，形狀有長圓狀披針形和披針形之分，上綠下灰綠，全緣生於邊緣處，且具較平坦的中脈以及較短葉柄。狼毒於四到六月開花，花朵有白色以及黃紫色之分，具有香氣，且花朵生於頂端並形成頭狀花序，但不生花梗。其瘦果為圓錐形。」李時珍解釋道。

「再說狼毒的藥性。狼毒性平，味辛且苦，能歸於肺經。它有泄水逐飲以及消積殺蟲之效，對於心腹疼痛、水腫腹脹、痰食蟲積、疥癬等症有很好的療效。但狼毒有毒性，身體虛弱者以及孕婦不能服用。《本草匯言》一書曰，『脾元不足，真氣日乏者，不可妄施』」李時珍看龐憲聽得認真，繼續說道，「狼毒多方入藥時，還可治療陰疝、一切癲瘡、蟲病、千濕蟲疥等。狼毒還可與附子、防葵一同製作成狼毒丸；它還可與璇覆花、防風、白礬、核桃等相配伍。」

龐憲聽後認真地點點頭，隨即抬頭擔憂道：「師父，狼毒具毒性，我真的不會中毒嗎？」

「為師在你心目中是會亂用藥的庸醫嗎？你這孩子！」李時珍嗔怪道。

大戟

消腫散結的入經湯

「挖苦菜囉！」龐憲一手提著小鐮刀一手挎著菜籃，頭上包了塊頭巾，模樣就像一個小老太太。

「得多挖一些，夠吃兩天才行。」龐憲邊挖嘴裡邊嘀咕著。

「請問，李大夫在家嗎？」門外有女子的聲音傳來。

「來了，來了……。」龐憲一路小跑到大門口。

「請問小姑……」女子看清龐憲，這才繼續問道，「小兄弟，我想找李大夫瞧病。」

龐憲見女子衣著肥大，肚子高高隆起，估計是位孕婦，於是趕忙上前去攙扶。

「我師父在呢。您先請進，我這便去請我師父。」龐憲小心翼翼地將女子請進客堂內。

沒一會兒，李時珍跟隨龐憲而來。李時珍還未坐定，女子忙說道：「李大夫，近來我這肚子不知怎的，越來越大；而且我總是感覺腹中有水在流動，兩肋猶如針刺一般的疼痛，脾氣也變得暴躁易怒。每每有人見我，總要問上一句幾時生子，可我……」女子哽咽起來，「可我還是個待嫁的姑娘呢。」說完這句，女子忍不住哭出聲來。

龐憲聽後，不由得大吃一驚。他這才發現，這女子雖肚大如鼓，但四肢卻極為消瘦。此外，這女子面色暗沉，從裸露的手腕來看，肌膚晦澀無光澤。

「你的脈澀，舌上有瘀斑，此為水腫腹水之症。此病之因為氣滯血瘀，氣運行不暢，導致血液運轉出現障礙，遂出現血瘀之態。這與你平日裡心緒抑鬱，情志內傷有很大關係。治療此病需用大戟與大棗一同

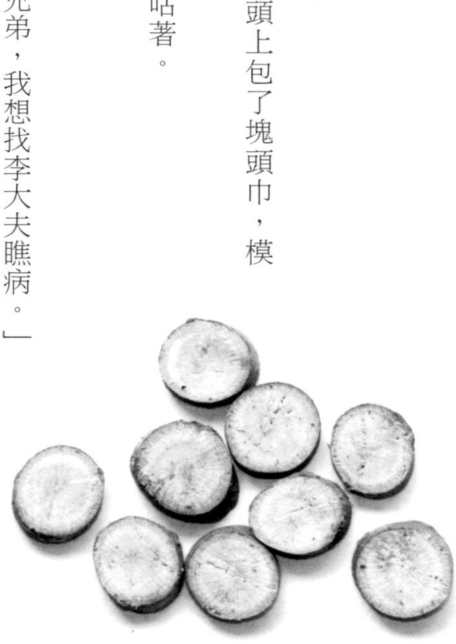

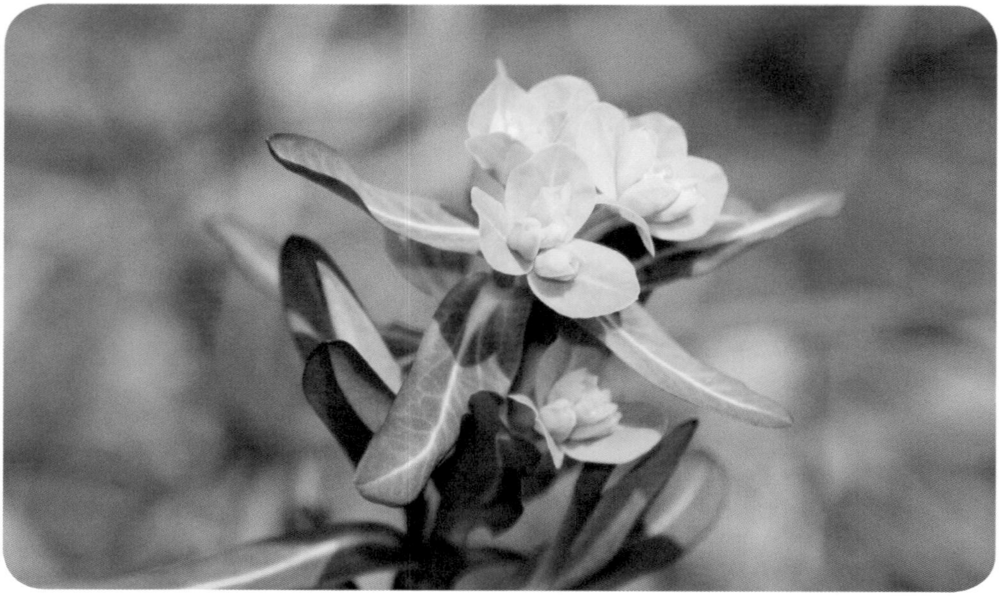

煎煮，熟後，去掉大戟，只吃棗即可。但你這病非一日養成，還需慢慢調理，服藥的同時，還要少憂思，少憂慮為好。」李時珍解釋道。

女子取過草藥，向李時珍道謝過後便離開了。

「師父，大戟是什麼啊？感覺像是把刀的名字。」龐憲開口問道。

「你這一身是什麼打扮？怎麼像個小老太太一般？」李時珍這才注意到龐憲的裝束。

龐憲便想起來自己頭上還包著頭巾，不禁傻笑兩聲：「呵呵……我去園子裡採苦菜，怕汗水流進眼睛裡，索性包了個頭巾。哎呀師父，您快給我講草藥嘛！」龐憲撒嬌道。

「大戟以乾燥的根入藥，其性寒，味苦，能歸於肺經、脾經以及腎經，它有消腫散結以及泄水逐飲之效。胸腹積水、水腫脹滿、氣喘逆咳、大小便不利、癰腫瘡毒以及痰飲積聚等症常用大戟來治療。《本草圖經》一書中說，『治隱疹風及風毒腳腫』。但虛寒飲水者以及孕婦除外。《本草經集注》一書中說，大戟不可與甘草同用。」李時珍耐心地講解道。

「那這大戟長什麼樣子呢？」龐憲雖然學了這麼久，可還是有些草藥的植株形態他不認識。

李時珍只好再解說道：「大戟為多年生草本植物，具圓柱狀的根。莖有些單生，有些則具分枝。葉片有橢圓形、披針形和披針狀橢圓形之分，互生，且具全緣以及清晰的主脈，葉片上下面通常不具毛。大戟於五到八月開花，花朵生於頂端，為單生，具四到七枚苞片以及兩枚苞葉。其蒴果為暗褐色的球形。」頓了頓，李時珍又補充道，「大戟還可治療牙痛、腫滿喘息、筋骨痛、黃疸小水不通、牙齒搖痛、周身浮腫、溫瘧寒熱腹脹之症。它還可與乾薑、廣木香、白芥子、茵陳、半夏、柴胡、當歸、白述等藥材相配伍。」

「明白啦！」說著龐憲向園子裡去跑去。

「你又去做什麼啊？」李時珍伸著脖子詢問道。

「挖苦菜呀！」龐憲大喊回答道。

澤漆

解毒散結的瘰鬁之湯

「李爺爺，這裡的草要拔掉嗎？」龐憲詢問道。

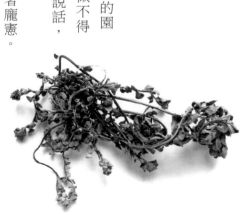

這日上午，龐憲照師父的吩咐，為鄰居李爺爺送來幾副藥。看見李爺爺的園子很是荒蕪的樣子，便留下來順便幫他打理一下園子。李爺爺年事已高，做不得粗活重活，又膝下無子，孤身一人。平時龐憲只要有時間，便來陪李爺爺說說話，幫他做做活計。

「不用啦，不用啦。憲兒你快進來，喝點糖水。」李爺爺眯著眼睛招呼著龐憲。

龐憲喝著糖水，無意間瞥見了李爺爺脖子上有暗紅色的腫塊。

「李爺爺，您脖子上這紅紅的地方是怎麼弄的啊？跌倒了嗎？」龐憲關切地問道。

「我也不知道是怎麼回事，很疼的，還碰不得。」李爺爺嘆了口氣說道，「這人啊，一上了年紀，各種病痛就找來了。不要緊的，過幾天就好了。」

「李爺爺，您脖子這裡疼了多久了？」龐憲不放心地追問道。

「最近才開始疼的。起先就是幾個小疙瘩，摸起來硬硬的，什麼感覺也沒有，但是一碰到就會移位。」李爺爺敘說著。

龐憲皺著眉頭，小眼珠不停地轉動，隨後說道：「李爺爺，我突然想起來我還有事，我先走了。您要好好照顧自己啊！」語畢，龐憲飛快地跑了出去。

「有空再來玩啊！」李爺爺望著龐憲的背影喊道。

龐憲回到藥堂，將李爺爺的事情詳細說給李時珍聽。李時珍聽後，心生不安，於是隨龐憲趕來李爺爺家。

「哎喲，怎麼還把您這個大忙人給找來了。」李爺爺見李時珍來了，趕忙下床迎接。

「李叔您坐著就好。」李時珍趕忙制止道，「我聽憲兒說，您脖子上長了塊紅腫之物，我來給您瞧瞧。」

「這孩子！都說了我這沒啥大事，就是有些疼，不要緊，過幾天興許自己就好了。還特意讓您過來一趟，我真是⋯⋯。」李爺爺不好意思地說道。

「沒關係的，我給您看看病，也耽誤不了多少時間。有病就治療，無病也安心嘛。」李時珍勸導道。

李爺爺這才將手腕伸出來給李時珍診脈。

片刻之後，李時珍緩緩開口道：「您這病是瘰鬁症。此病由風熱引起，氣毒蘊結於體內，致使肝經、腎經的氣血虧損，引發虛火。而瘰鬁有急慢之分，您這病為慢性，是因為您長久氣鬱引起的。幸虧發現及時，且這紅腫還未化出膿水，若是晚些再診治，後果不堪設想。」

李爺爺聽完李時珍的話，面色凝重，好一會方才開口道：「這病可有法子根治？」

「有。取兩捆澤漆，加入兩桶井水，放入鍋內煎

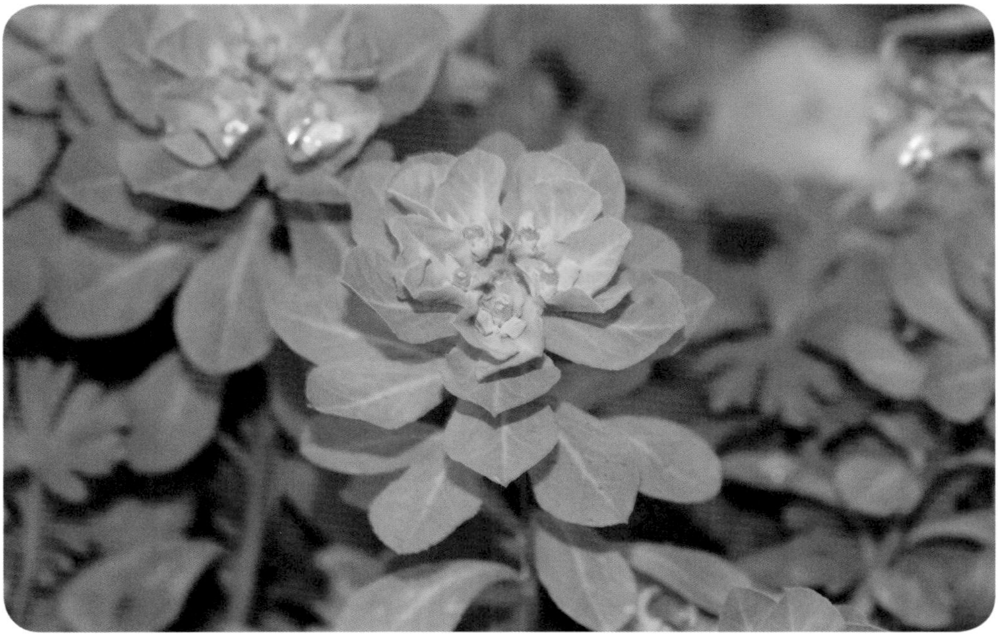

成一桶的量，過濾掉渣滓，繼續煎熬成一碗，再與槐枝、大蔥以及花椒一同煎湯後清洗患病部。」李時珍將藥方以及用法用量詳細地說了一遍，並寫在了紙上。

「李爺爺，一會我將湯藥端過來，幫您清洗。」龐憲開口道。

李爺爺千恩萬謝地將李時珍二人送至門口。

「師父，澤漆是種什麼草藥啊？」回去的路上，龐憲問道。

李時珍便為徒弟解釋道：「澤漆是一種草本植物，它有一年生與二年生之分。莖為叢生，通常不具毛，其基部一半為紫紅色一半為淡綠色。葉片有倒卵形和匙形，且為互生，通常不具柄。澤漆每年四到五月開花，花期短，花朵生於頂端且聚集為杯狀聚散花序，苞片杯狀。澤漆的蒴果為球形，其種子為褐色的卵形。」看徒弟聽得認真，李時珍便一口氣說道，「澤漆能以全草入藥，它性微寒，味辛且苦，能歸於肺經、小腸經以及大腸經。水氣腫滿、菌痢、瘰鬁、痰飲喘咳、瘧疾等症常用澤漆來治療，因其有止咳化痰、利水消腫、解毒殺蟲之效。但澤漆具毒，脾胃虛寒之人不可用，當然，此草藥也不可長時間以及過量服用。《本草經集注》中說，『小豆為之使。惡薯蕷』。」

龐憲聽後認真地點了點頭，道：「回到藥堂後，我按照您所說的方法煎湯藥，然後給李爺爺送去。」

甘遂

瀉水逐腫的「白薯」

天剛大亮，李時珍便與龐憲收拾好了包袱準備出門看診。由於病人所住之處並不遠，只一天的工夫便能趕回藥堂，師徒倆就沒帶多少東西。

還沒走出多遠，便聽見有人在後面喚「李大夫，李大夫」。師徒倆回過頭去，見正是張虎和他的父親。張虎先一步跑了過來，喘著粗氣說道：「李大夫……請留步。我爹……我爹突然間耳聾了，煩請您給看看。」

李時珍聽後，快步帶著這父子倆折返回藥堂。李時珍為張虎父親診過脈後，隨即命龐憲取了半寸甘遂，用棉花包好後放於張虎父親耳內，又讓他嚼了一些甘草，片刻之後，張虎父親的耳聾便好了。張虎與父親連連對李時珍道謝。送走二人，李時珍與龐憲繼續趕路。

「這大白薯可真是好東西。」龐憲邊走邊說。

「大白薯？你說的是甘遂？」李時珍有些好笑地問道。

「對呀！它那模樣可不就是個大白薯麼！」龐憲總是喜歡將草藥比擬成吃的，「就因為它看起來像大白薯一樣，我特意做了很多功課呢！」龐憲得意地說道。

李時珍不禁大笑起來：「哦？那你可願與為師說說這『大白薯』的特徵？你可不要告訴我它長得跟大白薯一樣。」

龐憲伸出食指，一邊笑一邊搖著手指說道：「甘遂為多年生草本，高二十五到四十公分，全株含白色乳汁。其莖直立，下部稍木質化，淡紅紫色，下部綠色。甘遂的葉為互生，線狀披針形或披針形，先端鈍，基

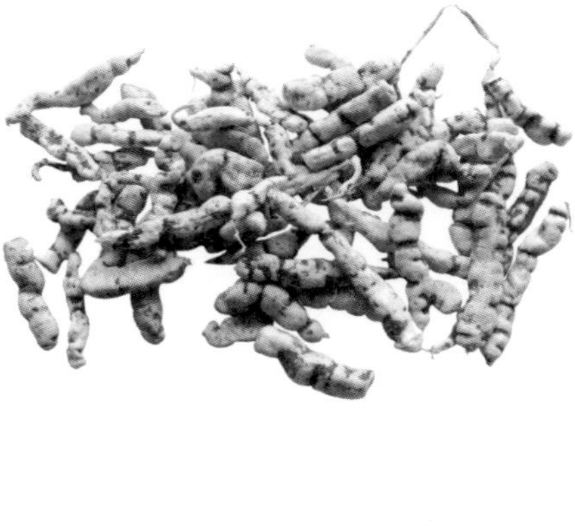

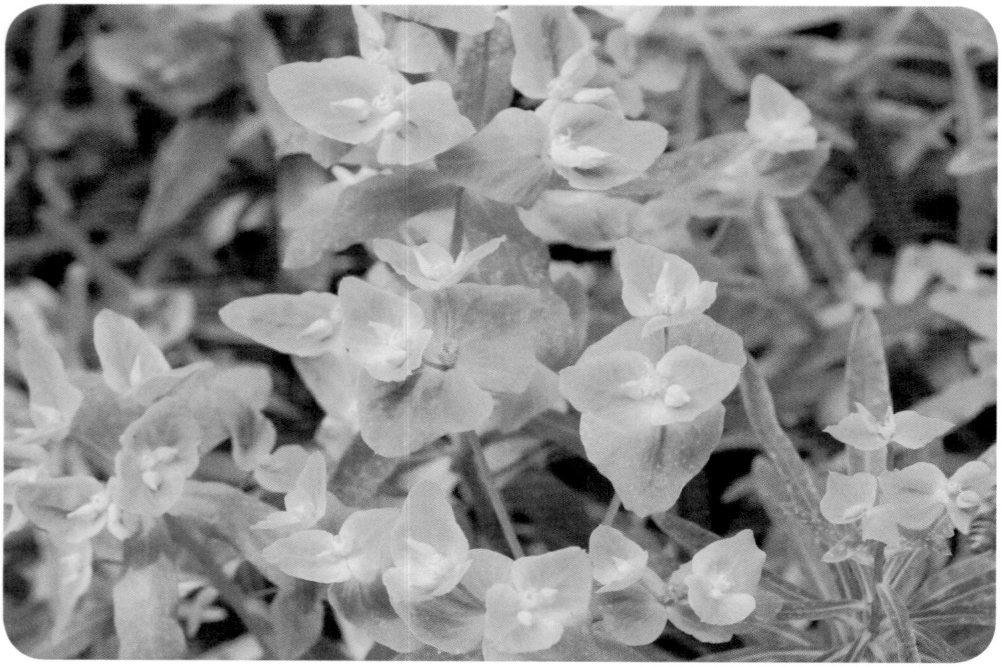

部寬楔形或近圓形，下部葉淡紅紫色。有杯狀聚傘花序，頂生，稀腋生；總苞鐘狀，先端四裂，有腺體四；花單性，無花被；雄花有雄蕊一枚，雌花有花柱三，每個柱頭兩裂。結出的蒴果為近球形。」

「還有呢？」李時珍微笑道，示意徒弟繼續往下說。

「還有……甘遂性寒，味苦，有毒，能歸肺經、腎經以及大腸經。《本草經疏》一書中說，『甘遂，其味苦，其氣寒而有毒，善逐水。其主大腹者，即世所謂水蠱也』。它有瀉水逐飲、消腫散結的功效，對於水腫脹滿、胸腹積水、痰飲積聚、氣逆咳喘、二便不利、風痰癲癇、癰瘡腫毒等症，都有很好的治療作用。但是，甘遂也有禁忌，孕婦須禁用。因其有毒，生品也不宜內服。」龐憲回答道。

見師父不語，龐憲於是繼續說道：「先前有病人出現腿部麻木的症狀，他貼了萬靈膏，並同時內服甘草湯，才得以痊癒。這製作萬靈膏的其中一味藥材便是甘遂。」

「哦，你還曉得萬靈膏？」李時珍挑眉，問道。

「那當然，徒兒我可是長進了不少呢！」龐憲搖頭晃腦地說道。

「那你再說說這萬靈膏是如何製作而成的吧！」李時珍有意考考龐憲。

「將二兩甘遂，四兩蓖麻子仁，一兩樟腦共同搗成餅，這便是萬靈膏。」龐憲毫不猶豫地說道。

「憲兒現在真是越來越厲害了！」李時珍誇獎道。

「不過，我之前雖了解這甘遂，但卻不知它還可以治療突發性耳聾，今日也算是又長見識啦！」龐憲開心地喊道。

「快點走吧，不然恐怕天黑之前也趕不回來。」李時珍笑了，同時催促道。

續隨子

消炎殺菌的白癜之藥

「師父早！」龐憲邊舒展著筋骨，邊向李時珍問好。

「早啊！今天你怎麼起得如此之早？」李時珍取笑道。

「我做了個噩夢，嚇醒了，便再也睡不著了，索性就起來了。」龐憲撇著嘴道。

「哦？是怎麼樣的夢境呢？」李時珍好奇地問道。自從龐憲跟隨李時珍以來，這還是他第一次說自己做噩夢。

「師父，我跟您說，那夢可嚇人了。」龐憲向四周望瞭望，彷彿還有點害怕，悄悄對李時珍說，「夢裡面，一堆『鬼怪』追著我，他們的臉上生有乳白色的斑塊，就像脫了皮一樣，看得我頭皮直發麻。這還不算什麼，最可怕的是，他們嘴裡一直喊著『救救我吧，救救我吧』，還有人抱著我的大腿不放手……，簡直太嚇人了！」龐憲說著，不禁抖了抖，看著師父說，「我記得他們一直跟我說自己得了一種病，白字開頭的……」龐憲隨即搖了搖頭，道，「哎，反正就是個可怕的夢……。」

「你所夢見的人可能得了白癜之症。」李時珍淡淡地說道。

「啊？還真有此病？師父，您不是騙我的吧？」龐憲有些難以置信地問道。

「白癜之症確實如你夢中所見一般，其斑塊處界限分明，斑塊為乳白色或淡粉色，其表面較為光滑且對稱。」李時珍不理徒弟的驚詫，淡然道。

「對對對，沒錯，就是這樣的！若真是這白癜之症，應如何治療呢？」龐憲頓時好奇起來。

「將適量續隨子葉搗爛後，敷在患有白癜之處即可。」李時珍道。

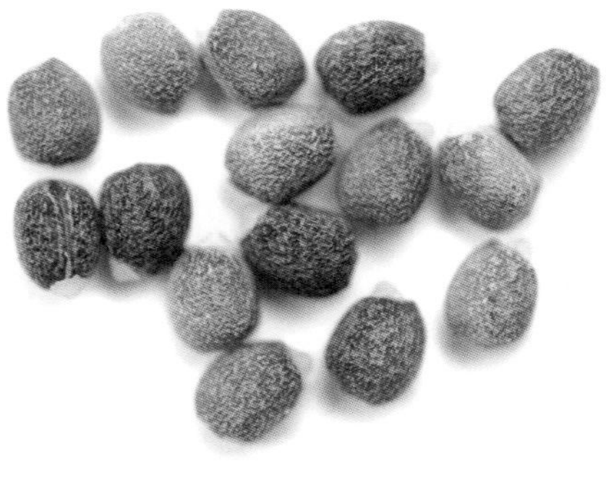

「續隨子？那是什麼？」龐憲更加有興趣地追問道。

李時珍解釋道：「續隨子是二年生草本植物，其植株不具毛。其根較高，並具較多側根。它的莖直立生長，並有分枝生於頂端，顏色為灰綠色。葉片為披針形，且為對生，多集中生長於莖的下部，且具有全緣以及側脈。續隨子的花開在四到七月，單生的花序為近鐘狀，並具兩枚苞葉。其球形的蒴果為三棱狀，其上光滑。它的種子為褐色或灰褐色的卵圓形。」

「那續隨子的藥性又有哪些呢？」龐憲繼續問道。

「續隨子主白癜，蠍螫以及面皯，因其有解毒，祛斑的功效。續隨子通常以葉入藥，性溫，味苦，能歸於肝經。此外，續隨子的種子、莖以及莖中白色的汁液同樣可以入藥，它們有破癥殺蟲、鎮靜、消炎、殺菌、逐水消腫之效，對於蛇蟲咬傷、腹水、婦女閉經等症也極為有效。但續隨子具毒性，因此使用時一定要加倍小心。」

「我明白了！」龐憲隨即笑道：「真是太不可思議了，一個噩夢居然讓我學到了一味新的藥材，這太奇妙了！」龐憲簡直有點不敢相信。

「大千世界，的確無奇不有啊！」李時珍也一同笑了起來。

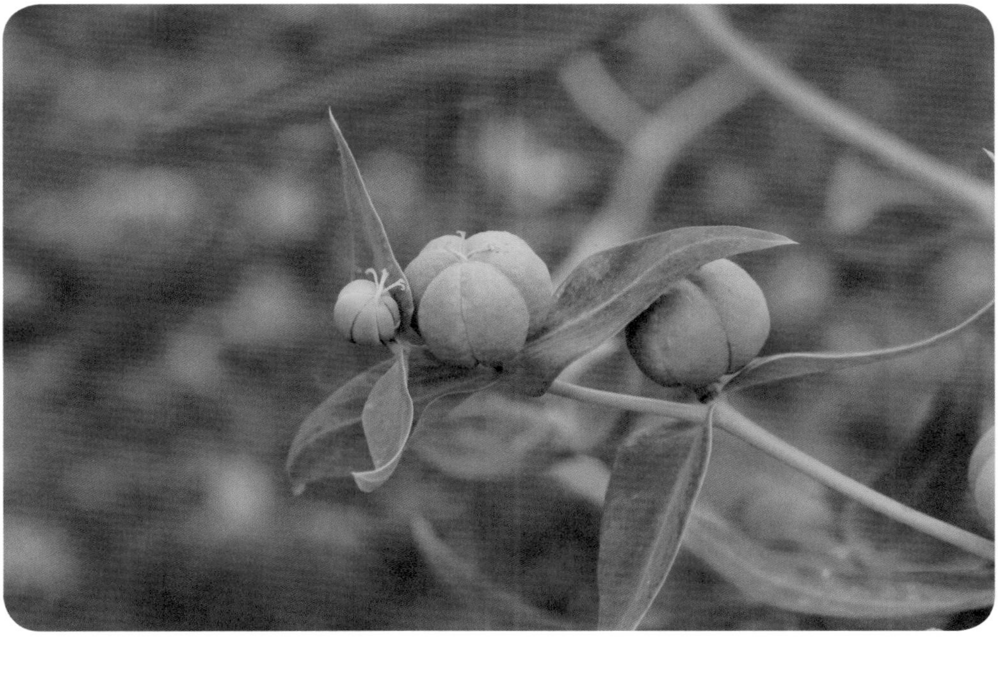

莨菪

殺蟲、止痢的「毒」之湯

一早，龐憲伸著懶腰，打著哈欠，在院子裡左扭扭，右扭扭，伸伸腿，又撅了撅小屁股。

「拉拉筋，又是美好的一天啊！」龐憲正打算練一套八段錦，這剛擺出起始的動作，便被闖進門來的病人給打斷了。

「小兄弟，請問李大夫在家嗎？」來者是位三十歲左右的青年男子，體格健壯，就是走起路來怪怪的。

「在，您稍等。」龐憲立刻去書房請李時珍。

「李大夫，求您救救我吧！我怕是時日不多了！」見李時珍來了，青年立刻跪了下來，嘴裡不停重複著，「救救我吧，救救我吧，我不想死……。」

「兄台快請起。」李時珍隨即將男子扶了起來，「兄台莫激動，有話慢慢說。我見你容色康健，實非將死之人。」

「近日來，我總是肚子疼。這一疼起來，便攪得我無法入睡。不僅如此，我還時常拉肚子，每次便出之物總是帶有膿血。李大夫，我莫不是要死了吧？我死了倒不要緊，就是可憐了我家裡的妻兒老小，這一家都要靠我一個人養活，我……」男子說著便哽咽住了，一副痛苦不堪的樣子。

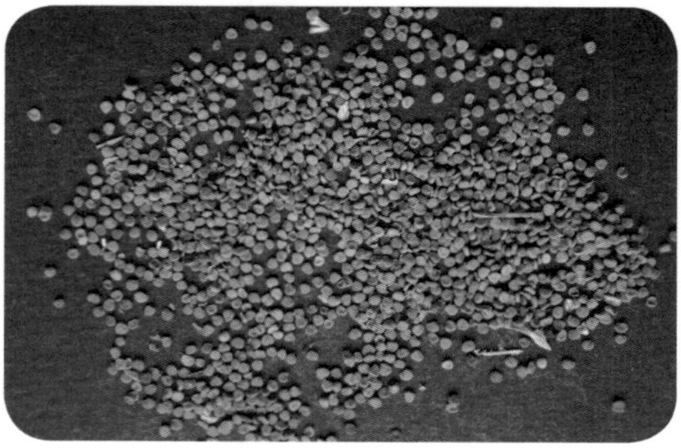

李時珍為其把脈過後，隨即微笑道：「你放心吧，沒事的。你這病是赤白痢。你的腸胃較為虛弱，這一冷一熱相交替，遂引發腸功能紊亂，因此得了痢。熱就著血液流入腸內，此為赤；冷入於體內，導

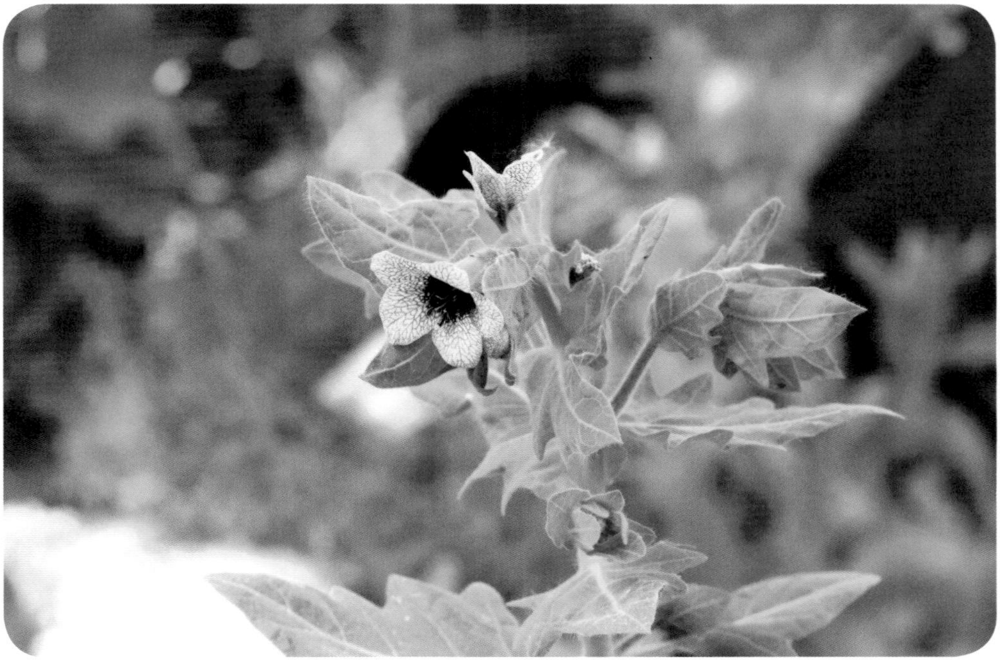

致津液凝滯，此為白。因裡急後重，而便不出，遂產於膿……。」

「李大夫，您就說我這病該怎麼治就行了。您說了這麼多，我也聽不大明白」，男子打斷了李時珍的話，滿懷期望地看著他。

李時珍也不氣惱，繼續耐心說道：「你這病需用一兩莨菪加上半兩大黃，將其搗羅為散，每次用米飲調和服下，每次一錢於飯前服用。」

「好好，我明白了，謝謝您啊李大夫。」男子臉上終於露出喜悅之色。待取過藥後，他便離開了。

「師父，這莨菪到底是種什麼樣的草藥啊？能治療哪些病呢？」龐憲歪著腦瓜，一手托著腮幫子嘀咕道。

「如你適才所見的，莨菪可以治療赤白痢，此外，它還能治咳喘、癲狂以及胃脘攣痛之症，因它有平喘安神、殺蟲、解攣止痛之效。莨菪以乾燥後的成熟種子作為藥材，其性溫，味苦、辛，能歸於肝經、心經以及胃經。莨菪與甘草、大草烏頭、五靈脂、木香、熏黃等藥材相配伍時，還可治療長時間水瀉、惡瘡、風痹厥痛、年久呷嗽等症。」李時珍主動為徒弟解惑道。

「我想起醫書中說，『莨菪、雲實、防葵、赤商陸，皆能令人狂惑，昔人有未發其義者，蓋此者皆有毒，能使痰迷心竅，蔽其神明，以亂其視聽故耳』。」龐憲突然說道。

「沒錯，莨菪具有毒性，因此必須注意它的用法以及用量。」李時珍點頭道。

「師父，那莨菪長什麼樣子呢？我只見過它入藥時的樣子。」龐憲提問道。

「莨菪為一年生的草本植物。它具有粗且壯的肉質根，但之後則變為纖維質。其根短，且為一年生，根莖處能生出葉叢，其形狀有長矩圓形和卵狀披針形之分，且有淺裂或牙齒生於邊緣。第二年，莖生出分枝，生於莖部的葉片有卵形以及三角狀卵形之分，且有淺裂或深裂生於邊緣。莨菪在夏季開花，其花生於莖部葉腋處，且單生，聚集為總狀花序；通常不具花梗；花萼為筒狀鐘形。其長卵圓形的蒴果長於花萼內，種子為圓盤形。」李時珍回答道。

「徒兒明白了。」龐憲說著邊搖晃著腦袋，又說道，「我去整理草藥了！」

李時珍微笑著點了點頭。

止痢、止血便的莨菪藥方

對症

赤白痢，肚子痛、拉肚子，便中有膿血。

藥材

莨菪一兩，大黃半兩。

用法

將藥材搗羅為散，用米飲調和服下，每次一錢於飯前服用。

李時珍的中草藥筆記 中卷

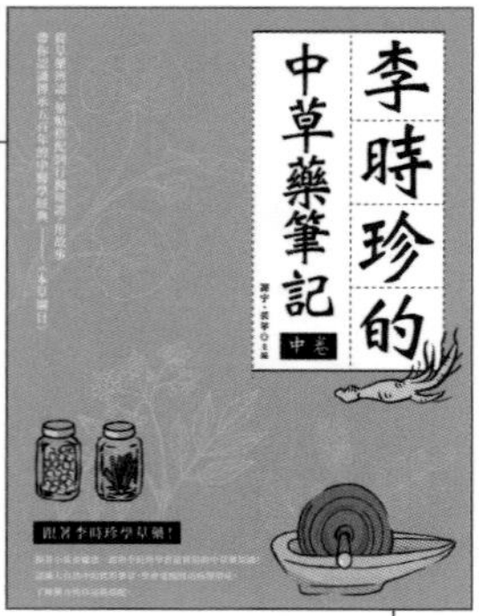

作　　者　謝　宇、裴　華

發 行 人　林敬彬
主　　編　楊安瑜
編　　輯　吳培禎
內頁編排　方皓承
封面設計　柯俊仰
編輯協力　陳于雯

出　　版　大都會文化事業有限公司
發　　行　大都會文化事業有限公司
11051 台北市信義區基隆路一段 432 號 4 樓之 9
讀者服務專線：（02）27235216
讀者服務傳真：（02）27235220
電子郵件信箱：metro@ms21.hinet.net
網　　　址：www.metrobook.com.tw

郵政劃撥　14050529　大都會文化事業有限公司
出版日期　2021 年 02 月初版一刷
定　　價　450 元
ISBN　978-986-99519-5-1
書　　號　Health+154

Metropolitan Culture Enterprise Co., Ltd.
4F-9, Double Hero Bldg., 432, Keelung Rd., Sec. 1, Taipei 11051, Taiwan
Tel：+886-2-2723-5216　Fax：+886-2-2723-5220
E-mail：metro@ms21.hinet.net　Web-site：www.metrobook.com.tw

◎本書由湖北科學技術出版社 授權繁體字版之出版發行

國家圖書館出版品預行編目（CIP）資料

李時珍的中草藥筆記 / 謝宇, 裴華 著.
-- 初版. -- 臺北市 : 大都會文化, 2021.02-
272 面 ; 17×23 公分. --(Health+ ; 154)
ISBN 978-986-99519-5-1(中卷 : 平裝)

1. 本草綱目 2. 中藥材

414.121　　109018466

大都會文化　讀者服務卡

書名：李時珍的中草藥筆記 中卷

謝謝您選擇了這本書！期待您的支持與建議，讓我們能有更多聯繫與互動的機會。

A. 您在何時購得本書：______年______月______日

B. 您在何處購得本書：____________書店，位於____________(市、縣)

C. 您從哪裡得知本書的消息：

1.□書店　2.□報章雜誌　3.□電台活動　4.□網路資訊

5.□書籤宣傳品等　6.□親友介紹　7.□書評　8.□其他

D. 您購買本書的動機：（可複選）

1.□對主題或內容感興趣　2.□工作需要　3.□生活需要

4.□自我進修　5.□內容為流行熱門話題　6.□其他

E. 您最喜歡本書的：（可複選）

1.□內容題材　2.□字體大小　3.□翻譯文筆　4.□封面　5.□編排方式　6.□其他

F. 您認為本書的封面：1.□非常出色　2.□普通　3.□毫不起眼　4.□其他

G. 您認為本書的編排：1.□非常出色　2.□普通　3.□毫不起眼　4.□其他

H. 您通常以哪些方式購書：(可複選)

1.□逛書店　2.□書展　3.□劃撥郵購　4.□團體訂購　5.□網路購書　6.□其他

I. 您希望我們出版哪類書籍：（可複選）

1.□旅遊　2.□流行文化　3.□生活休閒　4.□美容保養　5.□散文小品

6.□科學新知　7.□藝術音樂　8.□致富理財　9.□工商企管　10.□科幻推理

11.□史哲類　12.□勵志傳記　13.□電影小說　14.□語言學習（_____語）

15.□幽默諧趣　16.□其他

J. 您對本書(系)的建議：

K. 您對本出版社的建議：

讀者小檔案

姓名：______________ 性別：□男　□女　生日：____年____月____日

年齡：□20歲以下 □21～30歲 □31～40歲 □41～50歲 □51歲以上

職業：1.□學生 2.□軍公教 3.□大眾傳播 4.□服務業 5.□金融業 6.□製造業

7.□資訊業 8.□自由業 9.□家管 10.□退休 11.□其他

學歷：□國小或以下 □國中 □高中／高職 □大學／大專 □研究所以上

通訊地址：______________________________

電話：（H）______________（O）______________ 傳真：______________

行動電話：______________ E-Mail：______________________

◎謝謝您購買本書，歡迎您上大都會文化網站（www.metrobook.com.tw）登錄會員，或至Facebook（www.facebook.com/metrobook2）為我們按個讚，您將不定期收到最新的圖書訊息與電子報。

李時珍的中草藥筆記 中卷

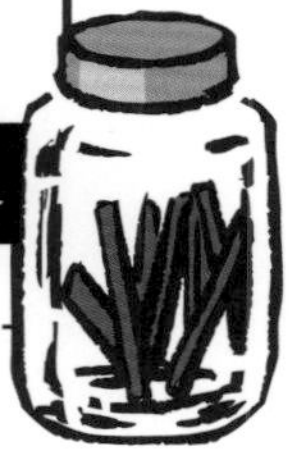

大都會文化事業有限公司

讀者服務部 收

11051 臺北市基隆路一段 432 號 4 樓之 9